ICF-CY im sonderpädagogischen Schwerpunkt Geistige Entwicklung

ICF-CY im sonderpädagogischen Schwerpunkt Geistige Entwicklung

Sabine Kölbl

Sabine Kölbl

ICF-CY im sonderpädagogischen Schwerpunkt Geistige Entwicklung

Ein Praxisleitfaden zur Beobachtung und Dokumentation
(Kinder, 4–6 Jahre)

hogrefe

Dr. Sabine Kölbl
Universität Regensburg
Fakultät für Humanwissenschaften
Lehrstuhl für Pädagogik bei geistiger Behinderung einschließlich inklusiver Pädagogik
Sedanstraße 1
93055 Regensburg
Deutschland
E-Mail: Sabine.Koelbl@paedagogik.uni-regensburg.de

Bibliografische Information der Deutschen Nationalbibliothek
Die Deutsche Nationalbibliothek verzeichnet diese Publikation in der Deutschen Nationalbibliografie; detaillierte bibliografische Daten sind im Internet über http://www.dnb.de abrufbar.

Verantwortliche Person in der EU: Hogrefe Verlag GmbH & Co. KG, Merkelstraße 3, 37085 Göttingen, info@hogrefe.de

Anregungen und Zuschriften bitte an den Hersteller:
Hogrefe AG
Lektorat Gesundheit
Länggass-Strasse 76
3012 Bern
Schweiz
Tel. +41 31 300 45 00
info@hogrefe.ch
www.hogrefe.ch

Lektorat: Susanne Ristea
Bearbeitung: Elisabeth Dominik, Allendorf
Herstellung: René Tschirren
Umschlagabbildung: Getty Images/Lourdes Balduque
Umschlaggestaltung: Hogrefe AG, Bern
Illustration (Innenteil): Eva Poxleitner, Ringelai
Satz: Claudia Wild, Konstanz
Druck und buchbinderische Verarbeitung: Finidr s. r. o., Český Těšín
Printed in Czech Republic

1. Auflage 2025

(E-Book-ISBN_PDF 978-3-456-96252-8)
(E-Book-ISBN_EPUB 978-3-456-76252-4)
ISBN 978-3-456-86252-1
https://doi.org/10.1024/86252-000

Inhaltsverzeichnis

Vorwort

Liebe Leserin, lieber Leser,

Sie haben eine Lesereise durch einen kompakten Theorieteil (Teil I) vor sich, werden sich eine Vielzahl an Inhalten der ICF-CY (Teil II) erarbeiten und dann die Zusammenführung aller vorher erarbeiteten Informationen in einem praktischen Teil (Teil III) nachvollziehen.

Ich wünsche Ihnen viel Erfolg in Ihrer pädagogischen Beobachtungspraxis, Geduld und Freude am Neuen! Wenn Sie zurechtkommen und die ICF-Ideen verinnerlicht haben, wagen Sie unter Umständen einen nächsten Schritt und beziehen die Erziehungsberechtigten auch im Vorfeld der Förderplanung verstärkt ein. So könnte der Blick noch intensiver auf die Rolle der Umweltfaktoren gerichtet werden und die Erziehungspartnerschaft vielleicht Impulse für die Förderung liefern. Das Thema Beobachtung und Förderplanung ist ein herausforderndes und anspruchsvolles, vermutlich wird es das auch immer bleiben. Zu wenig ist die Arbeit mit Kindern schematisch planbar, zu schnell verändern sich Rahmenbedingungen. Mit Ihrer Bereitschaft, sich auf das Thema überhaupt in der Tiefe einzulassen, tragen Sie aber sicher einen Teil dazu bei, dass Kinder und ihr Recht auf Teilhabe wahrgenommen und unterstützt werden.

Vielen Dank an Sie und Ihr Engagement!

Sabine Kölbl, Dezember 2024

Geleitwort

Beobachtung und Dokumentation von Verhalten sowie die anschließende Förderplanung stellen eine wichtige Grundlage der pädagogischen Begleitung und Förderung von Kindern im Elementarbereich dar. Nimmt man den Elementarbereich im sonderpädagogischen Schwerpunkt Geistige Entwicklung in den Blick, so ist zu konstatieren, dass für diesen Bereich bislang keine praxistauglichen Instrumente zur Beobachtung und Förderplanung durch Personal ohne testpsychologische Ausbildung vorliegen, obwohl diese Personengruppe in dem Bereich dominiert. Hier setzt die Publikation von Frau Dr. Kölbl an, die ausgehend von ihrer Dissertationsschrift den vorliegenden Praxisleitfaden zur Beobachtung und Dokumentation auf Grundlage der ICF-CY im sonderpädagogischen Schwerpunkt Geistige Behinderung (4–6 Jahre) entwickelt hat. Dieses Vorhaben sieht sich gleich mehreren herausfordernden Rahmenbedingungen gegenüber:

Die ICF bzw. die ICF-CY nehmen seit ihrer Einführung im Jahr 2005 bzw. 2011 (in deutscher Sprache) in der sozial- und bildungspolitischen Diskussion in Deutschland immer breiteren Raum ein. Während die Klassifikationen in theoretisch-konzeptionellen Zusammenhängen wertvolle Impulse setzen konnten und sich das bio-psycho-soziale Modell von Behinderung zu einem Standard entwickelt hat, finden sich bisher nur wenige Implementationen und praxistaugliche Anwendungsformen.

Der Elementarbereich im sonderpädagogischen Schwerpunkt Geistige Entwicklung ist ein bis dato von der Forschung kaum beachtetes Praxisfeld. Dort verantworten überwiegend nicht universitär ausgebildete (Fach-)Kräfte die pädagogische Arbeit, was weitreichende Implikationen für die Förderdiagnostik und Förderplanung hat. So hat diese Personengruppe im Gegensatz zu Lehrkräften für Sonderpädagogik keine testpsychologische Ausbildung und damit keine Möglichkeit, den Entwicklungsstand eines Kindes durch Entwicklungstests festzustellen. Nichtsdestotrotz gehört die individuelle Förderplanung zu ihren Aufgaben, womit der Aspekt der Beobachtung und Dokumentation in den Fokus rückt. Für den sonderpädagogischen Schwerpunkt Geistige Entwicklung finden sich dabei nur vereinzelte Verfahren, die durch ungeschultes Personal über Beobachtungen angewendet werden können.

Zudem stellt sich im Kontext Förderdiagnostik und Förderplanung die Frage der Bezugsnorm als zentrale Herausforderung. Während diagnostische Materialien für den sogenannten Regelbereich allesamt mit interindividuellen Bezugsnormen arbeiten, stellen diese für den sonderpädagogischen Schwerpunkt Geistige Entwicklung keine Hilfe, sondern im Gegenteil sogar eine starke Begrenzung dar. Dies liegt in den zum Teil sehr starken Abweichungen bzw. Einschränkungen auf Seiten der Kinder begründet, da die zu beobachtenden bzw. einzuschätzenden Skills oder Fähigkeiten zum Teil nicht im messbaren bzw. beobachtbaren Bereich liegen. Daher gilt es im sonderpädagogischen Schwerpunkt Geistige Entwicklung, möglichst mit einer intraindividuellen Bezugsnorm zu arbeiten. Hierzu liegen bislang kaum Verfahren vor.

Diese herausfordernden Rahmenbedingungen greift der Praxisleitfaden von Frau Dr. Kölbl auf. Ausgehend von ihrer langjährigen Erfahrung im Elementarbereich des sonderpädagogischen Schwerpunkts Geistige Entwicklung konzipiert sie auf der Grundlage der ICF-CY ein Beobachtungs- und Dokumentationsinstrument mit intraindividueller Bezugsnorm im Hinblick auf die Förderplanung im sonderpädagogischen Schwerpunkt Geistige Entwicklung. Dabei stehen für sie die Aspekte der Praxistauglichkeit bzw. Usability durchgängig im Vordergrund.

Ich freue mich sehr, dass Frau Dr. Kölbl ausgehend von ihrer Dissertationsschrift, die ich betreuen durfte, diesen Praxisleitfaden entwickelt hat. Mit einem kompetenten und konsequenten Blick auf die Praxis bietet er eine wichtige Hilfestellung bei der pädagogischen Begleitung und Förderung von Kindern im sonderpädagogischen Schwerpunkt Geistige Entwicklung im Elementarbereich.

Prof. Dr. Wolfgang Dworschak
Dezember 2024
Regensburg

Danke für die Unterstützung

Professor Markus Scholz, Danke für alles!

Danke an Professor Wolfgang Dworschak für die Ideen bei der Entwicklung der Bögen, die Betreuung während der Promotion und das Geleitwort.

Danke an Judith und alle Kolleginnen und Kollegen, die im Elementarbereich arbeiten.

Und das, bzw. die Beste zum Schluss ... Danke an Eva Poxleitner, für die Umsetzung der Tesa-Bleistift-Kritzeleien in Beobachtungsbögen!

Zum Praxisleitfaden

Für wen dieses Buch geschrieben wurde

Dieses Buch wurde geschrieben, um die Praktikerinnen und Praktiker bei der Beobachtung der ihnen anvertrauten Kinder zu unterstützen. Wenn Sie also als Erzieherin oder Erzieher, Kinderpflegerin oder Kinderpfleger, Sonderpädagogische Fachkraft oder Ähnliches arbeiten und in Ihrer Wirkungsstätte Kinder mit Intelligenzminderung betreuen, dann sind Sie die Zielgruppe dieses Praxisleitfadens.

Der Arbeitsalltag lässt nicht immer genügend Platz für die Einarbeitung in neue theoretische Konzepte, gleichzeitig bringen Sie durch Ihre Ausbildung reichhaltiges Wissen mit und verfügen wahrscheinlich bereits über eine gewisse Berufserfahrung. Hier soll Sie dieses Buch abholen. Die theoretischen Grundlagen sind verständlich und knapp erläutert, sodass Sie mit Ihrem Vorwissen gut anknüpfen können. Die Inhalte sind im besten Fall für alle Teammitglieder von Interesse, Sie können sich also hier mit Ihrem Team gemeinsam die theoretischen Grundlagen aneignen. Viel Raum erhält die praktische Anwendung des Beobachtungsbogens. Aus eigener Erfahrung und der langjährigen Arbeit mit Kindern mit Intelligenzminderung heraus habe ich versucht, das Beobachtungsverfahren so praxistauglich wie möglich zu gestalten, sodass Sie und die Kinder schnell davon profitieren können. Die Betonung der Praktikabilität und der Arbeit mit vier- bis sechsjährigen Kindern lässt andere Aspekte in den Hintergrund rücken. So werden Forschende die Tiefe und Breite der fachwissenschaftlichen Ausführungen vermissen, wie sie im universitären Kontext üblich sind. Mitarbeitende der interdisziplinären Frühförderung, die oft mit Kindern im Eins-zu-Eins-Setting arbeiten, erwarten unter Umständen von einem Beobachtungssystem einen höheren Differenzierungsgrad. Diese Beispiele verdeutlichen, dass das vor Ihnen liegende Buch kein Alleskönner ist und das auch nicht zu sein vorgibt. Aber es hilft hoffentlich, in Gruppen der Schulvorbereitenden Einrichtung (SVE) oder in inklusiven Kindertagesstätten (Kitas) Kinder mit (vermuteter) Intelligenzminderung zu beobachten, ihre Entwicklung einzuschätzen und daraus Förderziele zu formulieren.

Warum die Beobachtungsbögen entwickelt wurden

Im vorschulischen Alter, somit im Alter von vier bis sechs Jahren, ist vieles in Bewegung in der kindlichen Entwicklung. Nicht immer liegt schon eine ärztliche Diagnose vor, die eine Intelligenzminderung festschreibt. Oft liest man die Ausdrücke Entwicklungsverzögerung bzw. Entwicklungsstörung in medizinischen Dokumenten, die unter Umständen aber im Lauf der Zeit zu anderen, genaueren Diagnosen umkodiert werden. Diese Kinder eint, dass sie zum momentanen Zeitpunkt von einer altersentsprechenden Entwicklung negativ abweichen; ihre jetzigen Fähigkeiten entsprechen also in einem oder mehreren Bereichen nicht denen, wie sie der Großteil der Gleichaltrigen vorweist.

Ergänzende Informationen

Kinder im Alter von vier bis sechs Jahren haben häufig noch keine ärztliche Diagnose, die den medizinischen Hintergrund der Entwicklungsstörung erklärt. Es stellt sich die Frage, wie die Kinder, die hier als Zielgruppe der Beobachteten angesprochen sind, begrifflich gefasst werden können. Der Ausdruck „sonderpädagogischer Schwerpunkt Geistige Entwicklung" ist der Sonderpädagogik entnommen, genauer den Empfehlungen der Kultusministerkonferenz (KMK, 2021). Die Begriffe „Intelligenzminderung" und „Entwicklungsstörung" haben eine medizinisch-psychologische Konnotation, sie entstammen der „Internationalen statistischen Klassifikation der Krankheiten und verwandter Gesundheitsprobleme, 10. Revision", ICD-10[1] (https://www.bfarm.de/DE/Kodiersysteme/Klassifikationen/ICD/ICD-10-GM/_node.html).

Viele weitere Begriffe finden in der Fachliteratur Verwendung: „Kinder mit schwerster Beeinträchtigung" (Schäfer et al., 2022), Kinder mit „geistiger Behinderung" (Speck, 2018) oder Kinder mit „zugeschriebener geistiger Behinderung" (Schuppener, Schlichting, Goldbach & Hauser, 2021) und viele mehr. Da das Feld,

1 Eine elfte Revision der ICD (ICD-11) existiert schon, war in Deutschland aber zum Zeitpunkt des Verfassens dieses Praxisleitfadens noch nicht verpflichtend. Deshalb wird hier noch mit der ICD-10 gearbeitet.

in dem die Beobachtungen und Förderung stattfinden, ein pädagogisches ist, wird in diesem Buch der Begriff des sonderpädagogischen Schwerpunkts Geistige Entwicklung verwendet, um die Zielgruppe zu beschreiben – wohl wissend, dass die Festlegung dieses Schwerpunkts unter Umständen noch nicht erfolgte zum Zeitpunkt der Beobachtung. Der Begriff stellt eine Art Hilfskonstrukt dar, um die Personengruppe zu verdeutlichen und bringt verschiedenste (sonder)pädagogische Implikationen mit sich, von einer lebenslangen Entwicklungsfähigkeit bis hin zu individueller Förderung. Bitte achten Sie bei der pädagogischen Begleitung darauf, die Entwicklungsoffenheit eines Kindes weiterhin nicht aus den Augen zu verlieren, auch wenn es zuvor und auch in diesem Buch mit einem sonderpädagogischen Schwerpunkt belegt wurde. „Entwicklung ist ein Prozess mit unendlich vielen Freiheitsgraden“ (Oerter, 1987, S. 15) und es soll ergänzt werden: lebenslang.

Gleichzeitig ist der Großteil der erhältlichen Beobachtungshilfen eher auf eben die Kinder ausgerichtet, deren Entwicklung ohne besondere Verzögerungen verläuft. Oder die Beobachtungshilfen sind darauf angelegt, Abweichungen vom Mittelwert, also Entwicklungsverzögerungen oder -störungen zu finden, um daraus Hilfemaßnahmen abzuleiten. Diese Verfahren haben ihren Wert und bringen oft großen Nutzen, indem Kindern frühzeitig geeignete Fördermaßnahmen angeboten werden, um Rückstände so vielleicht kompensieren zu können. Zugleich sind aber manche Kinder mit diesen Verfahren schwer erfassbar, ihr Entwicklungsprofil ist so weit unterhalb des Mittelwerts angesiedelt, dass die Aussagekraft für die individuelle Förderung gering ist. Das kann dreifach frustrieren:

- die Beobachtenden, die die Entwicklung des Kindes durchgängig negativ beurteilen müssen,
- die Eltern, die die grafische Darstellung dieses (weit) unterdurchschnittlichen Kompetenzprofils sehen und oft eine analoge Darstellung der individuellen Stärken ihres Kindes vermissen,
- und das Kind selbst, wenn inadäquate Förderziele angelegt werden, die sich am Großteil der Kinder orientieren, aber nicht an dem betreffenden Kind.

Eine intraindividuelle Bewertung der Entwicklung, also ausschließlich in Bezug auf das Kind selbst und die Fortschritte, die das Kind macht, ohne Vergleich mit den Gleichaltrigen, könnte hier Entspannung bringen und den Blick für das einzelne Kind wieder öffnen.

Intraindividuelle Bewertung
Intraindividuell meint hier, dass die Entwicklungsfortschritte eines Kindes nur an seinem eigenen Entwicklungsverlauf gemessen werden. Der Vergleich bezieht sich also nur auf das Stärken- und Schwächen-Profil des einzelnen Kindes, ohne diese Stärken und Schwächen in Beziehung zu anderen Kindern oder einer erwartungsgemäßen Entwicklung zu setzen.

Es gibt gute Beobachtungsverfahren, die Teilbereiche der Entwicklung fokussieren oder speziell Kinder mit schwersten Beeinträchtigungen (Kap. 3.6). Das Ihnen vorliegende Beobachtungsverfahren versucht, mehrere Entwicklungsaspekte zu beschreiben und soll für alle Kinder anwendbar sein. Das bedeutet, es beurteilt die Entwicklung voraussetzungsfrei und intraindividuell. Zugleich bedient es sich eines theoretischen Rahmens, der global Anwendung findet und medizinische, therapeutische und (sonder)pädagogische Blicke auf die Lebenssituation eines Kindes erlaubt: die Internationale Klassifikation der Funktionsfähigkeit, Behinderung und Gesundheit bei Kindern und Jugendlichen ICF-CY (Hollenweger & Kraus de Camargo, 2022). Das macht es zu einem für Sie hoffentlich attraktiven Angebot. Gleichzeitig soll aber auch klar formuliert werden, wo die Grenzen dieses Praxisleitfadens liegen.

Was dieses Buch kann – und was nicht

Dieses Buch kann Ihnen und Ihrem Team eine Hilfe sein, die (entwicklungsverzögerten) Kinder Ihrer SVE- oder Kitagruppe strukturiert zu beobachten und aufgrund der beobachtungsbasierten Beschreibung der individuellen Entwicklung geeignete Förderziele zu formulieren. Der Beobachtungsbogen wurde in einer kleinen, explorativen Studie (Kölbl, 2021) von wenigen Gruppen eingesetzt, ihre Erfahrungen und Anregungen daraus wurden in das Ihnen nun vorliegende Buch eingearbeitet. Werte dazu, inwieweit die verschiedenen Beobachtenden in ihren Urteilen übereinstimmen (Interrater-Reliabilität) finden sich aber beispielsweise nicht. Das kann zu Ungenauigkeiten und Verzerrungen im Ergebnis führen. Es handelt sich also nicht um ein standardisiertes und normiertes Verfahren, das den hohen Anforderungen eines Testverfahrens im psychometrischen Sinn genügt. Daher ist dieses Beobachtungsverfahren nicht geeignet, um einen sonderpädagogischen Unterstützungsbedarf festzustellen. Aus Ihren Beobachtungsnotizen lassen sich keine Aussagen dazu treffen, ob und inwieweit die Entwicklung des Kindes altersgerecht verläuft. Sollten Sie den kleinen Beitrag dieses Praxisleitfadens zu einer systematischen Beobachtung dennoch schätzen und sich für die entsprechenden theoretischen Grundlagen interessieren, stelle ich Ihnen im Folgenden den Aufbau des Buches vor.

Überblick über den Aufbau

- Den ersten Teil bilden theoretische Grundlagen rund um die Themen ICF-CY, Beobachtung und Förderplanung. Dieser Teil soll für Sie relevante Hintergründe abbilden, die Ihnen zu einem tieferen Verständnis des Aufbaus und der Durchführung des Beobachtungsverfahrens helfen werden.
- Am Ende des ersten Teils finden Sie eine Doppelseite mit einem zusammenfassenden Überblick über die theoretischen Grundlagen, sodass Sie hier noch einmal kompakt das theoretische Wissen vor sich haben, bevor Sie zu Teil II übergehen.
- Die Teile II und III sind eng miteinander verknüpft. Während zunächst das Beobachtungsverfahren inhaltlich dargestellt wird (Teil II), folgt anschließend die konkrete Umsetzung in der Gruppe, einschließlich Checklisten zur Vor- und Nachbereitung und der Besprechung möglicherweise auftretender Probleme (Teil III).

Außerdem finden Sie an geeigneten Stellen Hinweise im Buch zu:

Weiterführende Literatur

Interessanten Weblinks[2]

Zusammenfassungen jeweils am Kapitelende

Ergänzende Informationen mit nützlichen Hinweisen auf vertiefende Aspekte oder weitere Begriffe.

Die jeweiligen Quellen aus der Fachliteratur finden Sie am Ende jedes der drei Buchteile.

Und so sind Sie jetzt herzlich eingeladen, sich auf die theoretischen Grundlagen, auf denen die Konzeption des Beobachtungsverfahrens (Bögen und Durchführung) beruht, einzulassen.

2 Die Links führen auf externe Websites Dritter, auf die Inhalte dieser Websites habe ich keinen Einfluss. Deshalb kann für diese fremden Inhalte auch keine Gewähr übernommen werden. Zum Zeitpunkt der Verlinkung wurden keine möglichen Rechtsverstöße oder rechtswidrigen Inhalte auf den jeweiligen Seiten gefunden.

Teil I
Theoretische Grundlagen

1 Einleitung

Förderdiagnostik – Begriff und diagnostischer Prozess

Beobachtungen machen, dokumentieren und aus ihnen anschließend Förderziele gewinnen, diese tief im pädagogischen Alltag verwurzelten Handlungen sind Ausdrucksweisen eines Verständnisses von Diagnostik als Förderdiagnostik. Die Förderdiagnostik, mit ihren Methoden und Zielen, bildet die Grundlage, auf der der individuelle Entwicklungsstand des Kindes beschrieben werden soll. Sie weist aber über die Beschreibung des momentanen Ist-Zustands hinaus und kann auch Wege einer Weiterentwicklung zeigen.

Zusammenfassung

Förderdiagnostik ist also die Bezeichnung für den Weg und das Ziel der Bemühungen, um das Kind in seiner Entwicklung differenziert zu beschreiben und mögliche Wege der Weiterentwicklung aufzuzeigen und meint „zusammenfassend ein Erkennen und damit Aufzeigen von Ressourcen eines Menschen in Bezug auf ausgewählte Entwicklungsaspekte. Die erhaltenen Erkenntnisse dienen dann im weiteren Verlauf [...] einer Interventionsplanung“ (Reichenbach & Thiemann, 2018, S. 34).

Was ist Förderdiagnostik?

Überlegen wir kurz, wo uns das Wort Diagnostik im Alltag begegnet. Natürlich in Arztpraxen und -briefen, in Krankenhäusern, aber auch im sonderpädagogischen Setting, z. B. bei der Feststellung des sonderpädagogischen Schwerpunkts Geistige Entwicklung (KMK, 2021, S. 17). Das Wort Diagnostik hat seine Wurzeln im Griechischen und bedeutet in etwa „Unterscheidung, Entscheidung“ (Bundschuh & Winkler, 2019, S. 36). Berufsgruppen, bei denen Diagnostik ein Schwerpunkt der praktischen Arbeit ist, sind unter anderem Medizinerinnen und Mediziner oder Psychologinnen und Psychologen. Sie untersuchen Menschen und entscheiden, wie die berichteten Symptome zu deuten sind, welchem Krankheitsbild sie zugeordnet werden können. Aber auch pädagogische Kräfte diagnostizieren fortlaufend. Die Noten im System der Regelschule beispielweise stellen einen Wert dar, der Auskunft darüber gibt, wie die Lehrkraft die Leistung des Kindes bewertet. Jede Fehleranalyse, die er oder sie beim genauen Auswerten von Schriftstücken der Kinder macht, ist eine Diagnose, die Auskunft auf mögliche Verstehenslücken beim Kind geben kann. Entwicklungsgespräche im Kindergarten bauen auf den Schlüssen auf, die das Team aus den gemachten Beobachtungen und eventuell durchgeführten Screenings (z. B. zur phonologischen Bewusstheit) gezogen hat. Werden im medizinisch-psychologischen Setting an die Erstellung einer Diagnose anschließend zumeist therapeutische Maßnahmen besprochen (Therapieplan), führt im (sonder)pädagogischen Bereich die Diagnose zu der Frage, wie das Kind auf dem weiteren Weg unterstützt und gefördert werden kann *(Förderplan)*.

Eine differenzierte Beschreibung des Kindes bedeutet, auch die Stärken zu erfassen und nicht einseitig auf etwaige noch nicht erreichte Meilensteine der Entwicklung zu achten. Die Stärken, die Kompetenzen im jetzigen Moment, bilden den Ausgangpunkt für die Entwicklungsmöglichkeiten. Nicht immer verläuft Entwicklung kontinuierlich und in genau festgelegten Schritten. In manchen Fällen verläuft sie beschleunigt oder verlangsamt, jedes Kind ist anders und meistert seine Entwicklung auf einzigartige Weise. In jedem Fall ist es aber wichtig, entwicklungspsychologische Grundannahmen zu kennen, um ausgehend vom jetzigen Können Prognosen für den nächsten Entwicklungsschritt, für die „Zone der nächsten Entwicklung“ („Zone proximaler Entwicklung“) (Vygotskij, Lompscher & Rückriem, 2002, S. 331) zu formulieren (Abbildung 1-1).

Ein *Beispiel:* das Kind kann sich mit Schwimmflügeln und mithilfe der korrekten Arm- und Beinbewegungen über Wasser halten (Zone der aktuellen Entwicklung). Die Zone der nächsten Entwicklung könnte es sein, die Schwimmhilfen Schritt für Schritt zu entfernen, die Bezugsperson begleitet das Kind dabei und unterstützt es. Der zukünftige Entwicklungsstand wäre dann das selbstständige Schwimmen, ohne Begleitpersonen oder Schwimmhilfen.

Das Ziel der Förderdiagnostik, Wege der Weiterentwicklung aufzuzeigen, kann nur gelingen, wenn das Kind in diese Weiterentwicklung einbezogen wird und die Möglichkeit des Scheiterns bewusst bleibt. Die Förderdiagnostik bietet die Ausgangslage und Hinweise auf mögliche Ziele. Welche Ziele ausgewählt werden und wie und ob sie überhaupt erreicht

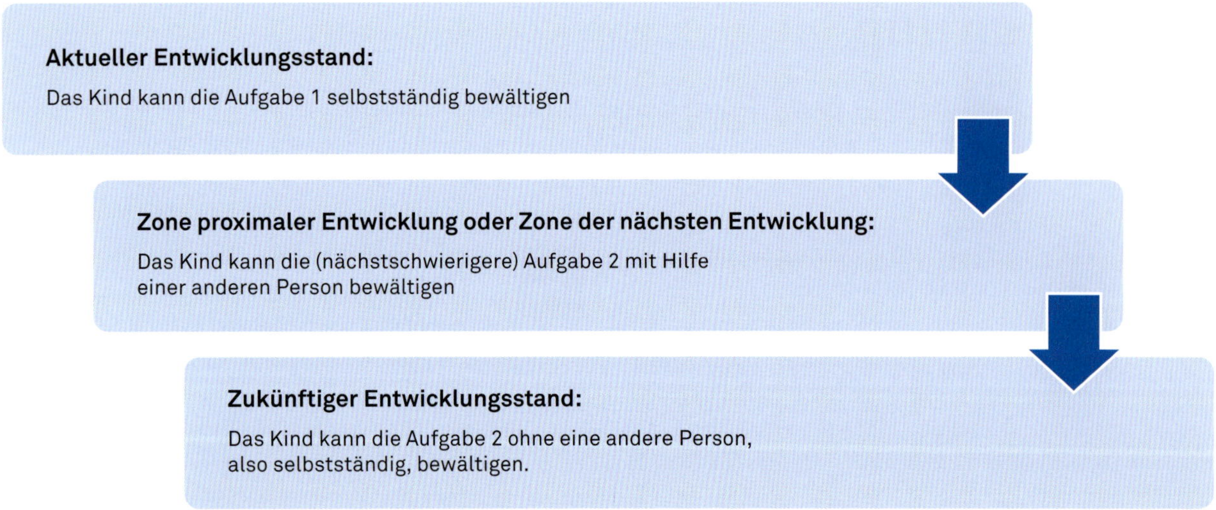

Abbildung 1-1: Die Zone proximaler Entwicklung (nach Vygotskij, 2002, S. 331).

werden, ist nicht automatisch garantiert und gelingt nur unter Einbezug derjenigen, die den Weg zu gehen haben: der Kinder selbst. So wird ein sehr ängstliches Kind, das sich noch nicht bereit fühlt, auf Schwimmhilfen zu verzichten, weniger Erfolg haben als ein Kind, das von sich aus selbstständig schwimmen lernen möchte, z. B. weil befreundete Kinder das ebenfalls tun.

Welche Methoden nutzt Förderdiagnostik?

Förderdiagnostik nutzt die gleichen Methoden wie die herkömmliche Diagnostik. Diese werden hier kurz erläutert. Um Ihnen eine zeitliche Orientierung zu geben, an welcher Stelle im diagnostischen Prozess sich die vorgestellten Methoden finden, finden Sie hier eine Grafik (Abbildung 1-2).

An erster Stelle steht die Festlegung, **welche Frage überhaupt beantwortet werden soll** („1" in Abbildung 1-2). Möchten Sie für Ihre Förderplanung den allgemeinen Entwicklungsstand erheben? In allen Bereichen oder in einem speziellen? Oder möchten Sie wissen, warum das Kind in bestimmten Situationen mit herausfordernden Verhaltensweisen reagiert? Die Formulierung einer genauen Fragestellung bestimmt den weiteren Prozess, der erst beendet ist, wenn die Frage beantwortet werden kann und Ziele und Maßnahmen zur Förderung feststehen.

Bevor die Untersucherin bzw. der Untersucher konkrete Verfahren (z. B. psychologische Tests) anwendet, versucht sie bzw. er zunächst, sich ein Bild im Vorfeld zu machen. Diese **„Phase der Vorinformation"** (Bundschuh & Winkler, 2019, S. 138) oder **Erhebung der „Vorgeschichte"** („2" in Abbildung 1-2) (Breitenbach, 2021, S. 145) ist wichtig, um den weiteren förderdiagnostischen Prozess so passgenau wie möglich auf das Kind planen zu können. Je genauer und breiter die Informationen sind, die im Vorfeld erhoben werden, desto besser kann bestimmt werden, welche Bereiche der Entwicklung genauer untersucht werden sollen, um die Fragestellung zu beantworten.

Ein *Beispiel:* das Team hat bemerkt, dass das Kind oft sehr laut ist im Gespräch und immer wieder nicht oder verzögert auf Aufforderungen reagiert. In der Erhebung der Vorgeschichte taucht die Information auf, dass das Kind viel mit Mittelohrentzündungen zu kämpfen hatte und immer wieder operiert werden musste.

Die Anamnese ist zentral in dieser Phase. Sie ist eine Art „diagnostisches Interview" (Bundschuh & Winkler, 2019, S. 137), das dazu dient, möglichst viele relevante Informationen über das Kind zu sammeln. Im sonderpädagogischen Kontext könnten hier Informationen über die bisherige Entwicklung des Kindes aus Sicht der Eltern von Interesse sein, Vorlieben und Abneigungen des Kindes, soziale Bezugspersonen, Krankheits- und Gesundheitsaspekte (inkl. medizinischen und therapeutischen Aspekten, siehe oben), aber auch bisherige frühpädagogische Erfahrungen.

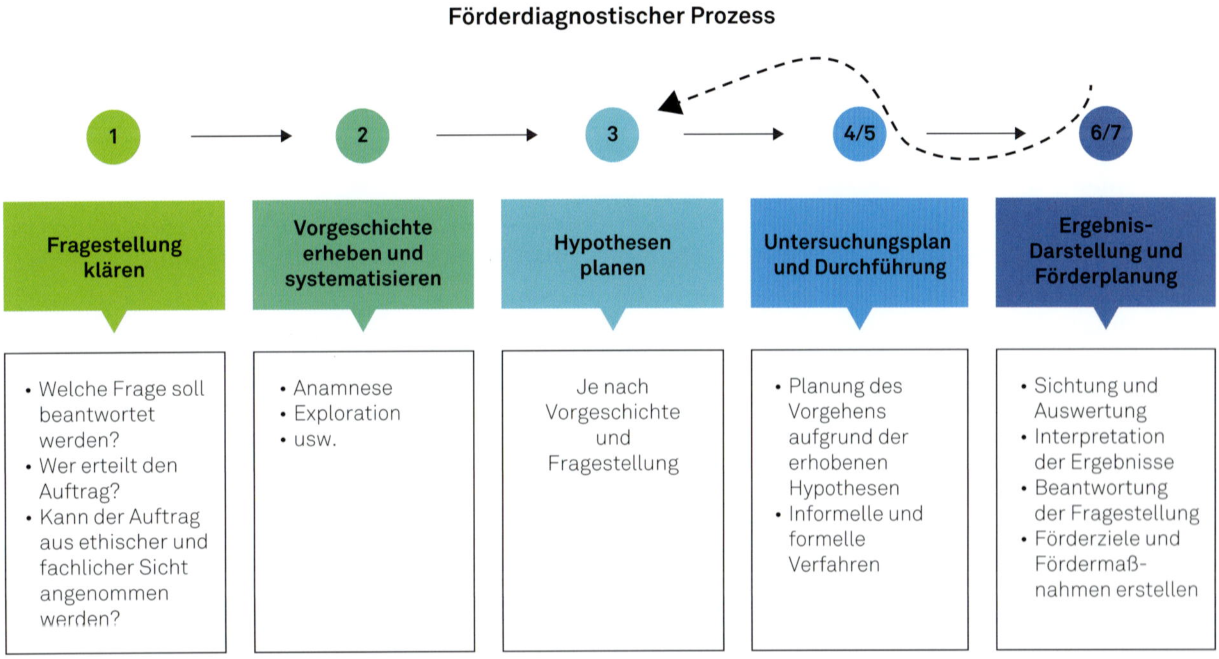

Abbildung 1-2: Der förderdiagnostische Prozess.

Weiterführende Literatur

Bundschuh & Winkler führen in ihrem Standardwerk „Einführung in die sonderpädagogische Diagnostik" einen Katalog mit möglichen Fragen auf, die die Anamnese zu beantworten versucht (S. 141–144).

Bundschuh, K. & Winkler, C. (2019). *Einführung in die sonderpädagogische Diagnostik*. München: Ernst Reinhardt. https://doi.org/10.36198/9783838552866

Da im sonderpädagogischen Kontext nicht selten Arztbriefe eine Rolle spielen, wird „Interview" hier etwas weiter interpretiert und umfasst auch die Sichtung aller relevanten Unterlagen. Neben Arztbriefen könnten das beispielsweise Berichte der Frühförderung sein oder das Untersuchungsheft der Kinderärztin bzw. des Kinderarztes.

Die Anamnese spielt eine zentrale Rolle für den weiteren Verlauf des förderdiagnostischen Prozesses. Auf der Grundlage der hier gewonnenen Informationen kann die Untersucherin bzw. der Untersucher entscheiden, wie weiter vorgegangen wird (**Hypothesenbildung** und **Untersuchungsplanung** [„3" und „4" in Abbildung 1-2]).

Beispiele: Kann das Kind seinem Alter gemäß sprechen? So können (Test-)Verfahren in Betracht gezogen werden, die auf Sprache basieren (im Gegensatz zu non-verbalen Verfahren). Berichten die Eltern von langen „Auftauphasen" des Kindes gegenüber Unbekannten, ist für das Kennenlernen zum einen ausreichend Zeit einzuplanen und zum anderen besonders auf die Vorlieben des Kindes zu achten, um Zugang zu finden.

Diesen nächsten Schritt im förderdiagnostischen Prozess nennen Bundschuh & Winkler **„pädagogische Informationsphase"** („5" in Abbildung 1-2) (Bundschuh & Winkler, 2019, S. 138). Hier können nun, wie oben erwähnt, spezifische Verfahren eingesetzt werden, um einzelne Entwicklungsbereiche genauer zu untersuchen.

Beispiele: Tests zur Überprüfung der Intelligenz oder – im Bereich der vorschulischen Bildung hoch bedeutsam – Screenings zur phonologischen Bewusstheit. Die Informationen, die hier gewonnen werden, betreffen einen klar abgegrenzten Bereich, der möglichst tief und genau beschrieben wird, z. B. hinsichtlich der Fähigkeit eines Kindes, Anlaute zu hören oder Silben zu segmentieren. Diese Verfahren sind in einer klar umrissenen Form gehalten, der Ablauf ist oft bis hin zu den Gebärden des Untersuchenden festgehalten. Durch diese genaue Festlegung der Vorbereitung, Durchführung und Auswertung werden diese Verfahren „formelle" Verfahren genannt.

Sie werden ergänzt durch sogenannte „informelle Verfahren", zu denen die Verhaltensbeobachtung zählt. Die Beobachtung als informelles Verfahren ist eine wichtige Ergänzung zu formellen Tests und dient als weiteres Puzzlestückchen, das am Ende ein möglichst präzises Bild des kindlichen Entwicklungsstandes gibt. Beobachtung ist (weitgehend) voraussetzungslos möglich und jederzeit einsetzbar, weiter unten wird sie ausführlich theoretisch dargestellt.

In einem sichtenden und interpretierenden Schritt wertet die Testleitung alle Informationen aus und prüft, **ob die Fragestellung beantwortet werden kann** („6" in Abbildung 1-2). Sollte das noch nicht gelingen, formuliert sie neue Hypothesen und leitet daraus einen neuen Untersuchungsplan ab. Wenn die Informationsphase (vorläufig) abgeschlossen ist, beginnt der **„Förderungsprozess"** („7" in Abbildung 1-2)(Bundschuh & Winkler, 2019, S. 139). Die Handelnden sind nicht nur die Pädagoginnen bzw. Pädagogen und ihr Team, sondern auch die Erziehungsberechtigten und vor allem das Kind. Auf der Grundlage der Informationen werden gemeinsam (Förder-)Ziele gesucht und Wege dorthin (Fördermaßnahmen) formuliert. Bereits bei diesem Treffen sollte idealerweise auch das nächste Treffen vereinbart werden, bei dem gemeinsam besprochen wird, wie weit fortgeschritten die Förderplanung ist und ob weitere Unterstützung oder Änderungen notwendig sind. Förderplanung ist eine zentrale Säule der (sonder)pädagogischen Arbeit mit Kindern.

Nach dieser (recht ausführlichen) Einleitung zu Förderdiagnostik allgemein geht es nun an den eigentlichen theoretischen Unterbau der Beobachtungsbögen.

Im folgenden Teil, den theoretischen Grundlagen, werden Beobachtung und Förderplanung als pädagogische Kernkompetenzen beschrieben, Qualitätsmerkmale und Problemfelder betrachtet und in der beobachtungsgestützten Formulierung von Förderzielen zusammengeführt.

Zunächst wird aber die ICF prägnant und einfach erklärt, vor allem in Bezug auf Sinnhaftigkeit für die (Sonder-)Pädagogik. Sie dient als Basis für das später vorgestellte Beobachtungsinstrument. Am Ende des Teils I finden Sie eine Doppelseite, auf der das Wichtigste in Kürze zusammengefasst ist.

2 Die ICF-CY

Im Folgenden werden Sie in die Entstehung und den theoretischen Hintergrund der Internationalen Klassifikation der Funktionsfähigkeit, Behinderung und Gesundheit bei Kindern und Jugendlichen ICF-CY (Hollenweger & Kraus de Camargo, 2022) eingeführt, ihre Struktur und zentrale Begriffe. Abschließend stehen der sonderpädagogische Nutzen im Fokus sowie kritische Anmerkungen zur ICF-CY.

2.1 Entstehung der ICF-CY

Die Internationale Klassifikation der Funktionsfähigkeit, Behinderung und Gesundheit bei Kindern (International Classification of Functioning, Disability and Health, Children and Youth Version; ICF-CY) ist eine von der World Health Organization (WHO) entwickelte Klassifikation, die speziell für Kinder und Jugendliche zusammengestellt wurde. Sie ist eine Weiterentwicklung der ICF (Weltgesundheitsorganisation, 2005, deutsche Version), die für die Beschreibung von Gesundheit und Behinderung Erwachsener konzipiert worden war. Hier lohnt ein kurzer Exkurs zur Weltgesundheitsorganisation und ihren Zielen, um einordnen zu können, warum und wozu sie Klassifikationen entwickelt und publiziert.

Die **WHO** wurde offiziell 1948 gegründet u. a. mit dem Ziel, Krankheiten systematisch zu erfassen (Kölbl, 2021, S. 75). Vorangegangen waren mathematisch-statistische Neuerungen und wissenschaftliche und biologisch-chemische Forschungsdurchbrüche, die es nun ermöglichten, immer differenziertere Aussagen zu treffen, was genau Krankheiten wie Cholera oder Typhus auslöste. Diese systematische Erfassung von Krankheits- und Gesundheitsaspekten und ihre Ordnung nach Gemeinsamkeiten hilft, komplexe Sachverhalte zu strukturieren und organisieren.

Die WHO hat mehrere Klassifikationen veröffentlicht und ständig weiterentwickelt, sehr bekannt ist die **International Classification of Diseases, ICD,** mittlerweile in der elften Revision. Die ICD-11 (World Health Organization [WHO] 2024) ist eine Klassifikation der Krankheiten und verwandter Gesundheitsprobleme. Medizinerinnen und Mediziner erstellen mit ihrer Hilfe Diagnosen, sie beschreiben also, welche Ursachen (Ätiologie) die Symptome haben, die ihre Patientinnen und Patienten berichten. Eine Ärztin könnte also mit dem ICD-11-Kode „6A00.1" die Diagnose einer mittelgradigen Störung der Intelligenzentwicklung ausdrücken. Dieser Kode würde für jede andere Fachperson exakt dasselbe bedeuten, da in der ICD-11 genau beschrieben ist, wann dieser Kode vergeben wird und wie der diagnostische Prozess abläuft. Zum Zeitpunkt des Verfassens dieses Praxisleitfadens ist noch die 10. Revision der ICD, also die ICD-10, gültig.

Die **ICF** wurde mit einem anderen Fokus entwickelt. Weltweit befassten sich Expertinnen und Experten mit der Frage, wie Gesundheit und Funktionsfähigkeit sinnvoll beschrieben und in eine logische Ordnung gebracht werden können. In den Jahren nach Erscheinen der ICF (Weltgesundheitsorganisation, 2005, deutsche Version) wurde allerdings deutlich, dass die Lebenssituation von Kindern und Jugendlichen nicht optimal mit der ICF erfasst werden konnte. Kinder und Jugendliche sind beispielsweise in einem höheren Grad von ihrem nächsten Umfeld abhängig als Erwachsene, die Bedeutung der Familie in diesen Jahren ist immens. Im Jahr 2007 (in der deutschen Übersetzung 2011) erschien dann die **ICF-CY,** die in ihrem Aufbau und dem theoretischen Hintergrund mit der Version für Erwachsene übereinstimmt, aber im Hinblick auf Kinder und Jugendliche verfeinert und vertieft worden war.

Zusammenfassung
Die Internationale Klassifikation der Funktionsfähigkeit, Behinderung und Gesundheit bei Kindern und Jugendlichen (ICF-CY) ist eine Version der ICF, die die Unterschiede zwischen Kindern bzw. Jugendlichen und Erwachsenen berücksichtigt. Sie baut auf denselben theoretischen Grundlagen auf, bietet aber spezifische Inhalte für die besonderen Entwicklungsmomente im Kindes- und Jugendalter, die die ICF selbst nicht vorsieht. Langfristig ist geplant, dass die Version für Kinder und Jugendliche wieder in die ursprüngliche ICF eingepflegt wird.

Ihr Ziel ist es, „in einheitlicher und standardisierter Form eine Sprache und einen Rahmen zur Beschreibung von Gesundheits- und mit Gesundheit zusammenhängenden Zuständen zur Verfügung zu stellen" (Hollenweger & Kraus de Camargo, 2022, S. 35). Sie soll also die Funktionsfähigkeit eines Menschen aus verschiedenen Blickwinkeln beschreiben (bio-psycho-soziales Modell, siehe Kap. 2.2). Die ICD und die ICF-CY ergänzen einander. So können aus einem Gesundheitsproblem, dessen Diagnose über die ICD-11 kodiert wird, Behinderungen und Einschränkungen entstehen, die wiederum die ICF-CY beschreibt. Diese Behinderungen müssen aber nicht alle Ebenen betreffen und können auch mit Hilfsmitteln gemildert oder behoben werden. Der Schwerpunkt liegt nicht darauf, wie eine Diagnose das individuelle Leben beeinflusst. Die ICF-CY versucht vielmehr, alle Gesundheitsaspekte eines Menschen zu erfassen und daraus Ableitungen über notwendige Hilfen, Behandlungen, pädagogische Notwendigkeiten usw. zu treffen.

2.2 Das bio-psycho-soziale Modell und die Funktionsfähigkeit

Das Rahmenkonzept der ICF-CY (und der ICF) wird auch bio-psycho-soziales Modell genannt. Um zu begreifen, welche Bedeutung dieses Rahmenkonzept hat, müssen zunächst zwei sehr gegensätzliche Auffassungen von Behinderung nachvollzogen werden.

Das *medizinische Modell* auf der einen Seite sieht Behinderung als das individuelle Problem einer Person an, das z.B. durch eine Krankheit (Gendefekt, durch Sauerstoffmangel verursachte Beeinträchtigung des Gehirns usw.) verursacht wurde. Dieser krankheitsbedingten Behinderung wird mit therapeutischen Maßnahmen, medizinischer Versorgung und Behandlung begegnet. Ziel ist es den Menschen so anzupassen, dass er wieder an der Gesellschaft teilhaben kann. Die Behinderung liegt in der Person selbst, alle behindernden Umstände entspringen direkt aus diesem physischen oder psychologischen Gesundheitsproblem (Hollenweger & Kraus de Camargo, 2022, S. 53f.).

Das *soziale* Modell von Behinderung stellt die Umwelt und ihre fehlende Anpassung an die Möglichkeiten des Individuums ins Zentrum. Es ist also nicht der Mensch selbst, der behindert ist, er wird vielmehr von den Umweltbedingungen und damit von der Gesellschaft behindert. Die Schlussfolgerung daraus ist, dass die Gesellschaft umdenken und die Umwelt neu strukturiert werden muss, um behindernde Faktoren abzubauen (Hollenweger & Kraus de Camargo, 2022, 53f.).

Das *bio-psycho-soziale Modell* der ICF-CY vereint beide Ansätze. Gesundheitsprobleme können „sowohl aufgrund intrinsischer biomedizinischer Beeinträchtigungen entstehen als auch aufgrund von Umweltbedingungen" (Kraus de Camargo, 2019a, S. 18). Psychologische, medizinische und soziale Gegebenheiten beeinflussen sich gegenseitig und können Menschen behindern. Abbildung 2-1 zeigt diese Wechselwirkungen auf.

Das *Gesundheitsproblem* (Gesundheitsstörung oder Krankheit) kann als der biomedizinisch-psychologische Anteil verstanden werden. Ein Beispiel: Ein genetischer Defekt wird diagnostiziert und stellt ein Gesundheitsproblem dar. Dieser Defekt hat nun Auswirkungen auf die Körperfunktionen, z.B. auf die kognitiven Fähigkeiten und die Körperstrukturen oder auf den Muskeltonus. So können die Handlungen des Individuums (= Aktivitäten) bestimmten Einschränkungen unterworfen sein, sodass der Mensch nicht in vollem Umfang an der Gesellschaft teilhaben kann (= Partizipation/Teilhabe). Der Mensch ist durch den niedrigen Muskeltonus auf einen Rollstuhl angewiesen, um sich auf eine andere Weise als Gehen fortbewegen zu können (Aktivität). Dieser Rollstuhl kann aber nur an barrierefreien Bahnhöfen (Umwelt) seinen Zweck erfüllen. Die Teilhabe und die Umweltfaktoren spiegeln den sozialen Anteil am Modell wider. Welchen sozialen Barrieren begegnet der Mensch mit seinem individuellen Gesundheitsproblem, wo behindert ihn die Umwelt an der Teilhabe? Wo unterstützt sie ihn aber auch?

Zusätzlich wirken *personbezogene Faktoren*, die hochgradig individuell zu verstehen sind und auch nicht kodiert werden in der ICF-CY. Solche personbezogenen Faktoren sind beispielsweise „Geschlecht, ethnische Zugehörigkeit, Alter, [...], Fitness, Lebensstil, [...], vergangene oder gegenwärtige Erfahrungen" (Hollenweger & Kraus de Camargo, 2022, S. 50) oder „Motivation und Lebensweise" (Kraus de Camargo, 2019b, S. 34).

So wirken insgesamt biomedizinische, psychologische, soziale und individuelle Faktoren zusammen und beeinflussen sich gegenseitig bei der Funktionsfähigkeit eines Menschen in seinem täglichen Leben.

Das Konzept *Funktionsfähigkeit* ist nun schon mehrfach gefallen und soll an dieser Stelle kurz erläutert werden.

Vorab: Muss ein Mensch funktionieren? Ist Funktionsfähigkeit nicht eher für technische Geräte angebracht, wenn beispielsweise der Staubsauger nicht mehr funktioniert?

Um hier Missverständnisse zu vermeiden, wird nun das Konzept der Funktionsfähigkeit im Sinn der ICF-CY erklärt.

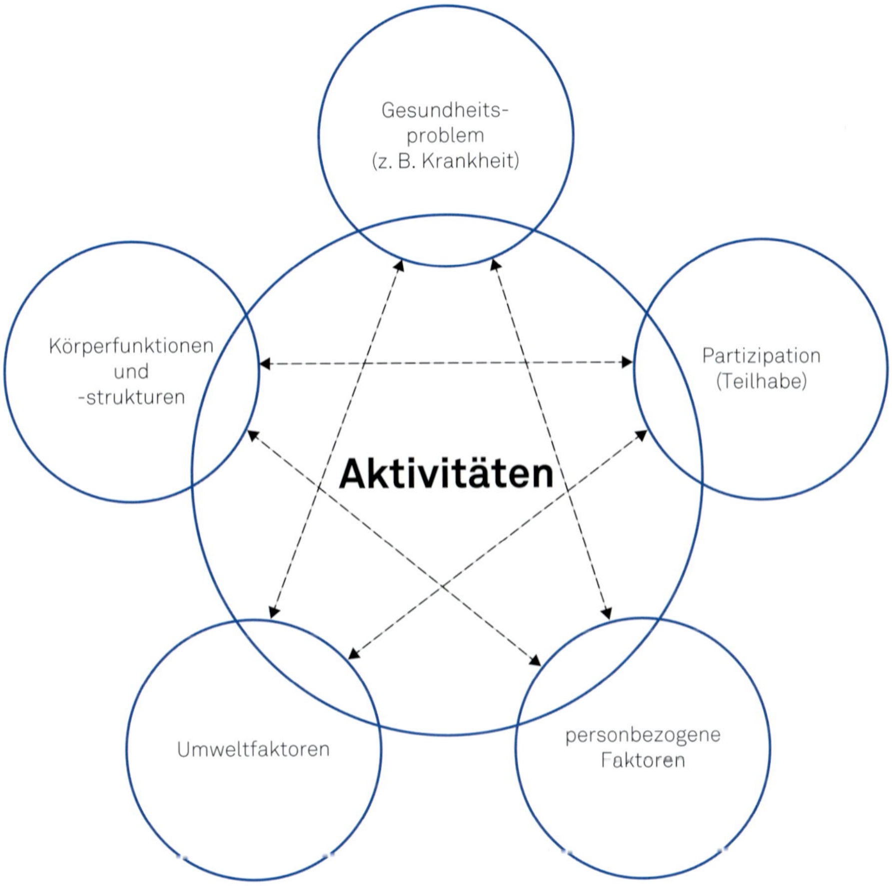

Abbildung 2-1: Das bio-psycho-soziale Modell.

Funktionale Fähigkeit ist ein „fließendes Konzept [...] eines ‚Mehr oder Weniger', [eine] dynamische Interaktion zwischen Gesundheitszustand und Kontextfaktoren" (Stallinga, 2019, S. 27). Entscheidend ist hier, dass sich das Individuum als handlungs-, bzw. funktionsfähig erlebt. Nicht das Funktionieren innerhalb eines starren Gefüges steht im Zentrum dieses Konzepts, vielmehr geht es um „das Erreichen persönlicher Ziele durch den richtigen Umgang mit den physischen, psychologischen, soziologischen und kontextbezogenen Faktoren" (Stallinga, 2019, S. 29). Jede Dimension des bio-psycho-sozialen Modells spielt also eine Rolle bei der Beurteilung, was der Mensch hat (Körperfunktionen und -strukturen), macht (Aktivitäten) und anstrebt (Teilhabe) (Stallinga, 2019, S. 28). Schlussendlich wird vor allem die betreffende Person selbst beurteilen können, ob sie sich als funktionsfähig erlebt oder nicht. Der Fokus liegt also beim Konzept der Funktionsfähigkeit auf der Entstehung von Gesundheit, von Sinnhaftigkeit, von Entfaltung.

2.3 Aufbau der ICF-CY

Die ICF-CY ist als Buch erhältlich und startet mit einer Einführung in die ICF-CY und der ICF (Hollenweger & Kraus de Camargo, 2022, S. 9–58). Danach folgt die Klassifikation im eigentlichen Sinne, mit allen dazugehörigen Elementen (Hollenweger & Kraus de Camargo, 2022, S. 61–242). Den Abschluss bilden insgesamt zehn Anhänge, die bestimmte Aspekte vertiefen (Hollenweger & Kraus de Camargo, 2022, S. 245–316). Die ICF-CY ist in zwei Teile gegliedert:

- Teil 1 ist der Bereich „Funktionsfähigkeit und Behinderung",
- Teil 2 der Bereich „Kontextfaktoren".

Halten Sie die ICF-CY in Buchform in Ihren Händen, fällt Ihnen auf, dass diese beiden Teile so nicht im Inhaltsverzeichnis auftauchen. Im Inhaltsverzeichnis werden gleich die sogenannten „Komponenten" der jeweiligen Teile aufgeführt:

- Die Komponenten des ersten Teils („Funktionsfähigkeit und Behinderung") sind die „Körperfunktionen und -strukturen" und „Aktivitäten und Partizipation (Teilhabe)"[3].

- Die Komponenten des zweiten Teils („Kontextfaktoren") sind die „Umweltfaktoren" und die „personbezogenen Faktoren". Diese Komponenten werden dann auf zwei Ebenen ausdifferenziert.

Um diese Begriffe und ihre Verwendung zu verdeutlichen, folgt hier ein Beispiel:

Im ersten Teil der ICF-CY („Funktionsfähigkeit und Behinderung") finden wir die Komponente **„Aktivitäten und Teilhabe"**.

Auf der ersten Ebene ist diese Komponente in neun Domänen unterteilt:

1: Lernen und Wissensanwendung
2: Allgemeine Aufgaben und Anforderungen
3: Kommunikation
4: Mobilität
5: Selbstversorgung
6: Häusliches Leben
7: Interpersonelle Interaktionen und Beziehungen
8: Bedeutende Lebensbereiche
9: Gemeinschafts-, soziales und staatsbürgerliches Leben.

Die zweite Ebene unterteilt jede dieser neun Domänen und differenziert sie so weiter aus.

So wird beispielsweise die Domäne 1 *Lernen und Wissensanwendung* unterteilt in

- „Bewusste sinnliche Wahrnehmungen",
- „Elementares Lernen" und
- „Wissensanwendung".

Diese Blöcke werden wiederum untergliedert. *„Bewusste sinnliche Wahrnehmungen"* umfasst damit „Zuschauen", „Zuhören", „Andere bewusste sinnliche Wahrnehmungen" und

„Bewusste sinnliche Wahrnehmungen, anders oder nicht näher gekennzeichnet".

Abbildung 2-2 soll dies veranschaulichen. Die Grafik lehnt sich an eine Abbildung zur Struktur der ICF an, ist jedoch weiter reduziert und vereinfacht. Sie können hier die Verästelung der ICF-CY an einem Beispiel der Komponente Aktivitäten und Teilhabe nachverfolgen. Die Domäne Lernen und Wissensanwendung hat drei Blöcke, von denen das erste (Bewusste sinnliche Wahrnehmungen) sich in vier beobachtbare Items (engl. Elemente, Aufgaben) aufteilt.

3 Der einfacheren Lesbarkeit halber wird die Komponente ab hier „Aktivitäten und Teilhabe" (ohne Partizipation) genannt.

Auf der untersten Ebene dieser Grafik sehen Sie bei den Items „Zuschauen", „Zuhören", „Andere bewusste sinnliche Wahrnehmungen" und „Bewusste sinnliche Wahrnehmungen, anders bezeichnet" jeweils danach eine Buchstaben-Ziffern-Folge. Das sind die sogenannten **Kodes.** Jeder Kode kommt nur einmal in der ICF-CY vor und hat verschiedene Bestandteile.

Beispiel

Am Beispiel des Kodes **d110** werden die Bestandteile und ihre Bedeutung erklärt.
d110: Der Buchstabe vor den Ziffern zeigt an, zu welcher Komponente der Kode gehört.
Der Buchstabe **d** kennzeichnet Items aus der Komponente *„Aktivitäten und Teilhabe"*. Im Beispiel: „Zuschauen" mit dem Kode d110.
b steht für die Komponente der „Körperfunktionen", **s** für „Körperstrukturen" und **e** für „Umweltfaktoren" (Hollenweger & Kraus de Camargo, 2022, S. 255), die aber im hier vorliegenden Praxisleitfaden keine Rolle spielen. Die Beobachtungen beziehen sich ausschließlich auf „Aktivitäten und Teilhabe", die betreffenden Items auf den Beobachtungsbögen tragen deshalb alle das **d** vor der Ziffernfolge.
d**1**10: Auch die Ziffernfolge nach dem vorangestellten Buchstaben hat eine Bedeutung. Die erste Ziffer gibt an, welche Nummer das Kapitel in der Domäne trägt. Im Beispiel „Zuschauen d**1**10" ist es das erste Kapitel der Domäne, nämlich „Bewusste sinnliche Wahrnehmungen (d110–d129).
d1**10**: Die zweite Ebene nach dem Kapitel ist dann durch die nächsten beiden Ziffern gekennzeichnet, hier „d1**10**".
Weitere Verästelungen können durch bis zu zwei weitere Ziffern angezeigt werden. Die Buchstaben-Ziffern-Folge kodiert also den exakten Platz des Items und hilft, es schnell in der ICF-CY zu verorten und zu finden.
d110.**xxxxx**: Es gibt auch die Möglichkeit, zu beurteilen, inwieweit ein Problem bei diesem Item vorliegt und welches Ausmaß das Problem hat. Dazu würde man nach der inhaltlichen Kodierung, im Beispiel „Zuschauen d110", einen Punkt setzen und eine entsprechende Ziffer:

- Der Kode d110.**0** bedeutet, es ist kein Problem vorhanden.
- Der Kode d110.**1** bedeutet, das Problem ist leicht ausgeprägt, usw.

Bis zu fünf Stellen nach dem Punkt können benutzt werden, um Ausprägungen des Problems anhand verschiedener Merkmale zu kodieren.

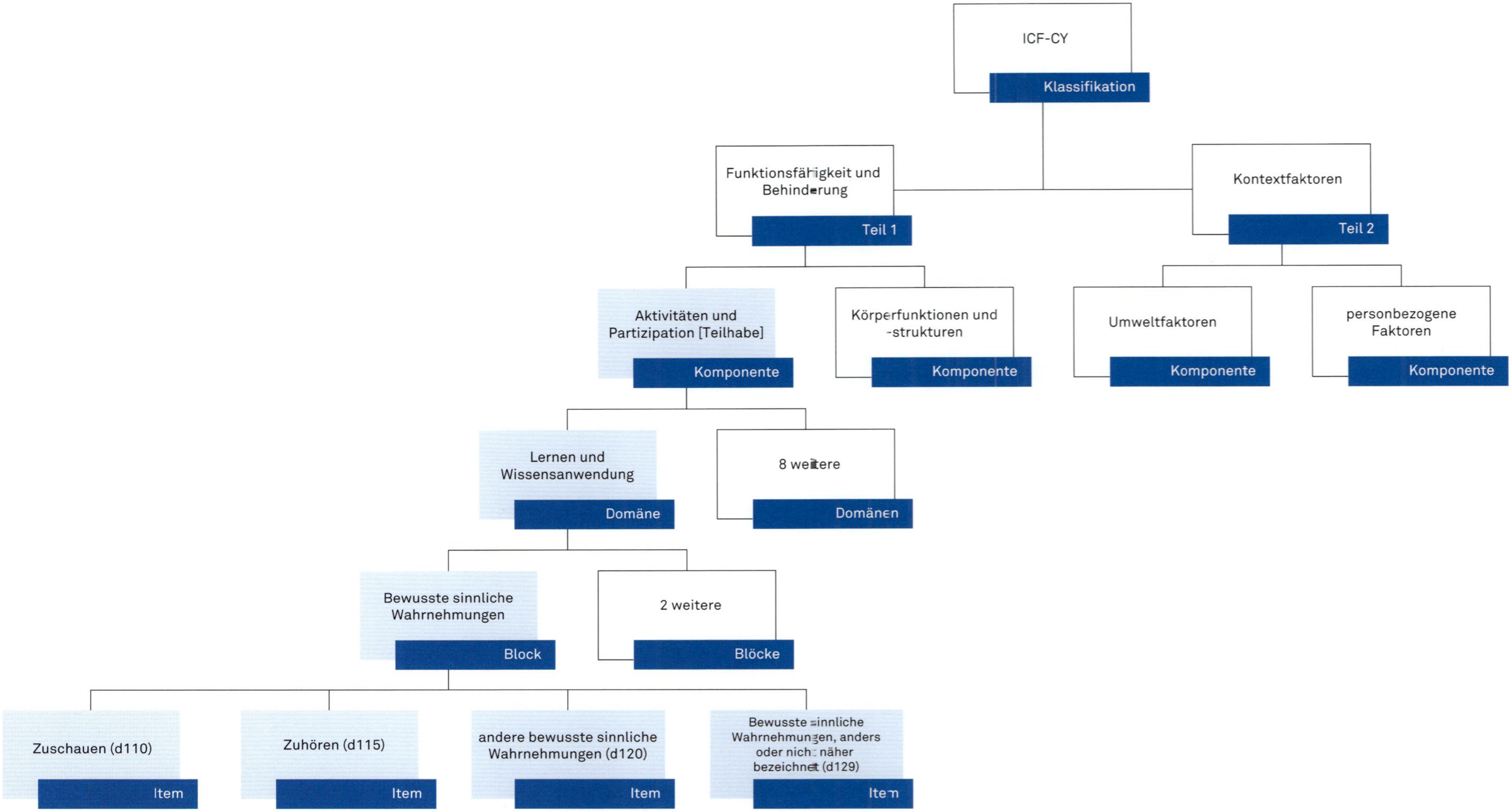

Abbildung 2-2: Struktur der ICF-CY.

Da diese Art der Kodierung für das vorgestellte Beobachtungsverfahren zu komplex scheint, wird auch an dieser Stelle nicht weiter darauf eingegangen. Bei den Items und dem Instrument sollen „Verständlichkeit, Nachvollziehbarkeit und Sinnhaftigkeit für alle Beteiligten im Zentrum stehen und nicht primär das abstrakte Kodieren von Informationen" (Pretis, 2022, S. 119).

Zur qualitativen Beschreibung des jeweiligen Items nutzt der vorliegende Beobachtungsbogen die Kodierungen der ICF-CY-Checklisten (Kraus de Camargo, Simon & Rosenbaum, 2019, S. 181). Diese stellen die Grundlage für die Bögen dieses Praxisleitfadens dar, sie wurden jedoch grafisch aufbereitet.

So werden die Items in Anlehnung an diese Kodierungsvorschläge wie folgt beurteilt:

- ✔ bedeutet: keine Beeinträchtigung/Beschränkung/Einschränkung (✔ statt „1")
- ! bedeutet: behindert/verzögert/eingeschränkt/beschränkt („!" statt „2")
- ? bedeutet: weitere Informationen nötig („?" statt „I: erfordert weitere Untersuchungen")
- N: nicht anwendbar
- „F" für „Schwerpunkt der Intervention/Unterstützung" wurde ausgeklammert, da sich diese Schwerpunktfindung nicht in der Beobachtungssituation selbst ergibt, sondern erst im Nachgang, bei der Förderzielformulierung.

Wann Sie die Zeichen konkret setzen und wohin, dazu informiert Teil II dieses Leitfadens. Die Kodierungen der ICF-CY helfen, inhaltliche und qualitative Beschreibungen menschlicher Aktivitäten präzise und trennscharf darzustellen, viele Informationen werden auf engstem Raum mit Buchstaben und Ziffernfolgen verdichtet. Aufgrund der Kodierregeln können fremde Personen dennoch die entscheidenden Informationen aus den Kodes herauslesen. So stellen die Kodes die gemeinsame Sprache dar, mit deren Hilfe sich verschiedene Professionen und (unbekannte) Personen austauschen können und Missverständnisse möglichst geringgehalten werden.

2.4 Bedeutung für den sonderpädagogischen Bereich und Kritik

Wenn Sie mit Kindern mit Förderbedarf arbeiten, sind Ihnen vermutlich bereits verschiedene Schriftstücke begegnet, beispielsweise Berichte aus der Frühförderstelle, Anträge auf die Genehmigung von Rehabilitationsleistungen oder zum Besuch einer Heilpädagogischen Tagesstätte. In diesen Dokumenten wird man verschiedene Formulierungen finden, um den besonderen Hilfebedarf dieses Kindes zu beschreiben und die Fördermaßnahmen zu begründen. Erfahrene Verfasserinnen und Verfasser von entsprechenden Anträgen wissen, welcher Sprachstil erforderlich ist, und wenden ihn an. In der Zusammenschau als Pädagoge bzw. Pädagogin fällt es aber mitunter schwer, diese verschiedenen Sprachstile zu übersetzen und auf die eigene pädagogische Praxis zu übertragen.

Und hier bietet die ICF-CY einen Lösungsansatz. Sie hat als erklärtes Ziel, die Kommunikation zu vereinheitlichen. Fachkräfte verschiedener fachlicher Disziplinen können mit Hilfe dieser Klassifikation eindeutig den Gesundheitszustand von Menschen mit und ohne Behinderung beschreiben.

Ein prominentes Beispiel: Das deutsche Bundesteilhabegesetz regelt die Ermittlung des Rehabilitationsbedarfs für leistungsberechtigte Menschen. Es bezieht sich dabei auf die ICF als Grundlage. Das bedeutet, dass sowohl die Auffassung von Behinderung (bio-psycho-soziales Modell) als auch die Struktur der ICF benutzt wird, um die Lebenssituation des Menschen zu beschreiben und mögliche Rehabilitationsleistungen zu finden.

Die ICF-CY ist mit ihrem bio-psycho-sozialen Modell anschlussfähig an sonderpädagogische Betrachtungsweisen von sog. geistiger Behinderung. Die Behinderung ist kein Merkmal, das ausschließlich im Körper und dem Geist des Menschen verhaftet ist. Auch die mangelnde Passung der Umwelt behindert das Individuum und dessen Teilhabe. Hier stark verkürzt dargestellt, können Bezüge an Wilhelm Pfeffer (1984) und seine handlungstheoretisch orientierte Beschreibung von geistiger Behinderung entdeckt werden.

> „Geistige Behinderung resultiert aus dem Bezug zwischen dem in bedeutsamen psychischen und physischen Erlebens- und Handlungsdispositionen beeinträchtigten Individuum und der in spezifischen Handlungsfeldern vorgegebenen, komplexen, gesellschaftlich bestimmten und zeichenhaft verfaßten Alltagswirklichkeit und zeigt sich in einer dadurch bedingten beeinträchtigten Erlebens- und Handlungsfähigkeit. Geistige Behinderung liegt damit in der Spur einer allgemeinen Beeinträchtigung der Partizipation an der Alltagswirklichkeit" (Pfeffer, 1984, S. 111).

Verschiedene Autorinnen und Autoren (Bernasconi, 2020; Hollenweger, 2019; Pretis, 2020) bereiten die ICF-CY für die Förderplanung und Gutachtenerstellung im sonderpädagogischen Bereich auf. Sie betonen dabei die Teilhabeorientierung der ICF-CY (Bernasconi, 2020, S. 128f.) oder die Möglichkeit einer interdisziplinären Nutzung der Klassifikation, die verschiedenen Professionen (z. B. medizinisches oder pädagogisches Personal) die Möglichkeit gibt, auf einer „gemeinschaftliche[n] Basis einer Metasprache" (Pretis, Jagusch-Espei, Kopp-Sixt, Hörnke, 2022, S. 9) zu kommunizieren. Diese Ansätze sprechen dafür, die ICF-CY auch im sonderpädagogischen Kontext zu nutzen.

Es gibt aber auch kritische Stimmen, die nicht unerwähnt bleiben sollen. Sie beziehen sich u. a. auf den hohen Umfang der Klassifikation und die fehlende Spezifität der ICF-CY hinsichtlich relevanter sonderpädagogischer Aspekte (Sarimski, 2017, S. 56ff.; Stein, 2013). So hat die ICF-CY mit ihren etwa 1400 Items einen Umfang, der es stark erschwert, sich eine umfassende Expertise über die Gesamtheit anzueignen. Deshalb bleibt die ICF-CY als „gemeinsame Sprache" (siehe oben) so lange eine Fremdsprache, bis ihre Grammatik (Aufbau) und ihre Vokabeln (Items) beherrscht und durch Übung vertieft werden. Hier stellt sich die Frage nach der Praktikabilität und der Ökonomie der Klassifikation. Aus sonderpädagogischer Sicht bleibt offen, wie der schwer fassbare und diskutierte Begriff des „sonderpädagogischen Schwerpunkts Geistige Entwicklung" (KMK, 2021) durch die Kategorien zu fassen ist. Zudem wird der ICF-CY vorgeworfen, nur ungenügend sonderpädagogisch relevante Feinheiten beispielsweise in der Kommunikation abzubilden (Anklam & Mahler-Stief, 2013, S. 43).

Fischer fasst zusammen, dass ein „individueller Erziehungs- und Förderbedarf bzw. besondere erzieherische Erfordernisse [...] in der ICF nicht aufgezeigt [werden]" (Fischer, 2004, S. 321). Hier sieht er die Sonderpädagogik in der Verantwortung, die Beschreibung der Lebenssituationen eines Kindes mit Hilfe der ICF-CY zu interpretieren und pädagogisch-didaktische Schlüsse zu ziehen.

Zusammenfassung

Die ICF-CY ist eine Klassifikation, mit deren Hilfe die Gesundheit und Funktionsfähigkeit von Kindern und Jugendlichen beschrieben werden kann. Sie baut auf dem bio-psycho-sozialen Modell auf, in dem sich individuelle Faktoren und Einflüsse der Umwelt wechselseitig beeinflussen. Diese Komponenten heißen Körperfunktionen und -strukturen, Aktivität und Teilhabe, Umweltfaktoren, personbezogene Faktoren und Gesundheitsproblem. Die ICF-CY kann von Angehörigen verschiedener Berufsgruppen genutzt werden. Ihr Ziel ist es, eine gemeinsame Sprache zur Verfügung zu stellen. Die ICF-CY ist an Grundgedanken der Sonderpädagogik anschlussfähig, auch wenn gewisse Aspekte in der Kritik stehen. Der große Umfang der Klassifikation macht eine Aufbereitung nötig.

Nun haben Sie einen Einblick in die ICF-CY bekommen, ich hoffe, Sie sind noch an Bord und begleiten mich weiter zum nächsten Bereich, der genauer beleuchtet wird, die Beobachtung. Sie werden merken, hier befinden Sie sich (wieder) auf vertrautem Gebiet, Beobachtung gehört in der Arbeit mit Kindern zu Ihrem pädagogischen Handwerkszeug. Im Folgenden wird erklärt, warum Beobachtung eine so hohe Bedeutung hat und wie man sich die pädagogische Beobachtung näher und differenzierter vor Augen führen kann. Was ist Beobachtung, gibt es unterschiedliche Beobachtungsarten und welche (unbewussten) Fehler werden gemacht?

3 Beobachtung im pädagogischen Alltag

3.1 Einführung

„*Das Kind da abholen, wo es steht*“... der Satz, der Maria Montessori zugeschrieben wird, ist Ihnen vielleicht geläufig. Wie können wir aber wissen, wo das Kind steht? Indem wir den Entwicklungsstand möglichst genau und objektiv einschätzen. Und so gesehen ist die professionelle pädagogische Beobachtung ein günstiges, flexibles und niedrigschwelliges Mittel, um den Ort, an dem sich das Kind in seiner Entwicklungslaufbahn befindet, präzise beschreiben zu können.

Zunächst: Warum steht Beobachtung im Zentrum dieses Praxisleitfadens? Warum nicht testdiagnostische Verfahren oder anderes?

In der Einleitung zu den hier vorliegenden theoretischen Grundlagen wurde der (idealtypische) förderdiagnostische Ablauf beschrieben, wie Pädagoginnen und Pädagogen zu möglichst passenden und umfassenden Informationen über den Entwicklungsstand eines Kindes kommen. Die Verhaltensbeobachtung wurde hier der pädagogischen Informationsphase zugeteilt, konkret den informellen Verfahren. Eine beispielhafte Situation wäre wie folgt: Die pädagogische Kraft hat alle Kinder der Kita-Gruppe zu Beginn des Kita-Jahres zwar bereits kennen gelernt, möchte jedes einzelne aber nun genauer einschätzen hinsichtlich seiner Vorlieben, Abneigungen, Stärken und Schwächen, um so pädagogische Angebote für die Gruppe planen zu können. Und hier ist die Beobachtung von hohem Wert.

Beobachtung ist etwas, was der Mensch immer in seinem pädagogischen Werkzeugkoffer dabeihat. Durch die Sinnesorgane nimmt er permanent seine Umwelt wahr, er hört, sieht, fühlt die Welt um sich herum. Diese Wahrnehmung der Umwelt geschieht ununterbrochen, unbewusst und auch selektiv. Das bedeutet, unser Gehirn klammert bereits bei der Wahrnehmung gewisse Reize aus, unterdrückt sie, wendet sich automatisch anderen zu, die es für bedeutsamer hält in diesem Moment. Wahrnehmung ist also eine Art Vorstufe zur Beobachtung. Wenn Wahrnehmung nicht so automatisiert und unbewusst, also ohne unser Zutun, geschehen würde, wäre der Alltag erheblich erschwert. Das gerade im Kita-Geschehen unvermeidliche „Multitasking“ gelingt nur, wenn Sie gleichzeitig wahrnehmen, dass die Luft im Zimmer stickig ist, dass ein Kind in der Bauecke weint, dass Ihr Bauchgefühl Ihnen zu verstehen gibt, die Mahlzeit herzurichten und vieles mehr. Im Laufe eines Kita-Tages werden Sie unzählige solcher Eindrücke wahrnehmen, wirklich beobachtet haben Sie aber vermutlich nur wenige Situationen.

Beobachtung ist also mehr als Wahrnehmung (s. Kap. 3.2 Merkmale diagnostischer Beobachtung) und dennoch immer verfügbar. Die pädagogische Kraft kann sie jederzeit nutzen, um Situationen einzuschätzen und auch spontan darauf zu antworten, beispielsweise im Spielgeschehen. Und Beobachtung ist, bei entsprechender Einarbeitung und Übung, ein gut geeignetes (informelles) Mittel, um den Entwicklungsstand eines Kindes einschätzen zu können. Beobachtung läuft aber, wenn sie unsystematisch und unreflektiert erfolgt, Gefahr, fehlerbehaftet zu sein. Im Folgenden lernen Sie zentrale Merkmale professioneller Beobachtung kennen, Wege zur Gestaltung und mögliche Fehlerquellen.

3.2 Merkmale diagnostischer Beobachtung

Wenn wir Wahrnehmung verstehen als Prozess und Produkt der Verarbeitung von Umweltreizen (Geräusche, Gerüche, usw.), dann ist Beobachtung ebenfalls eine Art der Wahrnehmung – und noch mehr.

„Beobachtung ist eine zielgerichtete, organisierte und operationalisierte Form der Wahrnehmung“ (Schimunek, 2010, 2 f.).

Zielgerichtet: Dieser Punkt ist erfüllt, wenn Sie an „Begrenzungen“ denken. Es ist unwahrscheinlich, dass Sie eine ganze Gruppe an Kindern gleichzeitig (und zielführend) beobachten können. Begrenzen Sie Ihre Auswahl auf ein Kind oder wenige Kinder und verbessern Sie so die Qualität der Beobachtungen. Oder Sie begrenzen die Aspekte, die zu einer bestimmten Zeit beobachtet werden sollen und legen fest, dass während dem Morgenkreis bei einem bestimmten Kind die sprachliche Ausdrucksfähigkeit im Fokus steht.

Alle Kinder gleichzeitig, in allen Entwicklungsbereichen zu beobachten liegt außerhalb des Machbaren. Eine zielgerichtete Beobachtung beschränkt sich auf wenige Ziele, die dafür aber konzentriert wahrgenommen werden.

Organisiert: Beobachtung ist dann organisiert, wenn das pädagogische Team im Vorfeld festlegt, wer (welche Teammitglieder?), wann (zu welchem Zeitpunkt im Wochenplan?), wie lange (den ganzen Vormittag? nur im Morgenkreis?) und wo (im Gruppenraum? im Freien?) beobachtet. Beobachtung nimmt also einen eigenen Part in der Planung ein und wird bei der Gestaltung des Wochen- oder Halbjahresplans mit bedacht.

Operationalisiert: Operationalisierung meint hier, dass Sie versuchen, Ihr Beobachtungsvorhaben so konkret wie möglich im Vorfeld zu beschreiben. Ein Beispiel: Sie vermuten, dass es zwischen zwei Kindern in der Bauecke immer wieder zum Streit kommt, weil Kind A Kind B beim Spiel stört. Jetzt ist es an Ihnen, dieses „Stören" zu operationalisieren, also konkret werden zu lassen.

Was bedeutet „Stören" für Sie? Wenn Kind A Kind B beim Spielen anspricht? Wenn Kind A Türme, die Kind B aus den Bausteinen gebaut hat, umwirft? Und wie oft muss eine solche „Störung" erfolgen, um wirklich für Sie „störend" zu sein? Einmal in der Spieleinheit? Zehnmal?

Eine Operationalisierung könnte an diesem Beispiel bedeuten, dass Sie gezielt die Spielsituationen in der Bauecke für eine Woche beobachten und protokollieren, welche und wie viele Interaktionsansätze Kind A in den Spielsituationen macht und wie Kind B darauf reagiert. Das Konstrukt „Stören" würde von Ihnen also in beobachtbare Verhaltensweisen übersetzt, die Sie konkret beschreiben können.

Operationalisierung bedeutet also, dass Sie einen großen Bereich in kleinere Teile umwandeln. Diese kleinen Teile sollen so klein sein, dass Sie sie tatsächlich voneinander unterscheiden können. Damit ist das oft abstrakte „Große" in konkrete „Teile" übersetzt, die dann beobachtet und beschrieben werden.

Sie sehen, pädagogische Beobachtung ist ein zwar jederzeit und allerorts verfügbares diagnostisches Werkzeug, bedarf aber auch der Einarbeitung, Vorbereitung und Übung.

Im Folgenden werden Beobachtungsarten beschrieben, wie sie in der pädagogischen Praxis Anwendung finden.

3.3 Verschiedene Beobachtungsarten

Beobachtung zu förderdiagnostischen Zwecken kann vielfältig gestaltet werden. Nachfolgend werden mögliche Kriterien vorgestellt, wie sich Beobachtungssituationen voneinander unterscheiden lassen (Bundschuh & Winkler, 2019; Martin & Wawrinowski, 2014, S. 44). Die Beobachtungsarten unterscheiden sich hin-

Tabelle 3-1: Systematische vs. unsystematische Beobachtung.

	Systematische Beobachtung	Unsystematische Beobachtung
Zentraler Unterschied	Hohes Maß an Planung und Leitung.	Ergibt sich spontan, aus der Situation heraus, ohne vorherige Planung.
Beispiel	Das Team beobachtet mit einem Beobachtungsbogen während einer festgelegten Zeitspanne drei ausgewählte Kinder.	Die pädagogische Kraft nimmt im Freispiel eine Situation wahr, die ihr „ins Auge springt". Sie setzt sich zu den Kindern und notiert ihre Beobachtungen.
Pro	Durch die Vorplanung und kontrollierte Ausführung der Beobachtung ist die Wahrscheinlichkeit höher, dass diejenigen Bereiche beobachtet werden, die tatsächlich beobachtet werden sollten.	Diese Art der Beobachtung kann wichtige Hinweise geben, welche Entwicklungsbereiche noch genauer beobachtet werden sollten (→ hypothesengenerierend).
Contra	Je nachdem, wie „streng" oder einengend die Systematik ist, kann es sein, dass Beobachtungen abseits dieser Ordnung nicht aufgegriffen werden können.	Durch die geringe Kontrolle kann es sein, dass wichtige Bereiche der Entwicklung unberücksichtigt bleiben, da nur das „Offensichtliche" beobachtet wird.

sichtlich des Ausmaßes an Planung *(Systematik)*, der Position des Beobachters *(Teilnahme)*, der *Umgebungsgestaltung*, des *Einbezugs* der Beobachteten und der Anzahl an *Dimensionen*, die beobachtet werden (Tabelle 3-1, Tabelle 3-2, Tabelle 3-3, Tabelle 3-4, Tabelle 3-5).

Tabelle 3-2: Aktiv-teilnehmende vs. passiv-teilnehmende Beobachtung.

Beobachtungsart	Aktiv-teilnehmende Beobachtung	Passiv-teilnehmende Beobachtung
Zentraler Unterschied	Aktive Teilnahme am Gruppengeschehen.	Beobachtende bleiben passiv und nehmen nicht am Geschehen teil.
Beispiel	Die pädagogische Kraft bastelt und spielt mit den Kindern. Die Beobachtungen dokumentiert sie im Nachgang aus dem Gedächtnis.	Die pädagogische Kraft sitzt auf einem vorher festgelegten Platz im Gruppenraum und beobachtet von dort die Kinder. Sie greift in der Regel nicht ins Geschehen ein, sondern notiert ihre Beobachtungen.
Pro	Vor allem bei der Beobachtung kleiner Kinder wird diese Form meist als „natürlicher" empfunden, da sie der üblichen Interaktion zwischen Erwachsenem und Kind entspricht.	Die beobachtende Person kann sich auf die Beobachtungen konzentrieren und in Notizen sofort festhalten.
Contra	Gedächtnisprotokolle sind weniger verlässlich, da bereits nach sehr kurzer Zeit viele Beobachtungen wieder vergessen sind.	Die Situation wirkt zunächst ungewöhnlich für die Kinder, sodass diese erst an die Nicht-Teilnahme am Geschehen herangeführt werden müssen.

Tabelle 3-3: Natürliche vs. standardisierte Umgebung.

Beobachtungsart	Natürliche Umgebung	Standardisierte Umgebung
Zentraler Unterschied	Die Umgebung, in der beobachtet wird, entspricht der gewohnten, üblichen Umgebung des Kindes.	Die Beobachtung erfolgt in einer laborartigen Situation in einem eigens dafür ausgestatteten Raum.
Beispiel	Der Gruppenraum der Kita.	Ein Nebenzimmer, das ausschließlich zu Elterngesprächen und diagnostischen Zwecken genutzt wird.
Pro	Das Kind kennt die Umgebung.	Der Raum ist zweckmäßig eingerichtet, nichts lenkt ab, alles ist passgenau auf die Erfassung des Entwicklungsstandes ausgelegt.
Contra	Das Verhalten des Kindes ist wenig vorhersehbar, die natürliche Umgebung bietet unter Umständen Reize, die eine Verhaltensbeobachtung erschweren.	Das Kind ist unter Umständen von der neuen Umgebung irritiert.

Tabelle 3-4: Verdeckte vs. offene Beobachtung.

Beobachtungsart	Verdeckte Beobachtung	Offene Beobachtung
Zentraler Unterschied	Das Kind weiß nicht, dass die pädagogische Kraft es beobachtet.	Das Kind weiß, dass es im Zentrum der Aufmerksamkeit steht.
Beispiel	Die pädagogische Kraft schreibt ihre Beobachtungen, die sie im Gruppenalltag gemacht hat, auf, wenn sie allein ist.	Die pädagogische Kraft thematisiert die Beobachtungssituation mit den Kindern, sitzt auf einem Stuhl am Rand des Geschehens und macht sich laufend Notizen.
Pro	Das Verhalten des Kindes ist (vermutlich) unbeeinflusst und spontan.	Beobachtung wird als Routine eingeführt, die mit der Zeit zur Normalität für die Kinder wird.
Contra	Die Beobachtung läuft nebenbei und ist daher fehleranfälliger.	Das Wissen um die Beobachtung kann das Verhalten der Kinder beeinflussen.

Tabelle 3-5: Beobachtung einer vs. mehreren Verhaltensweisen.

Beobachtungsart	Eine Verhaltensweise wird beobachtet	Mehrere Verhaltensweisen werden beobachtet
Zentraler Unterschied	Geringe Anzahl an beobachteten Verhaltensbereichen.	Hohe Anzahl an beobachteten Verhaltensbereichen.
Beispiel	Die pädagogische Kraft beobachtet gezielt die Fähigkeiten des Kindes in Ankleidesituationen.	Der Entwicklungsstand in den Bereichen Motorik, Sprache und Selbstversorgung wird beobachtet.
Pro	Gezielte und fokussierte Beobachtung eines Verhaltensaspekts erlaubt eine differenzierte Beurteilung der Fähigkeiten.	Die Beobachtung mehrerer Bereiche erlaubt Aussagen zu Wechselwirkungen und einem Fähigkeitsprofil des Kindes (breitere Informationsbasis).
Contra	Vernachlässigung anderer Bereiche, die aber unter Umständen eng mit dem fokussierten Bereich in Beziehung stehen.	Breite Informationsbasis, die aber unter Umständen oberflächlich bleibt.

Wie eine Beobachtungssituation konkret gestaltet wird, bedarf also im Vorfeld einiger Überlegungen. Mit hoher Wahrscheinlichkeit kennen Sie eines oder mehrere der genannten Beispiele und können auch einschätzen, wie in Ihrer Gruppe Kinder beobachtet werden.

Hier endet die Auswahl an Dimensionen, wie professionelle Beobachtung gestaltet werden kann, ohne vollständig zu sein. Behalten Sie diese Dimensionen im Hinterkopf, wir werden bei der Beschreibung des Beobachtungsinstruments darauf zurückgreifen.

Weiterführende Literatur

Vielleicht interessieren Sie sich für einen tieferen Einblick in Beobachtung und Beobachtungsfehler. Einen sehr guten, umfangreichen, aber prägnanten theoretischen Überblick finden Sie bei:

Martin, E. & Wawrinowski, U. (2014). *Beobachtungslehre. Theorie und Praxis reflektierter Beobachtung und Beurteilung.* Weinheim, Basel: Beltz Juventa.

3.4 Fehlerquellen beim Beobachten und Möglichkeiten, diese abzumildern

„Unser Beobachten enthält stets subjektive Momente. Es ist geprägt durch frühere Erfahrungen mit Situationen und Menschen, durch unser augenblickliches Befinden und durch unsere Übung im Beobachten." (Martin & Wawrinowski, 2014, S. 8)

Welche Fehler können bei der professionellen Beobachtung vorkommen? Sie werden ahnen, es gibt einige. Aber – wie das Zitat oben bereits andeutet – Fehler sind nichts Ungewöhnliches, im Gegenteil. Wir Menschen sehen und beobachten unsere Umgebung immer mit unseren eigenen Sinnen und unserer individuellen Vorerfahrung. Das ist nützlich, kann aber auch zu Verzerrungen, also Fehlern führen. Diese Fehler können darin liegen, dass der Beobachtungsvorgang fehlerhaft ist oder dass wir das Beobachtete falsch bewerten. Also unterscheidet man zwischen Beobachtungs- und Bewertungsfehlern.

Im Folgenden werden einige dieser Fehler beschrieben und beispielhaft dargestellt. Am Ende dieses Abschnitts wird dann auf die gute Nachricht eingegangen: Fehler können minimiert werden. Die aufgegriffenen Beobachtungs- und Bewertungsfehler sind unterteilt nach Fehlern, die ihren Ursprung in der Person des Beobachters oder des Beobachteten haben und solchen, die durch die Situation des Beobachtens bedingt sind (Greve & Wentura, 1997, S. 56 ff.; Reichenbach & Thiemann, 2018). Dabei wird jeweils auf wenige beispielhafte Beobachtungsfehler eingegangen, die im (sonder)pädagogischen Kontext besonders relevant sind.

3.4.1 Beobachtungs- und Bewertungsfehler, die durch die Person des Beobachters verursacht sind

Situation 1: Beim Dokumentieren der Beobachtungen fällt auf, dass nicht sicher gesagt werden kann, ob das Kind mittlerweile die Klettverschlüsse an den Schuhen selbstständig schließen kann, sodass die Schuhe gut am Fuß sitzen. Diese Situation wurde nicht beobachtet, bzw. wurde beim Anziehen nicht auf dieses Detail geachtet. Da das Kind diese Fähigkeit aber bis jetzt nicht beherrschte, geht der Beobachtende davon aus, dass das immer noch so ist und notiert das so.

Dieser Bewertungsfehler heißt **„Konsistenzeffekt"**. Konsistenz meint hier in etwa so viel wie „Stabilität". Und stabil sind bei diesem Beobachtungsfehler die Meinungen und Äußerungen des Beobachtenden. Beobachtende tendieren dazu, „frühere Äußerungen oder Überzeugungen im Zweifel lieber zu bestätigen als zu widerlegen" (Greve & Wentura, 1997, S. 61).

Gefahr: Frühe Bewertungen der kindlichen Entwicklung werden im Beobachtungsprozess nicht bei Bedarf revidiert, sondern weitergetragen, auch wenn es Hinweise auf gegenläufige Tendenzen gibt.

Situation 2: Das jüngste Kind einer kinderreichen Familie kommt in die Kita. Drei der Geschwisterkinder besuchen mittlerweile ein sonderpädagogisches Förderzentrum. Die Kollegin, die die Aufnahme des jüngsten Kindes in die Kita formell begleitete, erzählt danach, das Kind sei ihr eher „unruhig" vorgekommen und habe sich nicht mit den angebotenen Spielsachen beschäftigen wollen. Die Gruppenleitung achtet infolgedessen besonders auf die Aufmerksamkeitsspanne des Kindes und stellt Ähnliches fest, jedoch ohne Vergleichsdaten zu Kindern der gleichen Altersgruppe heranzuziehen.

Hier wirkt der Bewertungsfehler **„Einfluss vorangehender Informationen"**. Informationen von anderen Beobachtenden oder eigene Erwartungen, die man in die Beobachtung bringt, werden übernommen.

Gefahr: Ein Kind, dessen Schwester bereits als entwicklungsverzögert wahrgenommen wurde, könnte bereits durch dieses „Vorwissen" in seiner Entwicklung negativer beurteilt werden.

Situation 3: Ein Kind zeigt besonders kreative Fähigkeiten, bastelt und malt gerne und lustvoll. Diese Stärke nimmt der Beobachtende wahr. Bei einer Bewegungseinheit in der Turnhalle schätzt der Beobachtende die motorischen Fähigkeiten auch als gut ein, ohne objektive Kriterien anzulegen. Der Grund liegt in der Verallgemeinerung (Bundschuh & Winkler, 2019, S. 154) des Einzelmerkmals „Kreativität" auf andere Verhaltensbereiche.

Das nennt man den **„Halo"-Effekt.** Halo bedeutet im Englischen in etwa „Lichtschein" und ist ein Bild dafür, wie etwas ausstrahlt in die Umgebung, von der Birne in den Lampenschirm, von einem Merkmal auf andere Bereiche. Diese Verallgemeinerung gilt nicht nur für Merkmale, die als positiv wahrgenommen werden. Auch negative Einzelmerkmale können andere „überstrahlen".

Die *Gefahr* liegt in einer wenig differenzierten Beurteilung des Kindes und somit in einer Art Vorverurteilung. Das Beobachtete (hier die grobmotorischen Fähigkeiten) wird also fehlerhaft bewertet, indem Beobachtungen eines anderen Verhaltens (feinmotorische und kreative Fähigkeiten) übertragen werden und dabei eine (falsche) Bewertung entsteht.

3.4.2 Beobachtungs- und Bewertungsfehler, die in der Situation liegen

Situation 4: Der Vormittag in der Gruppe ist ungewöhnlich unruhig. Wegen der hohen Krankheitsbelastung im Personal wurden zwei Gruppen zusammengelegt. Ein Kind, das Verhaltensweisen aus dem Autismus-Spektrum zeigt, beißt sich in die Hände und schreit laut. Die Erzieherin der „fremden" Gruppe notiert sich, wie wenig das Kind Kontakte zu anderen Kindern knüpfe und wieviel Einzelkontakt nötig sei. Es kommt aufgrund der angespannten Situation zu keinem Gespräch, das die Hintergründe des Verhaltens in Beziehung zu fehlenden Strukturen setzt. Die Erzieherin verlässt die Gruppe nach ihrem Dienst mit der Einschätzung des Jungen als verhaltensauffällig und betreuungsintensiv.

Hier werden **„Probleme des Beobachtungssystems und der Beobachtungssituation"** sichtbar. Unpassende Beobachtungssysteme und Beobachtungssituationen, die völlig von der gewohnten Situation abweichen, können die Beobachtungen verfälschen.

Gefahr: Die Bedeutung der jeweiligen Situation für das Kind wird unterschätzt.

Situation 5: Ein Teammitglied hat während der Beobachtungsphasen das Gefühl, der Beobachtungsbogen ist nicht für das Kind passend. Die vorgegebenen Kategorien wirken nicht adäquat zum Entwicklungsstand des Kindes und zur Fragestellung. Um aber den Bogen möglichst korrekt auszufüllen, verzichtet das Teammitglied auf „Randnotizen" und füllt nur die vorgegebenen Kategorien aus.

Die *Gefahr,* durch den Beobachtungsbogen eingegrenzt zu werden, spiegelt sich in diesem Beispiel wider. Wird hier nicht reagiert, kann es sein, dass der Entwicklungsstand des Kindes nicht präzise und adäquat angegeben wird, sondern der Bogen mit seinen Aufgaben das Blickfeld der bzw. des Beobachtenden einengt.

3.4.3 Beobachtungs- und Bewertungsfehler, die in der Person des Beobachteten verortet sind

Situation 6: Die beobachtende Person setzt sich mit einem Notizblock zu Kindern am Spielteppich. Auf die Frage, warum sie einen Block dabeihabe, antwortet sie, sie wolle heute ganz genau zuschauen, wie gut die Kinder schon miteinander spielen können. Die Kinder bemühen sich daraufhin, besonders nett zueinander zu sein und fragen die beobachtende Person, ob sie das auch aufgeschrieben habe.

Das Moment, das die Beobachtungen hier beeinflusst, heißt **„Reaktivität":** Hier geht es um die Reaktion des beobachteten Kindes und die Annahme, dass sich ein Kind unter bestimmten Umständen anders verhält, wenn es um die Beobachtungssituation weiß.

Gefahr: Ein Kind zeigt in der offensichtlichen Beobachtungssituation weniger originäre, authentische Verhaltensweisen, als wenn es sich unbeobachtet fühlt, die Beurteilung des Verhaltens wird also erschwert.

Situation 7: Ein Mädchen soll gezielt in ihrem Spielverhalten beobachtet werden. Da gleich nach dem Morgenkreis Freispiel auf dem Tagesplan steht, soll die Beobachtung morgens stattfinden. Die Beobachtenden notieren, dass das Kind eher zurückhaltend und passiv in ihrem Spielverhalten wirkt. Bei der Reflexion merkt das Team, dass sich aus den Notizen und den unsystematisch gemachten Beobachtungen, seit sie das Kind kennen lernten eine Diskrepanz ergibt. Alle Teammitglieder haben aktive und spielfreudige Momente des Mädchens in Erinnerung. Es wird klar, dass das Kind morgens eine gewissen Anlaufphase braucht, da es früh aufsteht und zu Hause nur wenig frühstückt. Beobachtungen nach der Brotzeit- und Trinkpause bestätigen die Vermutung. Das Kind agiert tagesformabhängig, was bei der Planung und Bewertung der Beobachtungen berücksichtigt werden muss.

3.4.4 Wie können Beobachtungs- und Bewertungsfehler abgemildert werden?

Wie können solche Fehler so gering wie möglich gehalten werden? Schon allein damit, dass Sie sich mit dem Thema Beobachtung beschäftigen, werden Sie sensibilisiert für die möglichen Hürden im Prozess und beobachten damit sicherer und weniger fehleranfällig. Die Verwendung geeigneter Beobachtungs- und Dokumentationsmethoden hilft ebenfalls dazu.

Darüber hinaus gibt es aber noch Möglichkeiten, sich weiter zu professionalisieren und die Beobachtungen zu objektivieren. Zwei dieser Möglichkeiten stelle ich hier vor, geleitet von Ihnen sicher gut bekannten Sprichwörtern.

„Übung macht den Meister"

Je mehr Sie und Ihr Team sich mit professioneller Beobachtung beschäftigen, je öfter Sie darüber sprechen, je mehr Beobachtungszyklen Sie durchführen, desto leichter wird Ihnen das Beobachten fallen. Versuchen Sie immer wieder, kurze Zeitfenster zur aktiven Beobachtung zu nutzen. Das könnte beispielsweise eine fünfminütige Beobachtung am Morgen sein, bei der Sie bewusst und konzentriert zwei Kinder beim gemeinsamen Spiel beobachten und versuchen, genau wahrzunehmen, was gerade passiert. Schulen Sie sich, indem Sie gezielt und regelmäßig einzelne Bereiche beobachten. Gewöhnen Sie die Kinder Ihrer Gruppe an die routinemäßigen Beobachtungssituationen. Führen Sie zu Beginn des Kita-Jahres ein, dass Sie und Ihre Teammitglieder immer wieder nur „zuschauen" werden, ohne einzugreifen. Wenn Sie diese Beobachtung als feste Tätigkeit mit einem festen Platz im Gruppenraum, oder einem „Beobachtungsstuhl" verknüpfen, können Sie im Lauf des Jahres auf eine Gewöhnung an die Beobachtungen hoffen, sodass diese alltäglich werden und die Kinder nicht mehr in ihren Verhaltensweisen beeinflussen. Im günstigsten Fall können Sie den Kindern auch vermitteln, dass sie Sie während der Zeit, in der Sie vom Beobachtungsstuhl aus beobachten, nicht ansprechen und Sie sich so auf Ihre Beobachtungen konzentrieren können. Nutzen Sie Fortbildungen zum Thema „Entwicklung bei Kindern" und auch „Diagnostik". Je stabiler Ihr fachliches Fundament ist, desto leichter wird es Ihnen fallen, Beobachtungen einzuordnen und zu bewerten (Martin & Wawrinowski, 2014, S. 48f.).

Und zu guter Letzt: Arbeiten Sie sich gut in das Beobachtungssystem ein. Sie können umso leichter damit umgehen, je vertrauter es ihnen ist.

„Vier Augen sehen mehr als zwei"

Wahrnehmung ist immer selektiv, „besonders persönliche Einstellungen und Vorurteile im weitesten Sinne üben bei ihr eine erhebliche Filterfunktion aus und sorgen für Verzerrungen der Wahrnehmung" (Stahl, 2005, S. 229). Nutzen Sie es, wenn Sie Teammitglieder zur Beobachtung gewinnen können. Der Austausch zu Beobachtungen und derer Einschätzung hilft, von der eigenen subjektiven Einschätzung zu einer etwas objektivieren zu gelangen (Bundschuh & Winkler, 2019, S. 155). Wenn zwei oder mehr Beobachtende übereinstimmen, kann das subjektive (Fehl-)Wahrnehmungen und Interpretationen abmildern.

Mit Übung und Ihrem Team sind Sie nun auf dem besten Weg, Ihre Beobachtungen zu professionalisieren. Wie aber halten Sie sie am sinnvollsten fest? Welche Art des Beobachtungsprotokolls wählen Sie? Darauf wird im Folgenden eingegangen und dargestellt, welche Methoden es gibt und was für und gegen diese sprechen könnte.

3.5 Beobachtungen dokumentieren

Denken Sie kurz nach – wie halten Sie privat Gedanken fest, die Sie nicht vergessen möchten? Schreiben Sie sie auf Haftzettel oder in ein Notizbuch? Nutzen Sie dafür eine App auf dem Smartphone oder dem Tablet? Wie machen es Ihre Bekannten und Familienmitglieder? Vermutlich fallen Ihnen viele verschiedene Wege ein, die Sie und Ihr privates Umfeld nutzen, um Gedanken und Ideen zu notieren. Und vermutlich werden Ihnen manche Wege mehr und manche weniger zusagen, was aber nicht weiter schlimm ist. Sie müssen sich keiner dieser Wege des Notierens anschließen, sondern können für sich Ihr eigenes System verfolgen. Auch wenn Ihr Lebenspartner bzw. Ihre Lebenspartnerin auf diverse im Haus verteilte Haftzettel schwört, können Sie weiter mit Ihrem Notizbüchlein arbeiten, ohne dass es zu nennenswerten Zusammenstößen kommt (hoffentlich).

Im professionellen Kontext werden individuelle und spontan entwickelte Systeme schnell an ihre Grenzen stoßen. Sie und Ihr Team haben die Aufgabe, sich informiert für ein Dokumentationssystem zu entscheiden und dieses gemeinsam zu nutzen. Und wie im Privaten gibt es auch im professionellen Rahmen verschiedene Zugänge, die folgende Aufzählung muss daher unvollständig bleiben.

Sie können Kinder durch eine Videokamera beobachten, der dabei entstandene Film ist gleichzeitig die Dokumentation. Diese Videografie bedarf besonderer datenschutzrechtlicher Absicherung.

Sie können mit den Kindern individuelle Portfolio-Ordner erstellen, in denen Fotos, Zeichnungen der Kinder, kleine Briefe von Ihnen an die Kinder und vieles mehr zusammengestellt werden und bei den Kindern bleiben.

Ich konzentriere mich im Folgenden auf die schriftliche Dokumentation von Beobachtungen, die Ihnen und Ihrem Team dienen und bei Ihnen verbleiben. Diese Dokumentationen sind hier als Hilfsmittel zu verstehen, als „Ausdrucksform des professionellen Handelns" (Martin & Wawrinowski, 2014, S. 196). Sie dienen Ihnen als Grundlage für Gespräche mit den Erziehungsberechtigten, als Ausgangspunkt für Ihre Überlegungen zur individuellen Förderplanung und sollten somit auch für andere Teammitglieder einsehbar und verständlich sein. Unabhängig davon, ob die Beobachtung auf losen Notizzetteln, in einem extra Heft oder Ordner, in einem Karteikasten oder mit Hilfe eines ausgearbeiteten Beobachtungsbogens gesammelt werden, es gibt eine grundsätzliche Ent-

Tabelle 3-6: Beispiel für eine zählende Dokumentation.

	Zeitraum: 09:00 – 09:10h	Zeitraum: 09:10 – 09:20h	Zeitraum: 09:20 – 09:30	Zeitraum: 09:30 – 09:45h
Umdrehen zum Nachbarn (rechts): Anzahl	III	IIIII	II	IIIIII

scheidung, *wie* die Beobachtungen festgehalten werden sollen: in Umgangssprache (verbal-sprachlich), mittels Stichpunkten (Nominal-System) oder zählend (Quantifizierungssysteme) (Martin & Wawrinowski, 2014, S. 66ff.).

Letztere, also *zählende Systeme*, lassen sich rasch erklären. Es ist festgelegt, welche Verhaltensweisen beobachtet werden, diese müssen klar erkennbar sein. Beispielsweise möchte die Lehrkraft wissen, wie oft sich ein Kind innerhalb einer Schulstunde zum rechten Nachbarn dreht. Die beobachtende Person notiert nun für jedes Umdrehen nach rechts innerhalb der vereinbarten Zeit mit einem Strich das beobachtete Verhalten. Am Ende der Beobachtungszeit werden die Striche gezählt, das Verhalten ist zählbar geworden (Tabelle 3-6).

Diese Dokumentationsform sagt nichts über die Umstände des Verhaltens aus, was diesem voran geht oder nachfolgt. Aber es kann eine Vermutung belegen oder entkräften und so Hinweise darauf geben, genauer hinzuschauen.

In einem starken Kontrast zu diesem zählenden System steht das Dokumentieren der Beobachtungen in *Umgangssprache (verbal-sprachlich)*. Im Beispiel des Kindes, das sich gehäuft zum rechten Nachbarn umdreht, könnte die beobachtende Person ein Protokoll anfertigen, in dem sie den Verlauf einer Schulstunde in ganzen Sätzen niederschreibt, mit dem Fokus auf das betreffende Kind. Die protokollierende Beschreibung bleibt sachlich und nicht wertend-interpretierend. Diese Art der Dokumentation erlaubt es, erste Vermutungen über Ursachen und aufrechterhaltende Bedingungen von bestimmten Verhaltensweisen zu formulieren, ist aber wesentlich aufwendiger und länger.

Beispiel

Start der Beobachtung: 09:00 Uhr
Die Lehrkraft bittet, das orange Heft aufzuschlagen. K. dreht sich zum rechten Nachbarn und fragt „welches Heft?“. Der Nachbar antwortet „das orange“. K. holt das orange Heft unter dem Tisch hervor und legt es vor sich auf den Tisch. K. dreht sich zum rechten Nachbarn und fragt „und jetzt?“, der Nachbar antwortet „mach es auf“. K. schlägt das Heft auf der ersten Seite auf.
09:03 Uhr ... usw.

In vorgefertigten *Beobachtungsbögen* finden Sie hingegen oft ein *Kategoriensystem* vor, das in Stichworten, zu bearbeiten ist. Hier ist es besonders wichtig, dass die Kategorien trennscharf definiert sind und sich möglichst nicht überlappen. Die Anforderung an die Beobachtenden ist hoch. Sie müssen konzentriert und aufmerksam Verhaltensweisen beobachten und zeitgleich in Kategorien einordnen. Das bedeutet, sie protokollieren nicht nur Verhalten, sondern interpretieren und bewerten es zugleich. Auch hier ist eine gründliche Einarbeitung der Beobachtenden und eine sorgfältige Vorarbeit nötig, um Beobachtetes sofort einordnen zu können.

Beispiel

Kategorie: Sozialverhalten im Unterricht
Auswahlmöglichkeiten:

a) Das Kind folgt über weite Teile dem Unterrichtsgeschehen ruhig und aufmerksam.
b) Das Kind wendet sich in einer Unterrichtseinheit (mehr als dreimal) anderen Beschäftigungen zu.

Wie schon die professionelle Beobachtung kann also auch ihre Dokumentation auf verschiedene Art und Weise erfolgen. Teil III des vorliegenden Praxisleitfadens legt auf Grundlage der hier vorgestellten Beobachtungs- und Dokumentationsformen dar, warum diese Form und Vorgehensweise gewählt wurden.

Weiterführende Literatur

Für alle, die sich in das Thema Beobachtung im Kontext frühkindlicher Bildung weiter einarbeiten möchten, sei dieses Buch empfohlen:

Viernickel, S. & Völkel, P. (2022). *Beobachten und Dokumentieren im pädagogischen Alltag*. Freiburg: Herder.

Praxisnah am Kita-Alltag bietet es einen Überblick über verschiedene Verfahren und Dokumentationsformen, darunter auch die Portfolio-Dokumentation.

3.6 Exemplarische Beobachtungssysteme für den sonderpädagogischen Schwerpunkt GE

Wer einen Blick in das oben empfohlene Buch von Susanne Viernickel und Petra Völkel (2022) oder auch in diverse Verlagsprogramme geworfen hat, der bzw. dem ist sicher nicht entgangen, dass eine Vielzahl an kostenlosen oder -pflichtigen Beobachtungsbögen erhältlich ist. Die Bögen unterscheiden sich inhaltlich hinsichtlich der anvisierten Altersgruppe der zu beobachtenden Kinder (z. B. Krippe, Kindergarten, Hort), nach Zielsetzung (z. B. allgemeine Entwicklungseinschätzung oder differenzierte Einschätzung eines Bereichs) oder Ähnlichem. Zusätzlich variieren die Beobachtungsbögen nach Umfang, Art der Durchführung (z. B. mit Stift und Papier oder mit PC-Programmen) und vielem mehr. Dieser Praxisleitfaden richtet sich an pädagogisches Personal, das – unabhängig vom jeweiligen Setting – mit Kindern mit sonderpädagogischem Schwerpunkt Geistige Entwicklung zusammenarbeitet. Im Folgenden werden daher drei exemplarische Beobachtungssysteme für diese Zielgruppe vorgestellt. Gezeigt wird die Vielfalt an erhältlichen Bögen und die Möglichkeit, auf bestimmte Systeme für bestimmte Zwecke zurückzugreifen.

Diese Beobachtungssysteme sind

- die „Förderdiagnostik mit Kindern und Jugendlichen mit schwerster Beeinträchtigung" (Schäfer et al., 2022), Tabelle 3-7,
- der „Beobachtungsbogen zu kommunikativen Fähigkeiten – Revision", BKF-R (Scholz, Wagner & Stegkemper, 2022), Tabelle 3-8, und
- der „Verhaltensfragebogen bei Entwicklungsstörungen, VfE" (Einfeld, Tonge & Steinhausen, 2007), Tabelle 3-9.

Diese drei Verfahren werden, neben bibliografischen Angaben, hinsichtlich der Zielsetzung, der Vorbereitung, der Durchführung und der Auswertung steckbriefartig beschrieben.

Tabelle 3-7: Steckbrief „Förderdiagnostik mit Kindern und Jugendlichen mit schwerster Beeinträchtigung".

Titel	„Förderdiagnostik mit Kindern und Jugendlichen mit schwerster Beeinträchtigung"
Autorinnen	Holger Schäfer, Peter Zentel und Roman Manser, unter der Mitarbeit von Andreas Fröhlich. Bei dieser Veröffentlichung handelt es sich um die Überarbeitung und Weiterentwicklung des Standardwerks von Andreas Fröhlich (1983, 2004).
Erscheinungsjahr	2022
Verlag und Preis	Verlag modernes Lernen, ca. 30 €
Zielgruppe	Kinder und Jugendliche mit schwersten Beeinträchtigungen in allen Entwicklungsbereichen
Aufbau	Der Beobachtungsbogen umfasst 19 Seiten mit insgesamt 246 Items. Er ist aufgeteilt in die Bereiche „Objektive Welt" (methodische Kompetenzen – Leistungsfähigkeit), „Soziale Welt" (soziale Kompetenzen – Zugehörigkeit), „Subjektive Welt" (personale Kompetenzen – Autonomie und Selbstständigkeit).
Beispiel	Objektive Welt – Fähigkeitsbereich (1) Erwerben und nutzen (Körperfunktionen in Umwelt) – 1.01 Reagiert die Person auf ganz tief brummende Töne (Vibration)? (Reagieren kann sein: Beendigen andauernder Bewegung, plötzliche Bewegungen, Lächeln) – Bewertet und dokumentiert wird das Item, indem ein Kästchen vollständig schraffiert wird (voll erfüllt, Kompetenzen sind zu beachten), teilweise schraffiert (teilweise erfüllt, Kompetenzen sind teil- bzw. zeitweise zu beobachten) oder indem es leer bleibt (nicht erfüllt, Kompetenzen sind nicht zu beobachten bzw. die spezifische Fragestellung trifft hier nicht zu)

Tabelle 3-7: Fortsetzung

Titel	**„Förderdiagnostik mit Kindern und Jugendlichen mit schwerster Beeinträchtigung"**
Vorbereitung	Die Autoren empfehlen eine vorausgehende Kontaktaufnahme zu den Eltern und dem Kind bzw. Jugendlichen, v. a., wenn die Beobachtung im häuslichen Kontext geschehen soll. Der Austausch mit den Eltern und anderen Bezugspersonen, z. B. aus dem therapeutischen oder medizinischen Umfeld bildet die Basis für eine korrekte Einschätzung der Verhaltensäußerungen des Kindes; sie fungieren somit auch ein Stück weit als Verständigungsbrücke zwischen der Beobachterin bzw. dem Beobachter und dem Kind bzw. Jugendlichen. Organisatorisch bleibt die Einarbeitung in den Beobachtungsbogen und der Ausdruck bzw. Download.
Durchführungshinweise	Die Autoren geben an, dass die Beobachtungen nicht am Stück, aber innerhalb einer Woche durchgeführt werden sollten. Hinter jedem Item finden sich fünf Kästchen. Jedes dieser Kästchen steht für einen Beobachtungsdurchgang, sodass derselbe Bogen bei Bedarf bis zu fünfmal verwendet werden kann, um Entwicklungen zu dokumentieren. Die Beobachtungen werden durch ganzes oder teilweises Schraffieren der Kästchen dokumentiert, was bedeutet, die Kompetenzen sind voll oder teilweise erfüllt. Ist eine Kompetenz nicht zu beobachten, wird das Kästchen durchgestrichen, beim Übertrag in den Notationszirkel bleibt das entsprechende Feld leer.
Auswertung	Die Auswertung erfolgt, indem die Ergebnisse der Beobachtung in einen sogenannten Notationszirkel übertragen werden. Hier werden die Fähigkeiten des Kindes bzw. Jugendlichen visualisiert.

Tabelle 3-8: Steckbrief BKF-R.

Titel	**Beobachtungsbogen zu kommunikativen Fähigkeiten – R (BKF-R), Version 1.5**
Autoren	Markus Scholz, Michael Wagner, Jan Stegkemper
Erscheinungsjahr	2019, aktuelle Version 1.5 vom Dezember 2022
Verlag und Preis	Download über www.bkf-r.de, kostenfrei
Zielgruppe	Zielgruppe des Beobachtungsbogens sind Menschen mit Einschränkungen in ihrer kommunikativen Entwicklung. Verschiedene Bezugspersonen sollen die kommunikativen Fähigkeiten des jeweiligen Kindes, Jugendlichen oder Erwachsenen einschätzen.
Aufbau	– Der Beobachtungsbogen besteht aus der Erhebung von Grunddaten (Modul 0), zwei Basismodulen (B1 situationsspezifische Kommunikation, B2 grundlegende kommunikative Fähigkeiten) und drei Zusatzmodulen (Z3 Wahrnehmung, Z4 Orientierung, Z5 Motorik). – Die Autoren empfehlen, alle Module zu erheben, und zwar von mehreren Bezugspersonen (maximal vier). – Die Beobachtungspunkte können mit einer vierstufigen Skala von „kann sicher" über „kann häufig" und „kann selten" bis „kann nicht" bewertet werden oder dreistufig von „immer" und „häufig" bis „selten".
Beispiel	Basismodul 1.1 Verhaltenssteuerung Anderer (S. 8, Beobachtungsbogen); (Abbildung 3-1)
Vorbereitung	Die Autoren machen konkrete Angaben zur Vorbereitung und Arbeitsteilung. Sie schlagen beispielsweise die Benennung einer Person vor, die die Durchführung der Beobachtungen koordiniert. Für diese koordinierende Person sind organisatorische Aufgaben vorgesehen, die den Beobachtungsprozess im Beobachtungsteam strukturieren, beispielsweise die Einladungen zu den Treffen aussprechen, die Bögen drucken und verteilen usw.

Tabelle 3-8: Fortsetzung

Titel	**Beobachtungsbogen zu kommunikativen Fähigkeiten – R (BKF-R), Version 1.5**
Durchführungs-hinweise	Das Handbuch (Scholz et al., 2022) gibt zu jeder Frage Praxishinweise, wie der oder die Beobachtende kommunikative Verhaltensäußerungen beobachten oder sie provozieren kann, um eindeutige Aussagen zur Frage machen zu können. Beispielhaft wird hier wieder das Item 1.1.1 vorgestellt: – „Fordert die Person Gegenstände/Objekte innerhalb ihres Blickfeldes? Wenn ja, wie? – Beobachten Sie, ob die Person Gegenstände/Objekte innerhalb des Blickfeldes (sichtbar aber nicht selbst erreichbar) fordern kann und welche kommunikativen Äußerungsformen die Person hierfür nutzt. Praxishinweis: Stellen Sie einen beliebten Gegenstand (z. B. Spielzeug, Süßigkeit) ins Blickfeld der Person. Der Gegenstand sollte so platziert sein, dass er von der Person nicht selbstständig erreicht werden kann. Beobachten Sie die Reaktion der Person" (Scholz et al., 2022, S. 12).
Auswertung	Die Auswertung erfolgt, indem die Daten der ausgefüllten Beobachtungsbögen in eine (ebenfalls kostenlos downloadbare) Exceltabelle übertragen werden. Das Handbuch gibt eine ausführliche und mit Beispielen unterfütterte Anleitung (Scholz et al., 2022, S. 32 ff).

1.1.1. Fordert die Person **Gegenstände/Objekte innerhalb ihres Blickfeldes**		ja ☐		nein ☐
Wenn „ja", wie?				
Genaue Äußerung eintragen	Äußerung zuordnen	immer	häufig	selten
		☐	☐	☐
		☐	☐	☐
		☐	☐	☐
		☐	☐	☐

Abbildung 3-1: BKF-R (Beispiel).

Tabelle 3-9: Steckbrief VfE.

Titel	**Verhaltensfragebogen bei Entwicklungsstörungen (VfE)**
Autoren	Stewart L. Einfeld, Bruce J. Tonge und Hans Steinhausen
Erscheinungsjahr	2007
Verlag und Preis	Hogrefe, ca. 130 €
Zielgruppe	Das Instrument dient der „Erfassung eines breiten Bereichs von Störungen des Verhaltens und der Emotionen bei jungen Menschen" (Einfeld et al., 2007, S. 23 f.). Die Zielgruppe sind Kinder und Jugendliche im Alter von 4–18 Jahren. Abgefragt werden Verhaltensweisen in den Subskalen „disruptiv/antisoziales Verhalten", „Selbst-Absorption", „Kommunikationsstörung", „Angst" und „Sozialbeziehungen".

Tabelle 3-9: Fortsetzung

Titel	**Verhaltensfragebogen bei Entwicklungsstörungen (VfE)**
Aufbau	VfE ist die deutsche Übersetzung und Bearbeitung der Developmental Behavior Checklist (DBC). Der Fragebogen liegt in zwei Versionen vor: – VFE-L ist die Version für die Lehrkraft des Kindes bzw. Jugendlichen. Er enthält 94 Items. – VFE-E ist die Version für „primäre Bezugspersonen" (Einfeld et al., 2007, S. 23), in der Regel die Erziehungsberechtigten. Er umfasst 94 Items. Der VfE hat laut Manual (Einfeld et al., 2007, 23 f.) drei Anwendungen: – In einer klinischen Untersuchung soll der VfE Informationen über Verhaltensweisen und „mögliche psychopathologische Symptome" (Einfeld et al., 2007, 23 f.) erbringen. – Er kann als Instrument zur Kontrolle von Interventionen dienen, indem über wiederholte Messungen mit dem VfE Veränderungen im Verhalten abgebildet werden können. – In Forschungszusammenhängen erbringt das Verfahren Daten zur „Perspektive des Lehrers" (Einfeld et al., 2007, 23 f.) und der Erziehungsberechtigten, wenn spezifische Verhaltensprobleme im Kontext intellektueller Beeinträchtigung fokussiert werden.
Beispiel	Wirkt verstimmt, niedergedrückt oder ängstlich (Item 1, „Sozialbeziehungen")
Vorbereitung	Das Manual gibt vor, dass die primäre Bezugsperson, die den VfE-E ausfüllt, das Kind bzw. den Jugendlichen „mindestens in den letzten 6 Monaten" (Einfeld et al., 2007, 23 f.) kennengelernt hat. Für die Lehrkraft gilt eine Dauer von mindestens zwei Monaten.
Durchführungshinweise	Für die Durchführung sind laut Manual etwa 15 Minuten zu veranschlagen. Jedes der Items wird mit 0, 1 oder 2 Punkten beurteilt. Der Wert 0 bedeutet, dass das abgefragte Merkmal „nicht zutreffend (soweit bekannt)" ist, 1 Punkt wird vergeben, wenn das Verhalten „etwas oder manchmal zutreffend" ist und 2 Punkte, wenn das Merkmal „genau oder häufig" zutrifft.
Auswertung	Die Auswertung kann auf drei Ebenen erfolgen: – Gesamtverhaltensproblemwert (GVPW) – fünf Subskalen-Werte – Werte für die Einzelmerkmale Das Verfahren ist normiert an Kindern und Jugendlichen mit intellektueller Beeinträchtigung und erlaubt somit Referenzen zur Stichprobe, also einen Vergleich des erreichten Wertes zu den Werten, die Kinder und Jugendliche der Stichprobe mit leichter, mittelgradiger oder schwerer intellektueller Beeinträchtigung erzielten.

Zusammenfassung

Beobachtung ist zielgerichtete, organisierte und operationalisierte Wahrnehmung. Im pädagogischen Alltag gibt es verschiedene Arten, wie der Entwicklungsstand eines Kindes beobachtet werden kann. So können sich beispielsweise systematische und unsystematische Beobachtungen ergänzen, ebenso wie die Beobachtung einzelner oder mehrerer Verhaltensweisen zu einem Zeitpunkt. In den meisten Fällen jedoch wird die Beobachtung im natürlichen Umfeld und teilnehmend stattfinden. Durch Übung, Reflexion und den Austausch im Team können Beobachtungsfehler reduziert werden. Die Verschriftlichung der Beobachtungen ist auf vielfältige Weise möglich, bei verbalen Notizen ist auf eine sachliche, beschreibende Darstellung zu achten, Interpretationen sind zu vermeiden. Für die Beobachtung in allgemeinen Kitas finden sich zahlreiche Publikationen, die Beobachtungsverfahren bereitstellen. Für den sonderpädagogischen Schwerpunkt Geistige Entwicklung hingegen finden sich weniger Beobachtungsverfahren.

4 Individuelle Förderplanung

4.1 Einführung

Ich möchte noch einmal auf Maria Montessori zurückkommen und die ihr zugeschriebene Aufforderung, das Kind da abzuholen, wo es steht. „Wo es steht", das können wir mit Hilfe diagnostischer Verfahren so gut wie möglich versuchen zu bestimmen. Und „abholen" und wissen, wohin man das Kind begleiten will, das ist nun die Aufgabe individueller Förderplanung.

Förderplanung ist kein reines Praxisfeld, sondern wird in den Fachwissenschaften unter vielen Aspekten beleuchtet: beispielsweise mit Studien zum wahrgenommenen Nutzen von Förderplänen durch schulische Fachpersonen (Müller, Venetz & Keiser, 2017), mit Gedanken zur Professionalisierung von Förderplänen (Melzer, 2010) oder mit Überlegungen zu grundsätzlichen anthropologischen Annahmen bezüglich Förderung und Förderplanung (Schlee, 2003).

„Einigkeit besteht in der wissenschaftlichen Diskussion über Förderplanarbeit dahingehend, dass Förderprozesse immer auf einer diagnostischen Phase aufbauen" (Popp, Melzer & Methner, 2013, S. 19)

Popp et al. sprechen mit ihrer Aussage Punkte an, die auch für den vorliegenden Praxisleitfaden zentral sind. Wenn das Autorenteam schreibt, dass „Einigkeit ... dahingehend" besteht, weisen sie zugleich darauf hin, dass es durchaus Kontroversen zur Arbeit mit Förderplänen gibt. Auf diese Kontroversen wird weiter unten eingegangen. Aber immerhin scheint die Rolle der Förderdiagnostik deutlich: sie ist die Basis für die Förderung, auf ihr bauen Förderziele und damit auch Fördermaßnahmen auf. Sie haben in Kap. 1 einen idealtypischen förderdiagnostischen Ablauf kennengelernt, der sich in drei Phasen teilt:

- eine Phase der Vorinformation,
- eine pädagogische Informationsphase (im vorliegenden Praxisleitfaden mit Fokus auf Beobachtung)
- und daran anschließend den Förderungsprozess.

Dieser Förderungsprozess, mit der Formulierung der Förderziele aufgrund der dokumentierten Beobachtungen steht im folgenden Kapitel im Zentrum.

4.2 Der Weg und das Ziel: „Förderplanung" und „Förderplan"

Um noch einmal auf das einleitende Zitat zurückzukommen, das von „Förderprozesse[n]" spricht, soll das dynamische, kontinuierliche und offene Element von Förderplanung hervorgehoben werden. **Förderplanung** ist der Teil des Förderungsprozesses, der aufgrund der notierten Beobachtungen und weiterer Informationen kooperativ die Informationen analysiert und bewertet, um dann Förderbereiche auszuwählen. Innerhalb dieser Förderbereiche werden gemeinsam Punkte identifiziert, die als Ausgangspunkt für nächste Entwicklungsschritte dienen können. Nach der schriftlichen Fixierung der zusammen getroffenen Vereinbarungen zu Förderzielen und -maßnahmen im **Förderplan** ist der Förderungsprozess noch nicht abgeschlossen. Die Maßnahmen werden umgesetzt, die Entwicklung des Kindes weiter beobachtet. So ist Förderplanung zwar mit dem Produkt des Förderplans sozusagen fixiert. Sie endet aber damit nicht, sondern versucht durch weitere Beobachtungen und Informationen immer den aktuellen Entwicklungsstand des Kindes zu erfassen, um dann Förderziele und -maßnahmen anzupassen.

Abbildung 4-1 versucht diesen Prozess darzustellen. Der Kreis bildet Schritte der Förderplanung ab, die Pfeile außen verweisen auf wichtige Gelingensfaktoren, die zur erfolgreichen Förderung beitragen.

Förderplanung ist also ein „zirkulärer Prozess ..., der einen immer wiederkehrenden Kreislauf durchläuft" (Popp et al., 2013, S. 21).

Damit ist die zeitliche Dauer der Förderplanung schwer festzulegen. Im Regelfall wird Förderplanung wohl so lange laufen, wie die Kinder in der jeweiligen Bildungseinrichtung verbleiben. Im Prozess fließen Kompetenzen und Strategien aller Beteiligten ein. Sie beobachten zielgerichtet, objektiv und operationalisiert (Kap. 3.2) und überprüfen ihre gemachten Beobachtungen, indem sie diese mit Teammitgliedern besprechen. Die dabei entstehenden Notizen werden gemeinsam analysiert und bewertet. Dabei fließt entwicklungspsychologisches Grundwissen ein, z. B. zur Entwicklung von Sprache. Auch medizinische Infor-

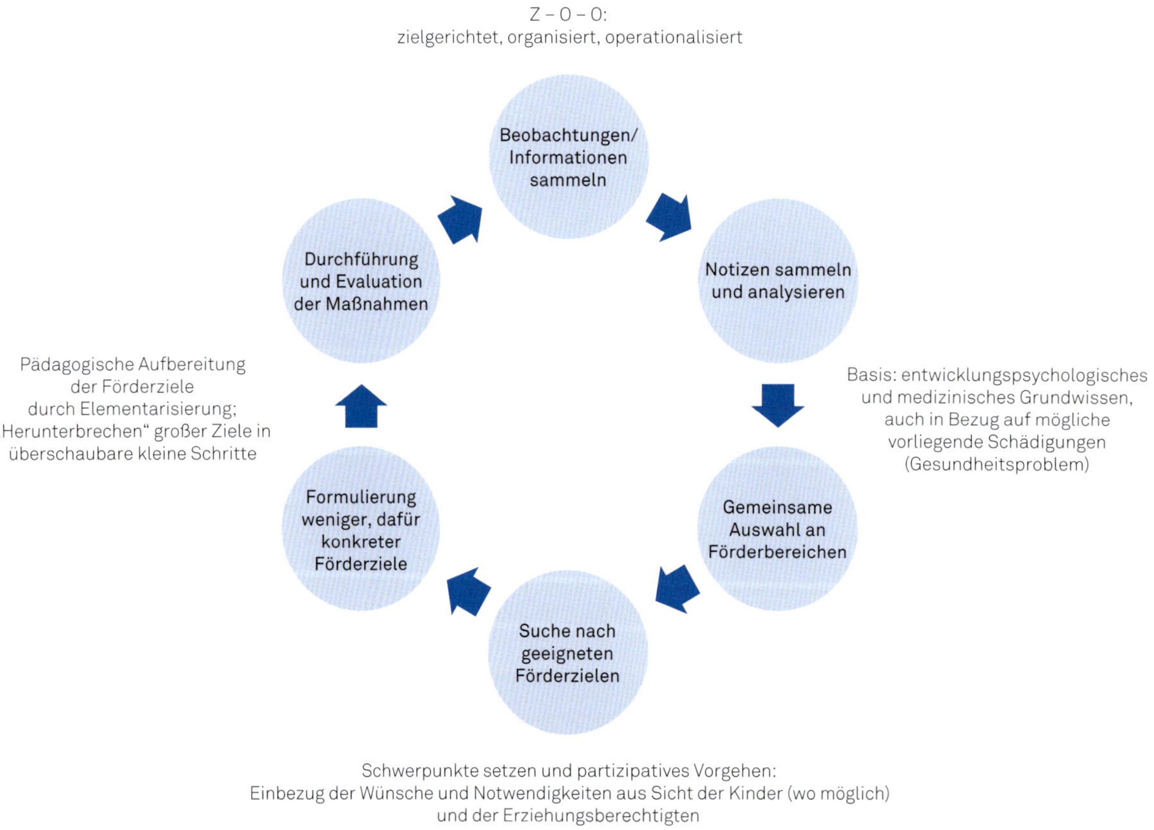

Abbildung 4-1: Förderplanung als Teil des Förderprozesses.

mationen, beispielsweise aus Arztbriefen werden bewertet und gegebenenfalls durch Nachfragen vertieft. So könnte gezielte Recherche Klarheit zu einem bisher unbekannten genetischen Syndrom bringen, ein Telefonat mit der Frühförderstelle bisherige Therapiefortschritte zu Tage bringen. Die Auswahl der Förderbereiche (z.B. Selbstversorgung) und die Wahl der Förderziele (z.B. selbstständiges An- und Ausziehen der Hose vor dem Toilettengang) wird nicht durch eine Person, sondern im Austausch getroffen, idealerweise mit Einbezug der Eltern und des Kindes (Kap. 5). Anschließend werden die Förderziele so formuliert, dass sie realistisch zu erreichen sind und nicht unüberschaubar wirken. Die Fördermaßnahmen zur Erreichung dieser Ziele werden im Team abgestimmt und auch zeitlich verortet. Wo möglich wird die geplante Förderung mit dem Kind besprochen und visualisiert. Die Durchführung endet mit einer Auswertung und Reflexion des Förderprozesses (Evaluation) und ebnet so den Weg für einen nächsten Förderzirkel. Die Beteiligten an der Förderplanung sind im (sonder)pädagogischen Elementarbereich zumindest die Mitglieder des pädagogischen Teams, die Erziehungsberechtigten und die Kinder. Vor allem die aktive Rolle der Kinder darf nicht vergessen werden und wird in Kap. 5 näher beschrieben.

Das Dokument, das den Entwicklungsstand, die Förderbereiche und die Förderziele des jeweiligen Kindes beschreibt, wird in Deutschland meist „Förderplan“ genannt und ist „ein schriftlicher Plan zur gezielten Förderung“ (Popp et al., 2013, S. 23) von Kindern. Dabei ist der Begriff „Förderplan“ v.a. (vor) schulisch konnotiert und teilweise auch schulrechtlich verankert.

Beispiel

Bayern (Bayerische Staatskanzlei, 2008, § 82), für den Betrieb in den sog. Schulvorbereitenden Einrichtungen:
„Für jedes Kind werden die Ziele der Förderung in einem Förderplan [...] festgehalten, der regelmäßig fortgeschrieben werden soll.“

Begriffe und ihre Bedeutung in der Fachliteratur

In der Fachliteratur finden sich unterschiedliche Begriffe zum Themenfeld, die oft Unterschiedliches ausdrücken.

Beispiele:

- Individuelle Entwicklungspläne (IEP) (Eggert, Reichenbach & Lücking, 2007, S. 167): Individuelle Entwicklungspläne entstehen durch die Sammlung und Strukturierung von Informationen und der Umsetzung in Fördervorschläge.
- Kooperative Erstellung und Fortschreibung individueller Förderpläne (Mutzeck & Melzer, 2007): Kooperative Förderplanung setzt den Schwerpunkt auf die gemeinsame Erstellung, Umsetzung und Evaluation des Förderplans im Team.

4.3 Aufbau eines Förderplans

Es gibt unzählige Förderplanformulare, die sich inhaltlich und gestalterisch unterscheiden können. Oft haben Bildungseinrichtungen eigene Formulare, die sie ihren Mitarbeitenden zur Verfügung stellen, um einheitliche Standards zu gewährleisten. Hier werden nun ausgewählte Inhalte von Förderplänen dargestellt und eine Begründung, warum genau diese Inhalte in jedem Fall notwendig und sinnvoll sind.

Diese obligatorischen Elemente sind die Beschreibung des Entwicklungsstandes, die Förderziele und -maßnahmen, sowie die Evaluation. Sie stellen die Basis eines Förderplans dar und werden nach Bedarf ergänzt.

Weiterführende Literatur

Ein praxisnahes und fundiertes Buch, auf das hier oft Bezug genommen wird ist:

Popp, K., Melzer, C. & Methner, A. (2023). *Förderpläne entwickeln und umsetzen*. München: Ernst Reinhardt Verlag.

Das Thema Förderplanung wird hier sowohl theoretisch als auch praktisch erarbeitet, Qualitätsmerkmale guter Förderplanung finden ebenso ihren Platz wie Tipps zur Gestaltung von Besprechungen zur gemeinsamen Förderplanung.

4.3.1 Ausgangssituation, Entwicklungsstand, Ist-Stand

Dieser Punkt ergibt sich aus der Vorinformations- und Informationsphase des förderdiagnostischen Prozesses (Kap. 4.1). Hier fließen also medizinische Fakten mit ein (z. B. die Diagnose eines genetischen Syndroms), Informationen aus Gesprächen mit Eltern oder früheren Bezugspersonen und die eigenen Beobachtungen, die dokumentiert wurden.

Die Beschreibung der Ausgangssituation bezieht sich bereits auf den Entwicklungsbereich, den das Team, evtl. gemeinsam mit den Eltern und dem Kind, ausgewählt hat.

Beispiel

Wurden die Bereiche „Selbstversorgung“ und „Kommunikation“ als Zielbereiche der Förderung identifiziert, so betrifft die Beschreibung der Ausgangssituation den Entwicklungsstand in diesen Bereichen. Das heißt nicht, dass alle anderen Entwicklungsbereiche ignoriert werden. Im Gegenteil. Sie bilden den Hintergrund ab, auf dem die Förderbereiche genau dargestellt werden. So kann im Förderbereich „Selbstversorgung“ kein Förderziel formuliert werden, ohne sich vor Augen zu rufen, ob das Kind beispielsweise die feinmotorischen Fähigkeiten mitbringt, die für das anvisierte Förderziel gebraucht werden. Im Förderbereich „Kommunikation“ wird die Wahrnehmung eines Kindes, ob es gut sehen und hören kann, ob es taktile Vorlieben hat usw. eine Rolle spielen. Gleiches gilt für eventuell vorhandene medizinische Diagnosen. Eine genaue Recherche, welche Auswirkungen eine Diagnose auf die körperliche Entwicklung eines Kindes hat, kann helfen, Misserfolge und Frustrationen zu vermeiden.

Hier taucht auch das Stichwort *ressourcenorientierte* Beschreibung des Entwicklungsstandes auf. Mit **Ressource** ist gemeint, auf was das Kind zurückgreifen kann, was der momentane „Bestand“ an Fähigkeiten ist, der ihm zur Verfügung steht.

Diese Ressource bildet den Ausgangspunkt für das nächste Entwicklungsziel, den nächsten Entwicklungsschritt. Kann sich das Kind die Hose nach dem Toilettengang schon selbst hochziehen, hat es diesen Schritt geschafft, um in der Selbstversorgung immer selbstständiger zu werden. Das Förderziel könnte nun möglicherweise sein, vom Gummibund auf einen Hosenbund mit Knopf und Reißverschluss zu wechseln. Von der Ressource „selbstständig die Hose hochziehen“ könnte man also das Förderziel „den Knopf am Hosenbund selbst schließen“ ableiten, wenn die feinmotorischen Fähigkeiten beim Kind schon tatsächlich vorhanden sind. Ansonsten wäre eine Vorübung als Zwischenschritt sinnvoll, beispielsweise Anziehrahmen nach Montessori, die mit extra großen Knöpfen und Knopflöchern gute Übungsmöglichkeiten bieten.

Die gesammelten Informationen sollten sachlich formuliert werden, möglichst ohne Interpretationen.

Beispiel

„Max hat keine Lust, allein auf die Toilette zu gehen“ beinhaltet eine Interpretation („keine Lust“), die etwas beschreibt, was der Beobachtung nicht zugänglich ist, nämlich die inneren Prozesse des Kindes. Sachlicher wäre es zu schreiben: „Max geht nur in Begleitung eines Erwachsenen auf die Toilette“.

4.3.2 Förderziele und -maßnahmen

Förderziele

Ein Förder*ziel* ist der konkrete Entwicklungsstand, auf dem das Kind am Ende des Förderungsprozesses stehen soll. Mit dem Beispiel von oben: „Das Kind knöpft sich nach dem Toilettengang die Hose ohne Hilfe zu“.

Förderziele sind kleinschrittig und so konkret wie möglich zu benennen. Welches Ziel ist realistisch und erfolgversprechend? Kann das Ziel konkret beschrieben werden oder bleibt es vage? Wie oben bei der Beobachtung gilt auch hier: abstrakte Oberpunkte müssen in kleinere Bereiche unterteilt werden.

Beispiel

- „Das Kind kann seine Wünsche ausdrücken“ ist ein abstrakter Wunsch, der schlecht überprüfbar ist.
- „Das Kind kann zwischen zwei Obstsorten durch Zeigen mit dem Finger auswählen“ ist hingegen konkret und überprüfbar.

In der Literatur findet sich die Formulierung, Förderziele seien „SMART“ (Pretis, Kopp-Sixt & Mechtl, 2019, S. 155) zu formulieren. **SMART** ist eine Abkürzung aus den Anfangsbuchstaben der entscheidenden Wörter (Tabelle 4-1). An diese Punkte zu denken, hilft bei der Formulierung von individuellen Förderzielen.

Fördermaßnahmen

Die Förder*maßnahmen* leiten sich aus den Förderzielen ab und hängen eng mit der Forderung zusammen, müssen Fördermaßnahmen realistisch formuliert werden:

- Welche personellen und materiellen Ressourcen gibt es in der Gruppe, um die Fördermaßnahmen durchzuführen?
- Außerdem kann hier auch überlegt werden, welche der Beteiligten sich wie einbringen können, sei es in der Gruppe oder zu Hause. Gibt es Therapeutinnen und Therapeuten im Haus, die um Unterstützung oder Anleitung gebeten werden können?
- Zu welchem Zeitpunkt im Wochenplan finden die Fördermaßnahmen ihren Platz? Sind die Förder-

Tabelle 4-1: „SMARTe“ Förderziele (nach Pretis, Kopp-Sixt & Mechtl, 2019, S. 155).

Eigenschaft	Erläuterung
Spezifisch	Das Förderziel muss operationalisiert sein, konkret beschrieben und eindeutig zuordenbar. Mit der Formulierung sollte prinzipiell auch Unbeteiligten klar sein, was damit gemeint ist.
Messbar	Das Förderziel soll so formuliert sein, dass es eindeutig gemessen werden kann. Das kann beispielsweise sein, wenn eine konkrete Tätigkeit „ohne Hilfe“ ausgeführt wird oder „einmal täglich“. Begriffe wie „regelmäßig“, „gelegentlich“ oder Ähnliches eignen sich daher nicht, da sie nicht eindeutig sind.
Attraktiv	Das Förderziel soll individuell auf das Kind passen und im besten Fall auch eine gewisse Attraktivität aufweisen (siehe partizipative Förderplanung, Kap. 10).
Realistisch	Die Förderziele sollen so gewählt sein, dass sie innerhalb der veranschlagten Zeit und der vorhandenen personellen und materiellen Ressourcen erreichbar sind.
Terminiert	Die Förderziele sind so zu formulieren, dass sie innerhalb eines bestimmten Zeitraums (Tipp: innerhalb von sechs Monaten) erreicht werden können.

maßnahmen an bestimmte Tageszeiten oder Aktivitäten gebunden, z. B. Mittagessen? Oder integrieren Sie eine „Förderstunde“ in Ihren Wochenplan, in der jedes Kind an seinem Förderziel arbeitet?

Es empfiehlt sich in jedem Fall, die Fördermaßnahmen gut auf ihre Umsetzbarkeit zu überdenken, um sie im laufenden Alltag nicht aus den Augen zu verlieren.

Zusätzlich zu diesen obligatorischen Inhalten können weitere Punkte ergänzt werden. Beispielsweise:

- Detaillierte Angaben zum Kind: Bezugspersonen innerhalb und außerhalb der Bildungseinrichtung, wichtige medizinische Informationen (Allergien, Unverträglichkeiten, etc.) und Ähnliches.
- Vereinbarungen zur Weiterentwicklung des Förderplans: Termin zum Evaluationsgespräch etc.

Hier sollte der Charakter des Förderplans als Arbeitspapier zum Ausdruck kommen. Als Arbeitspapier sollte es den Beteiligten nutzen, indem es die Informationen bereithält, die für nötig erachtet werden. Es bietet sich bei der grafischen Gestaltung auch an, bewusst Platz für Notizen einzufügen, sei es als extra Zeile oder Spalte unter bzw. neben jedem Förderziel. Hier ist Raum für Bemerkungen, die während des Förderprozesses festgehalten werden sollen.

4.3.3 Evaluation

Die Auswertung eines Förderplans sollte schon bei der Erstellung des Dokuments mitgedacht werden, im besten Fall wird bereits hier ein Termin vereinbart, um die Förderziele, -maßnahmen und -erfolge zu besprechen. Durch die kleinschrittige und beobachtbare Formulierung der Förderziele (SMARTe Ziele, siehe Tabelle 4-1), sollte eine Beurteilung der Entwicklung möglich sein. Als Informationsquellen für diese Beurteilung dienen Beobachtungen, Gespräche mit Erziehungsberechtigten sowie Gespräche im Team.

Je nachdem, wie gut das im Zentrum stehende Kind über sein Vorankommen reflektieren kann und darüber auch zu kommunizieren vermag, ist ein Einbezug des Kindes wichtig. Möglichkeiten der Visualisierung und Konkretisierung von Förderzielen für Kinder werden von Kürschner (2017) vorgestellt. Die abgeschlossene Evaluation eines Förderplans führt meist unmittelbar in den nächsten Förderzyklus, sodass auf der dann bestehenden Datenlage weitergearbeitet werden kann.

In der Fachliteratur finden sich bei diversen Autorinnen und Autoren (Bundschuh, Scholz & Reiter, 2007; Melzer, 2008, 2010; Popp et al., 2023) Zusammenstellungen, welche Qualitätskriterien ein Förderplan erfüllen sollte. An dieser Stelle folgt ein Überblick der Merkmale eines guten Förderplans, der eine Zusammenstellung aus der Fachliteratur darstellt (Tabelle 4-2).

Die Tabelle 4-2 zeigt Qualitätsmerkmale eines idealtypischen Förderplans auf der Grundlage fachtheoretischen Konsens auf. Aber unbestreitbar wird aus verschiedenen Gründen, seien es mangelnde personelle Ressourcen, eine Vielzahl an Krankheitstagen beim Kind oder einer notwendigen Umstrukturierung des Wochenablaufs aufgrund eines spontanen Neuzugangs in der Gruppe, nicht jeder Förderplan idealtypisch sein.

Auf diese Hürden in der Praxis wird im Teil III eingegangen. Das Ziel wird sein, die Qualität zu steigern, indem mehr und mehr Merkmale eines guten Förderplans erfüllt werden. Und gegebenenfalls Schwerpunkte zu setzen, wo eine idealtypische Umsetzung aller Qualitätsmerkmale nicht erfüllt werden kann.

Tabelle 4-2: Merkmale eines guten Förderplans – Überblick anhand der Fachliteratur.

Qualitätskriterium	Indikator	Beispiel
Fachliche und sachliche Richtigkeit	Der aktuelle Entwicklungsstand wird berücksichtigt und mit korrekten Begriffen beschrieben.	Der Entwicklungsstand wird systematisch beobachtet und beschrieben, medizinische Fachbegriffe (z. B. aus Arztbriefen) werden richtig verwendet.
Vielseitigkeit	Schwerpunkte der Förderung werden in verschiedenen Lern- und Lebensbereichen gesetzt. Es werden verschiedene Personen einbezogen, wenn möglich auch das betreffende Kind.	Der Förderplan eines Kindes enthält neben einem Förderziel zur Aufmerksamkeitssteigerung auch ein Förderziel, das mit dem Kind selbst entwickelt wurde, z. B. gemeinsam mit einem Freund ein bestimmtes Spiel spielen können.

Tabelle 4-2: Fortsetzung

Qualitätskriterium	Indikator	Beispiel
Flexibilität und dynamische Fortentwicklung	– Der Förderplan ist ständig zugänglich, um Veränderungen einbringen zu können. – Die Förderziele werden regelmäßig angepasst.	Eine Kopie des Förderplans ist im Gruppenzimmer, das Team nutzt Beobachtungen im Förderprozess, um Förderziele als „erreicht“ zu markieren oder Änderungen zu notieren.
Begrenztheit und Schwerpunkte setzend	– Der Förderplan umfasst maximal drei Förderbereiche. – Pro Bereich werden höchstens zwei Förderziele formuliert. – Die Förderziele sollen auch für das Kind sinnvoll sein.	Bei Max umfasst der Förderplan zwei Bereiche: „Selbstversorgung“ und „Interpersonelle Interaktionen und Beziehungen“. Für den Bereich „Selbstversorgung“ sind zwei Förderziele ausgearbeitet: – „Max kann das Glas bis zur Markierung ohne Hilfe selbst füllen“ – „Max stellt sein Glas nach dem Mittagessen in die Spülmaschine an den vorgesehenen Platz“ Auch beim Bereich „Interpersonelle Interaktionen und Beziehungen“ hat sich das Team auf zwei Ziele beschränkt: – „Max begrüßt die Teammitglieder am Morgen mit einem Handschlag und sieht ihnen dabei in die Augen“ – „Max begrüßt im Morgenkreis die Kinder, die neben ihm sitzen mit Handschlag und sieht ihnen dabei in die Augen“
Kommunizierbarkeit	– An der Schule gibt es ein einheitliches Förderplanschema und regelmäßige Förderplangespräche mit den Eltern. – Der Förderplan ist so formuliert, dass ihn alle verstehen (auch Eltern, Therapeuten, etc.). Die Förderziele sind auch für das Kind deutlich gemacht und kommuniziert worden.	Die Förderziele sind für das Kind auf einem Plakat visualisiert. Für erreichte Teilschritte gibt es einen Sticker.
Individuelle Abstimmung	– Der Förderplan enthält individuelle Ziele und Maßnahmen, also keine Ziele, die für die gesamte Gruppe gelten. – Die Ziele sind konkret formuliert.	„Während des wöchentlichen Bilderbuch-Kinos kann Mia zu jedem Bild ein Wort mit ihrem UK-Gerät sagen.“ Das wöchentliche Angebot gilt für alle Kinder, das Ziel ist jedoch eines, das nur für Mia gilt.
Ökonomie in der Erstellung und Fortschreibung	Ökonomisch meint hier auch ressourcenschonend: – Die Inhalte werden begrenzt. – Es gibt festgelegte Zeiten zur Förderplanung im Team. – Die formulierten Ziele sind realistisch und erreichbar. – Die Fördermaßnahmen werden gleichmäßig auf alle am Förderprozess beteiligten Personen vergeben, durchgeführt und evaluiert.	Die Kinder arbeiten immer zu einer im Wochenplan verankerten Zeit an ihren individuellen Förderzielen. In dieser Zeit sind für bestimmte Fördermaßnahmen, die noch mehr Unterstützung benötigen, feste Teammitglieder eingeteilt.

Tabelle 4-2: Fortsetzung

Qualitätskriterium	Indikator	Beispiel
Unterrichts-relevanz	– Die Förderziele stellen Bezug her zu aktuell relevanten Gruppenthemen. – Es sind variantenreiche Unterrichtsmethoden im Einsatz, die Individualisierung zulassen.	In der Vorviertelstunde arbeitet Miriam an ihrem Förderziel der Vorschule: „Miriam schneidet mit der therapeutischen Schere (spezielles Hilfsmittel) ohne Unterstützung an gefetteten Linien entlang."
Verbindlichkeit	– Alle am Förderprozess beteiligten Personen unterschreiben den Förderplan. – Innerhalb der Evaluation wird die Umsetzung der Fördermaßnahmen analysiert.	Der Förderplan wird unterschrieben von der Gruppenleitung, dem Kind und den Eltern. Der Erfolg der durchgeführten Maßnahmen zur Erreichung des Ziels wird gemeinsam in einem Gespräch besprochen.
Dokumentation	– Aus dem Förderplan ist ersichtlich, welche Fördermaßnahmen in welchem Zeitraum durchgeführt wurden und ob die Förderziele erreicht wurden. – Der Förderplan wird als Kommunikationsgrundlage für das Förderplangespräch genutzt. – Evaluierte Förderpläne werden für alle Personen erreichbar aufbewahrt.	„Das Einrichten und Üben der neuen Begriffe und Symbole am UK-Gerät geschieht immer montags nach der Pause; beteiligt sind Mia und Frau X."
Evaluation	– Aus dem Förderplan ist ersichtlich, wer was, wann, wo kontrolliert. – Das Datum für die Fortschreibung und damit die Zeitspanne der Evaluation sind festgelegt und auf dem Förderplan angegeben.	– Am Ende des Gesprächs, in dem die Beteiligten die Förderziele und -maßnahmen festlegen und unterschreiben, wird ein neuer Termin in vier Monaten vereinbart. – Über das Mitteilungsheft werden einzelne Erfolge oder Hindernisse berichtet.

UK: Unterstützte Kommunikation.

Zusammenfassung

Förderplanung ist ein zirkulärer Prozess, der auf diagnostischen Grundlagen beruht und dessen Produkt, der individuelle Förderplan, einen schriftlichen Plan zur gezielten Förderung darstellt. Der Förderplan weist mindestens folgende Elemente auf:

- Beschreibung des Entwicklungsstandes (durch diagnostische Verfahren)
- Förderziel
- Fördermaßnahmen
- Evaluation.

Die Qualität eines Förderplans wird mit Hilfe verschiedener Parameter wie „fachlich und sachlich richtig", „Kommunizierbarkeit" etc. bestimmt. Die partizipative Förderplanung geschieht zum einen durch den Einbezug des Kindes in den Prozess und zum anderen durch den Fokus der Förderplanung auf die Teilhabe (Partizipation) an für das Kind relevanten Lebenssituationen.

5 Partizipation – eine sonderpädagogische Leitidee

Der Begriff *Partizipation* ist einer der Begriffe, die in diesem Praxisleitfaden immer wieder eine Rolle spielen. Sei es als einer der zentralen Aspekte des bio-psycho-sozialen Modells der ICF-CY (Kap. 2.2), als Grundlage des vorgestellten Beobachtungsbogens (siehe Teil II) oder als explizite Aufforderung, Kinder in die Formulierung von Förderzielen einzubeziehen, wie oben als Qualitätsmerkmal von Förderplänen erwähnt und unten in den konkreten Umsetzungshilfen beschrieben (Teil III). Aus diesem Grund folgen hier eine Begriffsklärung und ein kurzer Überblick über partizipative Förderplanung.

5.1 Partizipation – zum Begriff

Der Begriff Partizipation ist dem Lateinischen entnommen, dort bedeutet „participāre" in etwa „teilnehmen, an etwas teilhaben, teilen". Partizipation an bestimmten Lebenssituationen kann auf alle Menschen bezogen werden, ist aber auch mit Menschen mit Behinderungen verknüpft. Der Internationale Tag von Menschen mit Behinderung, der seit 1992 jährlich am 03. Dezember begangen wird, stand 2001 unter dem Titel „Full participation and equality: The call for new approaches to assess progress and evaluate outcome" (siehe Link dazu unten).

Weblink

United Nations. International Day of Disabled Persons 2001. Full participation and equality: The call for new approaches to assess progress and evaluate outcome. Verfügbar unter https://www.un.org/development/desa/disabilities/international-day-of-persons-with-disabilities-3-december/international-day-of-disabled-persons-2001-full-participation-and-equality-the-call-for-new-approaches-to-assess-progress-and-evaluate-outcome.html

Die WHO etablierte Partizipation im selben Jahr in der ICF als zentralen Aspekt. Das „Einbezogensein in eine Lebenssituation" (Weltgesundheitsorganisation, 2005, S. 16) ist hier die Reflexionsfolie, anhand der der Mensch beschrieben wird (s. Kap. 2.3). Es lohnt, den Begriff auch unabhängig von Menschen mit Behinderung zu betrachten, um die Tragweite und Bedeutung von Teilhabe für jeden Menschen zu begreifen.

Straßburger und Rieger (2019, S. 232) benutzen für die Darstellung der verschieden ausgeprägten Formen von Teilhabe das Modell einer Partizipationspyramide. Die dreistufige Pyramide ist in sich in weitere Stufen unterteilt, das Ausmaß der Teilhabe nimmt nach oben hin zu. Die unterste Stufe bildet die einfachste Art an Teilhabe ab, die Spitze die größtmögliche Form an Teilhabe. Die Autorinnen beziehen ihre Beispiele auf die Teilhabe von Bürgerinnen und Bürgern an gesellschaftlichen Prozessen. In Abbildung 5-1, die formal an die Pyramide von Straßburger & Rieger angelehnt ist, wird versucht, die Teilhabemöglichkeiten im vorschulischen (sonder)pädagogischen Bereich zu beschreiben.

Als Vorstufen der Partizipation (die unterste Stufe der Pyramide) wurden „informieren" und „Meinung erfragen" von den Autorinnen übernommen.

- „Informieren" (1. in Abbildung 5-1) meint, die Kinder über geplante Aktivitäten, über anstehende Änderungen oder den Menüplan der kommenden Woche in Kenntnis zu setzen. Die Kinder werden einbezogen, indem sie wichtige Informationen erhalten. Einflussmöglichkeiten gibt es an dieser Stelle noch nicht.
- In der nächsthöheren Zwischenstufe „Meinung erfragen" (2. in Abbildung 5-1) werden die Kinder insofern aktiv, als ihre Vorlieben und Abneigungen z. B. beim Essen oder ihre Ansichten zu den gewählten Aktivitäten erfragt und gehört werden. Es folgen aber noch keine Konsequenzen daraus.

Nach Meinung von Straßburger & Rieger beginnt die eigentliche Partizipation erst in der nächsthöheren Stufe der Partizipationspyramide.

- In der Zwischenstufe „Mitbestimmung zulassen" (3. in Abbildung 5-1), besprechen pädagogisches Personal und Kinder anstehende Entscheidungen und stimmen gleichberechtigt darüber ab. So könnten Vorschläge für den anstehenden Ausflug

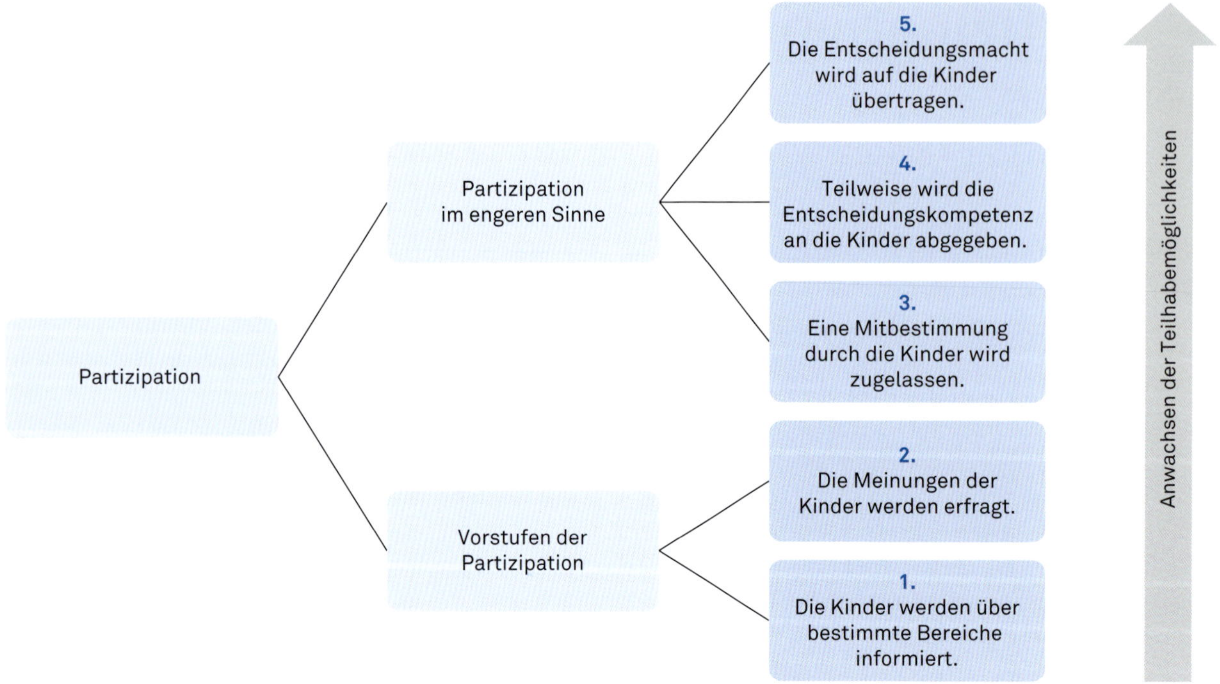

Abbildung 5-1: Partizipationsschema nach Straßburger & Rieger (2019); bezogen auf vorschulische Bildungseinrichtungen.

von allen gemacht werden, die eingehenden Vorschläge stünden gleichberechtigt zur Abstimmung. Oder die Kinder schlagen Gerichte vor, die sie gerne zu Mittag essen würden. Die Mitarbeitenden haben hier also noch Möglichkeiten, das Geschehen zu lenken und zu bestimmen.

- Bei der Zwischenstufe „Entscheidungskompetenz teilweise abgeben“ (4. in Abbildung 5-1) überträgt das pädagogische Team die Kompetenz, Entscheidungen ohne Einfluss der Erwachsenen zu treffen, in bestimmten Bereichen auf die Kinder. Beispiel: der Kindergarten bekommt zu Weihnachten eine Spende, um neue Spielmaterialien zu erwerben. Die Kinder dürfen für einen festgelegten (Teil-) Betrag aus einem Katalog Spielsachen ausschneiden und auf den Wunschzettel kleben. Diese Spielsachen werden dann, ohne weitere Intervention durch die Pädagoginnen und Pädagogen, erworben.
- Die höchste Stufe an Partizipation wird vermutlich im vorschulischen Bereich selten anzutreffen sein. Wird die „Entscheidungsmacht übertragen“ (5. in Abbildung 5-1), so treffen die Kinder alle wichtigen Entscheidungen selbst, die Fachkräfte sind zur Unterstützung und Begleitung da.

Nach dieser Einführung ist es offensichtlich, wieso Teilhabe zu den sonderpädagogischen Leitideen zählt. Partizipation kann auch innerhalb einer Einrichtung gelebt werden und wird von Straßburger & Rieger (2019, S. 46) zum Empowerment gezählt. Die Kinder werden über Teilhabeerfahrungen „ermächtigt“, unterstützt und befähigt, ihr Leben mitzugestalten.

Weiterführende Literatur

Denjenigen, die sich noch intensiver mit dem Thema beschäftigen möchten, sei folgendes Werk ans Herz gelegt:

Straßburger, G. & Rieger, J. (Hrsg.). (2019). *Partizipation kompakt. Für Studium, Lehre und Praxis sozialer Berufe.* Weinheim: Beltz Juventa.

In diesem Band bieten die Herausgeberinnen Raum für theorie- und praxisbezogene Artikel rund um Partizipation. Beispiele aus der Praxis sozialer Berufe helfen, die Ebenen von Partizipation zu verstehen.

Nach dieser allgemeinen Begriffsbestimmung folgt die Konkretisierung, was die ICF-CY mit Partizipation (Teilhabe) meint.

5.2 Partizipation (Teilhabe) in der ICF-CY

„Partizipation [Teilhabe] ist das Einbezogensein in eine Lebenssituation“ (Hollenweger & Kraus de Camargo, 2022, S. 273), so die Definition der ICF-CY.

Die Lebenssituation, die hier angesprochen wird, ist die, die dem jeweiligen Menschen wichtig ist. Wenn der Mensch sein „Dasein, in allen Lebensbereichen, die [ihm] wichtig sind, in der Art und dem Umfang entfalten kann, wie es von einem Menschen ohne Schädigung der Körperfunktionen/-strukturen und Aktivitätseinschränkungen erwartet wird“ (Kraus de Camargo et al., 2019a, S. 20), dann kann er in diesen Lebensbereichen partizipieren. Es können dem Menschen dabei allerdings verschiedene Hürden begegnen. Abbildung 5-2 zeigt das bio-psycho-soziale Modell und mögliche Hürden.

Der Begriff *Partizipation* entstammt der englischsprachigen ICF-CY und wird international verwendet. In deutschsprachigen Ländern wird zumeist die Übersetzung *Teilhabe* benutzt. Obwohl begriffliche Unterschiede bestehen (Gebhard, Völlm & Fink, 2021, 201 f.) wird im Praxisleitfaden ab jetzt auch der Begriff *Teilhabe* verwendet. Das geschieht zum einen, um einen einfacheren Lesefluss zu gewährleisten und zum anderen, da auch in deutschen Gesetzestexten dieser Begriff Anwendung findet, wie z. B. im Bundesteilhabegesetz (BTHG).

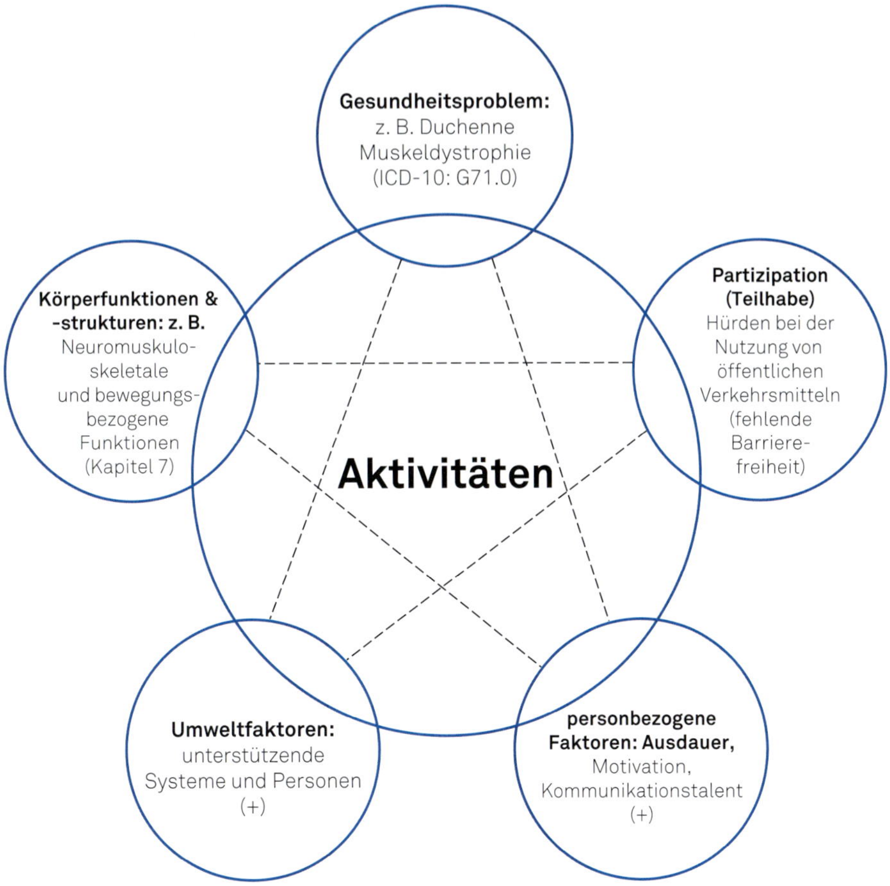

Abbildung 5-2:
Beispielhafte Beeinträchtigungen und Ressourcen (+) der Partizipation, dargestellt am bio-psycho-sozialen Modell.

Zusammenfassung Teil I

Die **Internationale Klassifikation der Funktionsfähigkeit, Behinderung und Gesundheit bei Kindern und Jugendlichen (ICF-CY)** ist eine Version der ICF, die die Unterschiede zwischen Kindern bzw. Jugendlichen und Erwachsenen berücksichtigt. Sie baut auf denselben theoretischen Grundlagen auf, bietet aber spezifische Inhalte für die besonderen Entwicklungsmomente im Kindes- und Jugendalter, die die ICF selbst nicht vorsieht. Langfristig ist geplant, dass die Version für Kinder und Jugendliche wieder in die ursprüngliche ICF eingepflegt wird.

Die ICF-CY ist eine **Klassifikation,** mit deren Hilfe die Gesundheit und Funktionsfähigkeit von Kindern und Jugendlichen beschrieben werden kann. Sie baut auf dem **bio-psycho-sozialen Modell** auf, in dem sich individuelle Faktoren und Einflüsse der Umwelt wechselseitig beeinflussen (Abbildung 5-3). Diese Komponenten heißen:

- Körperfunktionen und -strukturen
- Aktivität und Teilhabe
- Umweltfaktoren
- personbezogene Faktoren
- Gesundheitsproblem

Die ICF-CY kann von Angehörigen verschiedener Berufsgruppen genutzt werden. Ihr Ziel ist es, eine gemeinsame Sprache zur Verfügung zu stellen. Die ICF-CY ist an Grundgedanken der Sonderpädagogik anschlussfähig, auch wenn gewisse Aspekte in der Kritik stehen. Der große Umfang der Klassifikation macht eine Aufbereitung nötig.

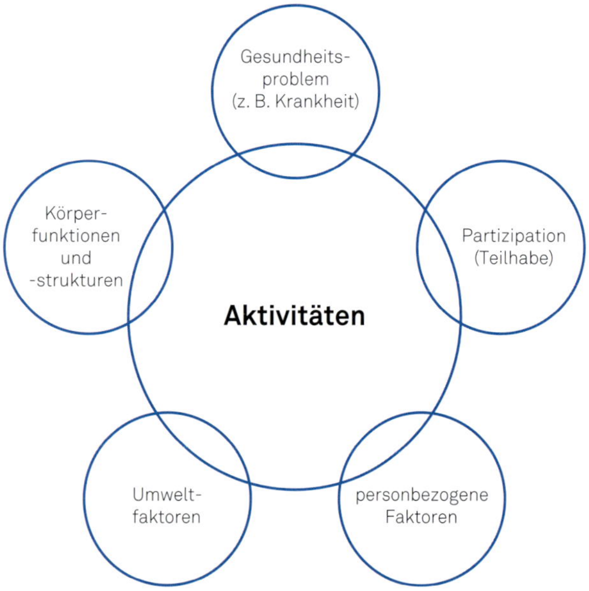

Abbildung 5-3: Das bio-psycho-soziale Modell.

Beobachtung ist **zielgerichtete**, **organisierte** und **operationalisierte** Wahrnehmung. Im pädagogischen Alltag gibt es verschiedene Arten, wie der Entwicklungsstand eines Kindes beobachtet werden kann. So können sich beispielsweise systematische und unsystematische Beobachtungen ergänzen, ebenso wie die Beobachtung einzelner oder mehrerer Verhaltensweisen zu einem Zeitpunkt. In den meisten Fällen jedoch wird die Beobachtung im natürlichen Umfeld und teilnehmend stattfinden. Durch Übung, Reflexion und den Austausch im Team können Beobachtungsfehler reduziert werden. Die Verschriftlichung der Beobachtungen ist auf vielfältige Weise möglich, bei verbalen Notizen ist auf eine sachliche, beschreibende Darstellung zu achten, Interpretationen sind zu vermeiden.

Förderplanung ist **ein zirkulärer Prozess,** der auf diagnostischen Grundlagen beruht und dessen Produkt, der individuelle Förderplan, einen schriftlichen Plan zur gezielten Förderung darstellt. Der Förderplan weist mindestens folgende Elemente auf:

- Beschreibung des Entwicklungsstandes (durch diagnostische Verfahren)
- Förderziel
- Fördermaßnahmen und Evaluation.

Die Qualität eines Förderplans wird mit Hilfe verschiedener Parameter wie „fachlich und sachlich richtig", „Kommunizierbarkeit" etc. bestimmt. Die partizipative Förderplanung geschieht zum einen durch den Einbezug des Kindes in den Prozess und zum anderen durch den Fokus der Förderplanung auf die Teilhabe (Partizipation) an für das Kind relevanten Lebenssituationen.

„**Partizipation [Teilhabe]** ist das Einbezogensein in eine Lebenssituation" (Hollenweger & Kraus de Camargo, 2022, S. 273), so die Definition der ICF-CY.

Im Bereich der Elementarpädagogik kann gelten, dass Teilhabe alles ist, was Kinder mit Förderbedarf in für sie wichtigen Lebenssituationen tun können, was Kinder ohne Förderbedarf auch tun (Pretis, 2022, S. 7).

In deutschen Übersetzungen und Gesetzestexten hat sich der Begriff Teilhabe als Synonym etabliert, obwohl es inhaltliche Unterschiede gibt.

Literaturverzeichnis

Anklam, S. & Mahler-Stief, C. (2013). Dokumentation von Lernausgangslagen und individuelle Bildungsplanung im Spiegel der ICF-CY. *Pädagogische Impulse*, (3), 30–45.

Bayerische Staatskanzlei. (2008). *Schulordnung für die Volksschulen zur sonderpädagogischen Förderung*. VSO-F.

Bernasconi, T. (2020). ICF-orientierte schulische Förderplanung – Potentiale für die Teilhabe an alltagsrelevanten Aktivitäten. *Zeitschrift für Heilpädagogik, 71*(2), 125–134.

Breitenbach, E. (2021). *Psychologie in der Heil- und Sonderpädagogik* (Nachbarwissenschaften der Heil- und Sonderpädagogik, 2., überarbeitete Auflage). Stuttgart: Verlag W. Kohlhammer.

Bundesinstitut für Arzneimittel und Medizinprodukte (2025). *JCD-10-GM*. https://www.bfarm.de/DE/Kodiersysteme/Klassifikationen/ICD/ICD-10-GM/Systematik/kodestruktur.html

Bundschuh, K., Scholz, M. & Reiter, S. (2007). Konzeptualisierung einer praxisnahen und kompetenzorientierten Förderplanung. *Zeitschrift für Heilpädagogik, 58*(11), 430–438.

Bundschuh, K. & Winkler, C. (2019). *Einführung in die sonderpädagogische Diagnostik* (9. Auflage). Stuttgart: UTB. https://doi.org/10.36198/9783838552866

Kraus de Camargo, O., Simon, L. & Rosenbaum, P. L. (Hrsg.). (2019). *Die ICF-CY in der Praxis* (2., vollst. überarb. u. erw. Auflage). Bern: Hogrefe.

Eggert, D., Reichenbach, C. & Lücking, C. (2007). *Von den Stärken ausgehen. Individuelle Entwicklungspläne (IEP) in der Lernförderungsdiagnostik; ein Plädoyer für andere Denkgewohnheiten und eine veränderte Praxis* (5., verb. und überarb. Aufl.). Dortmund: Borgmann.

Einfeld, S. L., Tonge, B. J. & Steinhausen, H.-C. (2007). *VFE – Verhaltensfragebogen bei Entwicklungsstörungen. Deutsche Version der Developmental Behaviour Checklist (DBC)*. Hogrefe.

Fischer, E. (Hrsg.). (2004). *Pädagogik für Menschen mit geistiger Behinderung. Sichtweisen - Theorien - aktuelle Herausforderungen* (Lehren und Lernen mit behinderten Menschen, Bd. 8, 1. Aufl.). Oberhausen: Athena.

Gebhard, B., Völlm, C. & Fink, A. (2021). Partizipation in der Frühpädagogik – die ICF als disziplinverbindendes Element. *Zeitschrift für Grundschulforschung, 14*(2), 199–214. https://doi.org/10.1007/s42278-021-00106-x

Greve, W. & Wentura, D. (1997). *Wissenschaftliche Beobachtung. Eine Einführung* (2. Aufl.). Weinheim: Beltz.

Hollenweger, J. (2019). ICF als gemeinsame konzeptuelle Grundlage. In R. Luder, A. Kunz & C. Müller Bösch (Hrsg.), *Inklusive Pädagogik und Didaktik* (1. Aufl., S. 30–54). Bern: hep der bildungsverlag.

Hollenweger, J. & Kraus de Camargo, O. (Hrsg.). (2022). *ICF-CY. Internationale Klassifikation der Funktionsfähigkeit, Behinderung und Gesundheit bei Kindern und Jugendlichen* (2., korrigierte Aufl.). Bern: Hogrefe.

KMK. (2021). *Empfehlungen zur schulischen Bildung, Beratung und Unterstützung von Kindern und Jugendlichen im sonderpädagogischen Schwerpunkt Geistige Entwicklung*. Verfügbar unter https://www.kmk.org/fileadmin/Dateien/pdf/PresseUndAktuelles/2021/Empfehlung_Geistige_Entwicklung.pdf

Kölbl, S. (2021). *Beobachtung, Dokumentation und Förderplanung an Schulvorbereitenden Einrichtungen mit dem FörderSchwerpunkt Geistige Entwicklung*. Ludwig-Maximilians-Universität München.

Kraus de Camargo, O. (2019a). ICF und bio-psycho-soziales Modell: Von der „Krankheit" zum „Gesundheitszustand". In Kraus de Camargo, L. Simon & P. L. Rosenbaum (Hrsg.), *Die ICF-CY in der Praxis* (2., vollst. überarb. u. erw. Auflage, S. 17–25). Bern: Hogrefe https://doi.org/10.1024/85764-000

Kraus de Camargo, O. (2019b). Personbezogene Faktoren in der Praxis und im Gesundheitswesen. In Kraus de Camargo, L. Simon & P. L. Rosenbaum (Hrsg.), *Die ICF-CY in der Praxis* (2., vollst. überarb. u. erw. Auflage, S. 33–43). Bern: Hogrefe. https://doi.org/10.1024/85764-000

Kürschner, J. (2017). *Schüler in die Förderplanarbeit einbinden*. Hamburg: Persen.

Martin, E. & Wawrinowski, U. (2014). *Beobachtungslehre. Theorie und Praxis reflektierter Beobachtung und Beurteilung* (Grundlagentexte soziale Berufe, 6., aktualisierte und erw. Aufl.). Weinheim, Basel: Beltz Juventa.

Melzer, C. (2008). Was ist ein guter Förderplan? *Spuren - Sonderpädagogik in Bayern, 51*(3), 6–14.

Melzer, C. (2010). Wie können Förderpläne effektiv sein und eine professionelle Förderung unterstützen? *Zeitschrift für Heilpädagogik, 61*(6), 212–220.

Müller, X., Venetz, M. & Keiser, C. (2017). Fachbeitrag: Nutzen von individuellen Förderplänen: Theoretischer Fachdiskurs und Wahrnehmung von Fachpersonen in der Schule. *Vierteljahresschrift für Heilpädagogik und ihre Nachbargebiete, 86*(2), 116. https://doi.org/10.2378/vhn2017.art11d

Mutzeck, W. & Melzer, C. (2007). Kooperative Förderplanung - Erstellung und Fortschreibung individueller Förderpläne. In W. Mutzeck & A. Sander (Hrsg.), *Förderplanung. Grundlagen - Methoden - Alternativen (Beltz-Bibliothek*, 3., überarb. und erw. Aufl., S. 199–239). Weinheim: Beltz.

Oerter, R. (1987). *Moderne Entwicklungspsychologie* (21. Aufl.). Donauwörth: Auer.

Pfeffer, W. (1984). Handlungstheoretisch orientierte Beschreibung geistiger Behinderung. Ein Versuch. *Geistige Behinderung, 23*(2), 101–111.

Popp, K., Melzer, C. & Methner, A. (2013). *Förderpläne entwickeln und umsetzen. Mit 12 Tabellen* (Pädagogik, 2., aktualisierte Aufl.). München: Reinhardt.

Popp, K., Melzer, C. & Methner, A. (2023). *Förderpläne entwickeln und umsetzen. Mit Arbeitsmaterialien zum Download* (Pädagogik, 4. Auflage). München: Ernst Reinhardt Verlag.

Pretis, M. (2020). *ICF-basiertes Arbeiten in der Frühförderung* (Beiträge zur Frühförderung interdisziplinär, Band 19, 3., aktualisierte Aufl.). München: Ernst Reinhardt Verlag.

Pretis, M. (2022). *Teilhabeziele planen, formulieren und überprüfen. ICF leicht gemacht* (2. Aufl.). München: Ernst Reinhardt Verlag.

Pretis, M., Kopp-Sixt, S. & Mechtl, R. (2019). *ICF-basiertes Arbeiten in der inklusiven Schule.* München: Ernst Reinhardt Verlag.

Reichenbach, C. & Thiemann, H. (2018). *Lehrbuch diagnostischer Grundlagen der Heil- und Sonderpädagogik* (2., verbesserte und aktualisierte Aufl.). Dortmund: verlag modernes lernen.

Sarimski, K. (2017). *Handbuch interdisziplinäre Frühförderung* (Beiträge zur Frühförderung interdisziplinär, Bd. 20). München, Basel: E. Reinhardt.

Schäfer, H., Zentel, P. Manser & Fröhlich, R. (2022). *Förderdiagnostik mit Kindern und Jugendlichen mit schwerster Beeinträchtigung. Eine praktische Anleitung zur förderdiagnostischen, pädagogisch-therapeutischen Einschätzung und Bildungsplanung.* Dortmund: verlag modernes lernen.

Schimunek, F.-P. (2010). Beobachtung. Grundsätze und Anwendung in der erziehungswissenschaftlichen Forschung. *Enzyklopädie Erziehungswissenschaft Online*, 1–27.

Schlee, J. (2003). Fördern als planvolle Veränderung Subjektiver Theorien. In W. Mutzeck (Hrsg.), *Förderplanung. Grundlagen - Methoden - Alternativen* (S. 178–198). Weinheim: Beltz.

Scholz, M., Wagner, M. & Stegkemper, J. (2022). *Beobachtungsbogen zu kommunikativen Fähigkeiten (BKF-R Version 1.5)*, Institut für Sonderpädagogik Universität Koblenz-Landau und Fakultät für Sonderpädagogik Pädagogische Hochschule Ludwigsburg. Verfügbar unter www.bkf-r.de

Schuppener, S., Schlichting, H., Goldbach, A. & Hauser, M. (2021). *Pädagogik bei zugeschriebener geistiger Behinderung* (Kompendium Behindertenpädagogik, 1. Auflage). Stuttgart: Verlag W. Kohlhammer. https://doi.org/10.17433/978-3-17-025252-3

Speck, O. (2018). *Menschen mit geistiger Behinderung. Ein Lehrbuch zur Erziehung und Bildung* (13., aktualisierte Aufl.). München: Ernst Reinhardt Verlag.

Stahl, B. (2005). Behindertenpädagogische Begutachtung. In B. Stahl & D. Irblich (Hrsg.), *Diagnostik bei Menschen mit geistiger Behinderung. Ein interdisziplinäres Handbuch* (S. 215–244). Göttingen: Hogrefe.

Stallinga, H. A. (2019). Das Konzept der Funktionsfähigkeit. In O. Kraus de Camargo, L. Simon & P. L. Rosenbaum (Hrsg.), *Die ICF-CY in der Praxis* (2., vollst. überarb. u. erw. Auflage, S. 27–32). Bern: Hogrefe.

Stein, R. (2013). Kritik der ICF-CY - Eine Analyse im Hinblick auf die Klassifikation von Verhaltensstörungen. *Zeitschrift für Heilpädagogik*, (3), 103–115.

Straßburger, G. & Rieger, J. (2019). Partizipation kompakt. Komplexe Zusammenhänge auf den Punkt gebracht. In G. Straßburger & J. Riegert (Hrsg.), *Partizipation kompakt. Für Studium, Lehre und Praxis sozialer Berufe* (2. Aufl., S. 230–240). Weinheim: Beltz Juventa.

Viernickel, S. & Völkel, P. (2022). *Beobachten und Dokumentieren im pädagogischen Alltag* (4. Aufl. der vollständig überarbeiteten und erweiterten Neuausgabe, (8. Gesamtauflage), erweiterte Neuausgabe 2022). Freiburg, Basel, Wien: Herder.

Vygotskij, L. S., Lompscher, J., Rückriem, G. M. & Métraux, A. (2002). *Denken und Sprechen: psychologische Untersuchungen.* Weinheim: Beltz.

Weltgesundheitsorganisation. (2005). *Internationale Klassifikation der Funktionsfähigkeit, Behinderung und Gesundheit. Stand Oktober 2005.*

World Health Organization. (2024). *International Classification of Diseases 11th Revision. ICD-11.* Verfügbar unter https://icd.who.int/en

Teil II
Die Beobachtungsbögen – Inhalt und Aufbau

Nachdem Sie im ersten Teil dieses Praxisleitfadens schon grundlegende Informationen zur ICF-CY erhalten haben, ihrer Entstehungsgeschichte, Zielsetzung und auch dem bio-psycho-sozialen Modell, werden im zweiten Teil die Beobachtungsbögen beschrieben, die auf der ICF-CY aufbauen. Hier steht vor allem der Aufbau und Inhalt im Fokus, die konkrete Anwendung der Bögen ist dann Thema des Teils III.

Im vorliegenden zweiten Teil erfahren Sie zunächst, wie und wo genau die Beobachtungsbögen in der ICF-CY verortet sind. Hier werden auch zentrale Begriffe definiert und das Beurteilungssystem der ICF-CY dargestellt. Nach der anschließenden Begründung für die Auswahl der Beobachtungsbereiche, wird jeder Beobachtungsbogen erläutert. Das bedeutet, sowohl der Aufbau als auch Inhalt der Bögen werden ausführlich besprochen. Außerdem finden Sie kurze Rückbezüge zu den theoretischen Grundlagen aus Teil I.

6 Grundlage der Beobachtungsbögen in der ICF-CY

6.1 Aktivitäten und Teilhabe

Zunächst wird erklärt, weshalb die Entscheidung für die Grundlage des Beobachtungssystems auf die Komponente *Aktivitäten und Teilhabe* fiel.

Die Komponente *Aktivitäten und Teilhabe* gehört zu Teil I der ICF-CY „Funktionsfähigkeit und Behinderung". Dieser Teil I kann zum einen Probleme aufzeigen (Schädigungen, Behinderungen, etc.), zum anderen aber auch unproblematische und neutrale Aspekte beschreiben (Hollenweger & Kraus de Camargo, 2022, S. 40).

Nach ICF-CY ist die Definition der zentralen Begriffe wie folgt:

„Eine Aktivität ist die Durchführung einer Aufgabe oder einer Handlung (Aktion) durch einen Menschen. Partizipation [Teilhabe] ist das Einbezogensein in eine Lebenssituation." (Hollenweger & Kraus de Camargo, 2022, S. 149)

Man kann davon ausgehen, dass Aufgaben oder Handlungen eines Kindes durch pädagogisches Personal bei entsprechendem Training und der empfohlenen Vorbereitung beobachtet werden können und durch Besprechungen einen gewissen Grad an Zuverlässigkeit erreichen. Im Gegensatz dazu sind viele Items der Komponenten „Körperstrukturen und -funktionen" nur durch medizinisches oder psychologisches Personal zu beantworten.

Der Auftrag an die Pädagoginnen und Pädagogen ist nicht der der medizinischen Abklärung, sondern einer qualitativ hochwertigen und professionellen Betreuung und Förderung der Kinder. Diese Kinder begegnen ihnen (nahezu) täglich im Gruppengeschehen. Hier sind sie aktiv, handeln, führen Aufgaben durch, können beobachtet werden. Durch diese Aktivitäten können sie sich individuell am Gruppengeschehen beteiligen, sie können mit Eltern, Familienmitgliedern, anderen Kindern interagieren. Sie haben also, in unterschiedlichem Ausmaß, an ihrer Umwelt teil. Besonders in den ersten Lebensjahren ist der Austausch mit und der Bezug auf die Umwelt zentral für die Entwicklung eines Kindes. In der Teilhabe an der ihn umgebenden Umwelt lernt das Kind und entwickelt sich weiter. Kinder im Alter von null bis sechs Jahren sind also in einer Entwicklungsphase, in der die Umwelt eine immense Rolle spielt.

Aktivitäten und Teilhabe bedingen sich somit gegenseitig, deshalb sind sie in der ICF-CY auch in einer einzigen Liste zusammengefasst. Es ist für den Beobachtenden oft schwierig, Items danach zu differenzieren, ob die individuelle Perspektive (Aktivität) oder die gesellschaftliche (Partizipation) stärker im Fokus steht in der speziellen Lebenssituation (Hollenweger & Kraus de Camargo, 2022, S. 48). Sie müssen also in der Beurteilung der Beobachtungen nicht entscheiden, ob für Sie die Aktivität oder die Teilhabe im Vordergrund steht. Es gibt aber dennoch eine sehr gute Lesart, wie beide Begriffe gedanklich zusammengebracht werden können, ohne sie gesondert zu kodieren. Pretis (2022, S. 15) schlägt dazu vor, dass die Gesamtheit der koordinierten Aktivitäten in einem jeweiligen Kontext die Teilhabe repräsentiert. Aktivitäten können so als Einzelaspekte einer Teilhabeperspektive verstanden werden. Teilhabe wäre hier also das Ziel, das mit Aktivitäten erreicht werden kann.

Zur Verdeutlichung hier ein Beispiel am Beobachtungsbogen (Abbildung 6-1).

Die geteilten Halbkreise können als *Aktivitäten* verstanden werden, also als Durchführung einer Handlung. Ein Kind kann dabei Schwierigkeiten erleben, dann wäre diese Aktivität beeinträchtigt. Aktivitäten sind hier „Solitärspiel", „Beobachtungsspiel", „Parallelspiel" und „Gemeinsames Kooperationsspiel". Sind diese Handlungen des Kindes beeinträchtigt, so hat das Auswirkungen auf die Teilhabe an der Lebenssituation „sich mit Spielen beschäftigen".

Der ausgefüllte Kreis in der Mitte steht für diesen *Teilhabeaspekt.* Ist die Teilhabe beeinträchtigt, so erlebt das Kind Probleme beim Einbezogensein in eine Lebenssituation. Diese Auffassung von Teilhabe kann sich auf alles beziehen, was Kinder tun können, „was auch andere Kinder ohne Gesundheitsprobleme im Regelfall tun" (Pretis, 2022, S. 7ff.). Die Teilhabe kann sich aber auch auf eine andere Bezugsgruppe stützen, beispielsweise eine Teilgruppe im Kindergarten oder in der Schulvorbereitenden Einrichtung, der Teilhabe am Morgenkreis oder am Besuch des Schwimmbads usw. Es muss also nicht die Bezugsgruppe der Kinder ohne Gesundheitsprobleme sein, Teilhabe kann hier

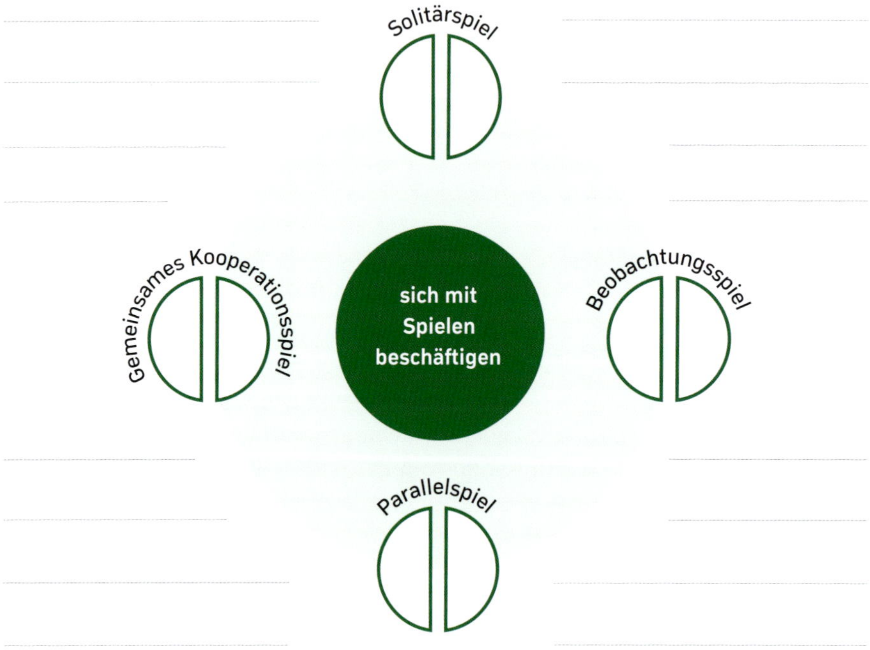

Abbildung 6-1: Lesart der Begriffe „Aktivitäten" und „Teilhabe" in der Domäne „Bedeutende Lebensbereiche".

auch gedacht werden als die Teilhabe an relevanten Lebenssituationen im Kindergarten, in der Familie oder Ähnlichem.

Die Teilhabe an Spielsituationen kann also positiv und negativ beeinflusst sein durch (Un)Möglichkeiten des Kindes, bestimmte Aktivitäten auszuführen, beispielsweise andere zu beobachten und ihre Bewegungen nachzumachen (Beobachtungsspiel). Wenn die Kindergartengruppe morgens immer ein Bewegungslied singt, in dem alle gähnen und sich strecken, so kann das Kind daran teilhaben, wenn es diese Verhaltensweisen zeigt und nicht behindert wird. Gibt es aber Barrieren, so könnte es ein Ansatz sein, diese Barrieren abzubauen, damit dieses Kind am Morgenkreislied teilhaben kann. Barrieren können in der Komplexität der Bewegung liegen, in zu schneller Geschwindigkeit der Bewegung usw. Hier ist dann pädagogische Fachexpertise, Teamarbeit und Zusammenarbeit mit allen Beteiligten gefragt, um diese Barrieren zu identifizieren und wo möglich zu beseitigen. Diese gemeinsamen Versuche, Teilhabe zu ermöglichen, werden konsequent weitergedacht und so auch in der Formulierung der Förderziele berücksichtigt (Pretis, 2022, S. 12ff.). Teilhabe ist das Ziel, auf das die Fördermaßnahmen hinarbeiten sollen. Das Kind erlernt etwas, womöglich mit einem Hilfsmittel oder einer Assistenz, um an einer Lebenssituation teilhaben zu können, beispielsweise an Spielsituationen. Konkrete Beispiele finden Sie in Kap. 10, wenn es um die Formulierung der Förderziele geht.

6.2 Aktivitäten und Teilhabe in den ICF-CY-Checklisten

Die Komponente Aktivitäten und Teilhabe ist also der Bereich der ICF-CY, der sich besonders dafür eignet, um in frühkindlichen Bildungseinrichtungen Anhaltspunkte zur Beobachtung zu geben. Da die ICF-CY und ihre Komponenten in der Originalfassung komplex und umfangreich sind, gab und gibt es Versuche, die Handhabung zu erleichtern.

Eine Möglichkeit hierfür ist die Zusammenfassung von Unterkapiteln und Items. Sogenannte „Core-Sets" versuchen, Items zu identifizieren, die für Menschen mit einer spezifischen Gesundheitsstörung oder Krankheit relevant ist. Core-Sets gibt es beispielsweise für Depressionen, Bipolare Störungen, Autismus-Spektrum-Störung und vieles mehr (siehe Link dazu unten).

Weblink zu den Core-Sets
ICF Research Branch (2024). *Erzeugung eines ICF-basierten Dokumentationsbogen.* Schweizer Paraplegiker-Forschung. Verfügbar unter https://www.icf-core-sets.org/de/page1.php

Die Deutsche Gesellschaft für Sozialpädiatrie und Jugendmedizin (siehe Link dazu unten) hingegen hat mit den „Checklisten für die ICF-CY" (Deutsche interdisziplinäre Arbeitsgruppe zur ICF-CY-Adaptation für den Kinder- und Jugendbereich) Zusammenfassungen für bestimmte Altersgruppen veröffentlicht. Diese Zusammenstellungen an Items sind also nicht auf ein Störungs- oder Krankheitsbild ausgerichtet, sondern orientieren sich am Lebensalter der Kinder.

Weblink zu ICF-CY-Checklisten

Die Deutsche Gesellschaft für Sozialpädiatrie und Jugendmedizin e.V. (dgspj) ist eine wissenschaftliche Fachgesellschaft innerhalb der Kinder- und Jugendmedizin. Sie nutzt die ICF-CY zur Beschreibung der Lebenssituation von Patientinnen und Patienten. Die Homepage bietet gute Beispiele der Umsetzung interdisziplinärer Zusammenarbeit. Im Rahmen eines mehrjährigen Projektes wurden die ICF-CY-Checklisten entwickelt, die die Komplexität der ICF-CY etwas reduzieren sollten. Die Checklisten sind nach Alter geordnet, aufgenommen wurden jeweils relevante Items aus der ICF-CY.

Deutsche interdisziplinäre Arbeitsgruppe zur JCF-CY-Adaptation für den Kinder- und Jugendbereich. *Checklisten für die ICF-CY*. Verfügbar unter https://www.dgspj.de/service/icf-cy/

Eine Version dieser ICF-CY-Checklisten bildet die Grundlage der im Folgenden vorgestellten Beobachtungsbögen (Kraus de Camargo et al., 2020, S. 186 ff.).

Die Domänen dieser ICF-CY-Checkliste sind in Kap. 7.3 aufgeführt. Aus der Komponente Aktivitäten und Teilhabe wurden „Gemeinschafts-, soziales und staatsbürgerliches Leben“ außen vorgelassen und nicht in die Beobachtungsbögen mit aufgenommen. Die Domäne „Häusliches Leben“ mit nur einer Kategorie („Haushaltsgegenstände pflegen und anderen helfen“) wurde der Domäne „Interpersonelle Interaktionen und Beziehungen“ beiseitegestellt. Bis auf diese zwei Änderungen wurden die Domänen und Kategorien nicht modifiziert, sondern lediglich grafisch aufbereitet und in ein sinnvolles Beobachtungssystem eingearbeitet.

7 Vorstellung der Beobachtungsbögen

Im Folgenden werden die Beobachtungsbögen vorgestellt, wie sie aufgebaut sind und welche Inhalte sie transportieren. Es finden sich Beispiele für Gelegenheiten, um die jeweiligen Aktivitäten zu beobachten und eine kurze Einordnung in das bio-psycho-soziale Modell. Die konkrete Nutzung der Bögen wird dann ausführlich im dritten Teil dieses Praxisleitfadens thematisiert.

Alle Bögen sind als Download in der Mediathek verfügbar.

7.1 Bogen zur ersten Beobachtungsphase

7.1.1 Theoretischer Bezug

Der Bogen der ersten Beobachtungsphase soll helfen, einen ersten Schritt von der unbewussten Wahrnehmung zur bewussten Beobachtung zu machen (Kölbl, 2021, S. 107). Im Zentrum stehen (eher) unsystematische Beobachtungen, um Verhaltensäußerungen des Kindes zu entdecken und Informationen zu sammeln, die erste Hinweise auf den Entwicklungsstand des Kindes geben (Kölbl, 2021, S. 107). In der ersten Beobachtungsphase sind es mehrere Verhaltensaspekte, die ergebnisoffen beobachtet werden. Die Beobachtungen finden in einer teilnehmenden Situation statt, ob aktiv teilnehmend oder passiv teilnehmend wird vermutlich wechseln. Die Umgebung ist die natürliche Umgebung des Kindes, also kein eigens dafür präparierter Beobachtungsraum.

Zusammenfassend geht es in der ersten Beobachtungsphase darum, (eher) unsystematische, wahrnehmende Beobachtungen zu sammeln, diese grob zu kategorisieren, um so eine Ausgangslage für die systematischen Beobachtungen der zweiten Phase zu schaffen.

7.1.2 Aufbau und Inhalt

Erläuterungen zum Bogen der ersten Beobachtungsphase

Am rechten Rand des Beobachtungsbogens finden Sie eine grau hinterlegte Übersichtsspalte. Hier ist Platz für den Namen des Kindes, das beobachtet werden soll, den vereinbarten Beobachtungszeitraum, die Namen der Gruppe und der beteiligten Beobachterinnen. Unten findet sich noch Platz für Notizen, z. B. aufkommende Fragen oder anderes (Abbildung 7-1).

Die Vorderseite wird fast vollständig von einem Kreis mit sieben Segmenten ausgefüllt. Diese Segmente sind farblich voneinander zu unterscheiden und werden an ihrem oberen Ende benannt (Abbildung 7-2).

Im Uhrzeigersinn von oben beginnend finden sich folgende Domänen:

- „Lernen und Wissensanwendung“ mit der Farbe Hellblau.
- „Allgemeine Aufgaben und Anforderungen“ ist dunkelblau gefärbt.
- Die Domäne „Kommunikation“ ist hier gelb, „Mobilität“ daneben orange.
- Es schließt sich die „Selbstversorgung“ in hellgrün an.
- „Interpersonelle Interaktionen und Beziehungen“ ist pink gehalten.
- Die Domäne „Bedeutende Lebensbereiche“ in dunkelgrün vervollständigt den Kreis.

Etwas außerhalb des jeweiligen Segments finden sich inhaltliche Hinweise, die den Kategorien der Domäne entsprechen (Abbildung 7-3). Außerhalb des dunkelblauen Segments „Allgemeine Aufgaben und Anforderungen“ sind die Kategorien der Domäne angebracht: „Ausführung von Einzel- und Mehrfachaufgaben; Organisation von Routinen; Umgang mit Stress“. Diese Hinweise erleichtern bei der Dokumentation die Zuteilung der Beobachtungen zu den passenden Segmenten.

Wenn am Ende der ersten Beobachtungsphase der Entschluss für die Domänen gefallen ist, die in der zweiten Phase gezielt beobachtet werden sollen, können die gewählten Domänen durch Ankreuzen des jeweiligen kleinen Kreises am oberen Segmentrand gekennzeichnet werden (Abbildung 7-3).

Die Beobachtungen werden in der ersten Beobachtungsphase nicht über Kürzel, sondern verbal, also über Worte und/oder Sätze dokumentiert. Für die Dokumentation der Beobachtungen ist das spitz zulaufende Segment (Abbildung 7-4: dunkelblau) vorgesehen.

Reicht der Platz nicht aus, kann der Raum außerhalb des Kreises genutzt werden. Ein Ausdruck auf Papier im DIN-A-3-Format bietet sich an, um die beschreibbaren Flächen möglichst groß zu halten.

ICF im sonderpädagogischen Schwerpunkt geistige Entwicklung - Ein Praxisleitfaden zur Beobachtung und Dokumentation (4 - 6 Jahre)

Übersicht

Name des Kindes

____

Beobachtungszeitraum

____

Gruppe ______________________

Beobachter_innen

1 ______________________

2 ______________________

3 ______________________

Fragen / Sonstiges

____

____

____

____

____

Adaption und Gestaltung:
Sabine Kölbl, Wolfgang Dworschak, Eva Poxleitner

Abbildung 7-1: Beobachtungsbogen, vorne, rechter Rand.

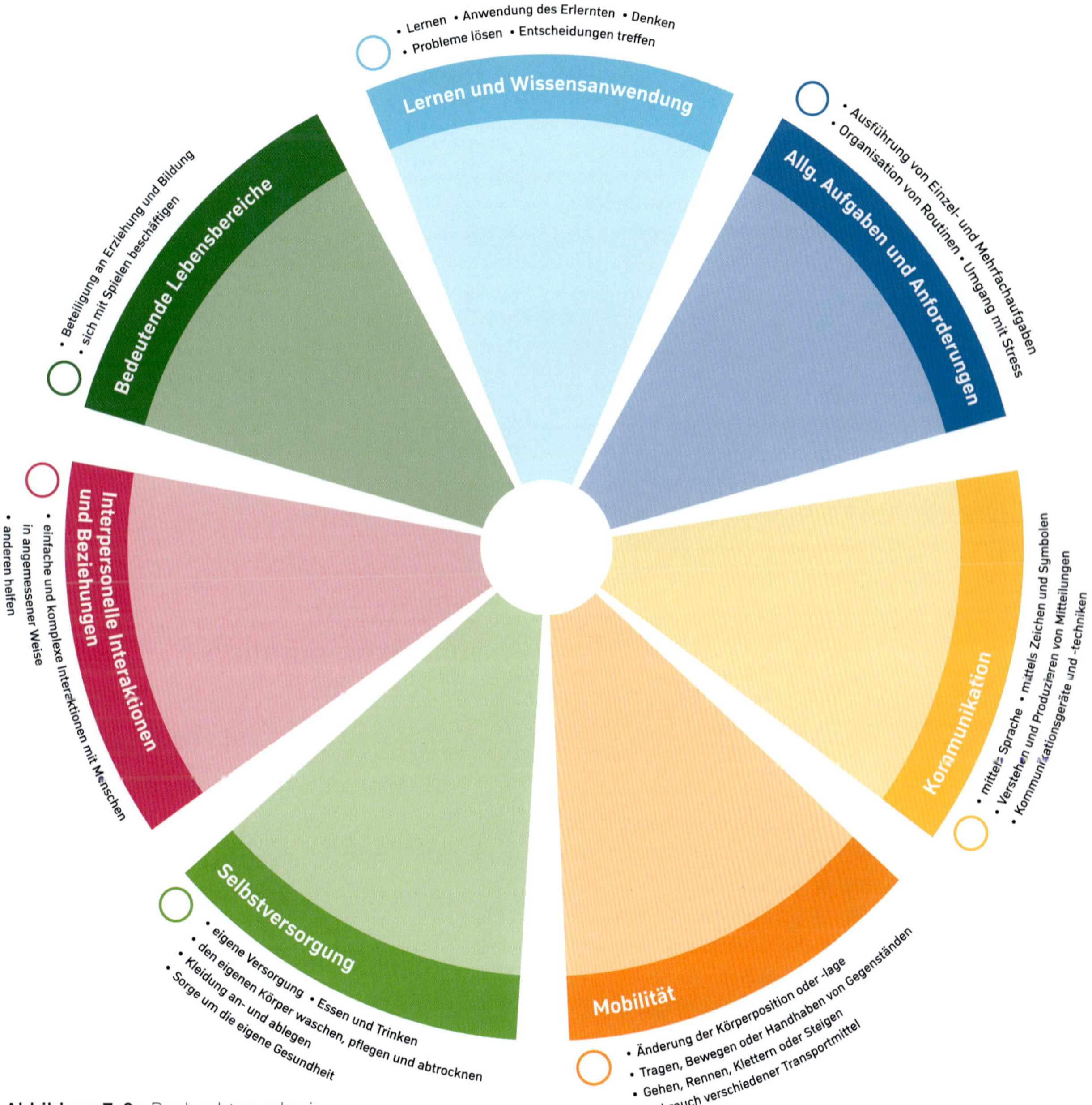

Abbildung 7-2: Beobachtungskreis.

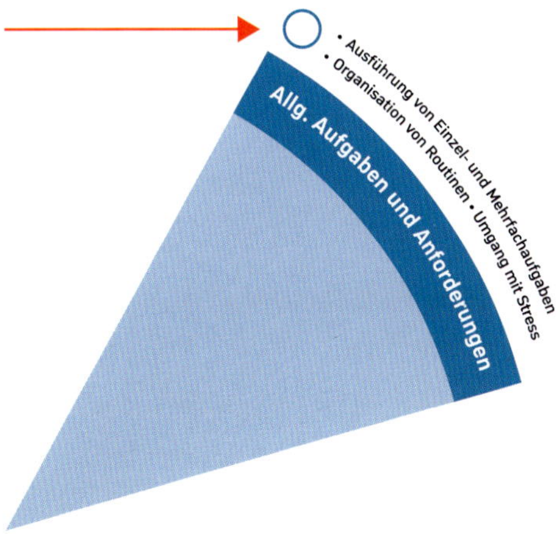

Abbildung 7-3: Inhalte der Domäne. Der Pfeil zeigt auf die Möglichkeit zum Ankreuzen für die Auswahl zur zweiten Phase.

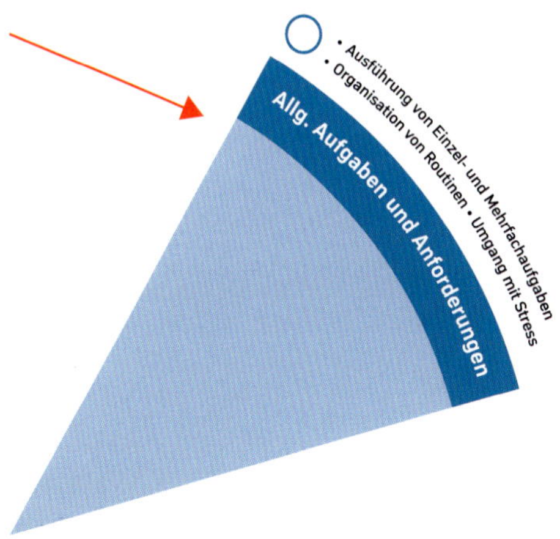

Abbildung 7-4: Dokumentation der Beobachtungen.

7.2 Bögen zur zweiten Beobachtungsphase: Aufbau

7.2.1 Theoretischer Bezug

Die Bögen der zweiten Beobachtungsphase helfen, die Beobachtungen weiter zu strukturieren, indem sie mit den Aktivitäten und Teilhabe eine Reflexionsfolie bieten (Kölbl, 2021, S. 112f). Die Beobachtungen werden deutlich zielorientierter, organisierter und operationalisierter und gewinnen dadurch an Tiefe, während die Beobachtungen der ersten Phase noch in die Breite aller möglichen kindlichen Verhaltensausdrücke gingen.

Die zweite Phase versucht nun, den individuellen Entwicklungsstand des Kindes systematisch mit Hilfe festgelegter Kategorien und Zeichensystemen festzustellen, um abschließend Förderziele formulieren zu können.

7.2.2 Aufbau der Vorderseite der Bögen der zweiten Beobachtungsphase

Alle Bögen zur zweiten Beobachtungsphase sind inhaltlich verschieden, aber im äußeren Aufbau gleich. Die inhaltlichen Schwerpunkte (Lernen und Wissensanwendung, Allgemeine Aufgaben und Anforderungen, Kommunikation, Mobilität, Selbstversorgung, Interpersonelle Interaktionen und Beziehungen, Bedeutende Lebensbereiche) werden weiter unten für jede Domäne beschrieben und zusammengefasst. Da die Struktur aber für jeden Bogen gilt, wird sie hier beispielhaft für die Domäne „Allgemeine Aufgaben und Anforderungen" dargestellt, um Doppelungen zu vermeiden.

Links oben finden Sie den Namen der Domäne, die dieser Bogen abdeckt (Abbildung 7-5).

Der Name ist mit einer Farbe hinterlegt, hier dunkelblau. Jede Domäne hat eine eigene Farbe, die auch schon auf dem Beobachtungsbogen der ersten Phase zu sehen ist und dort die Segmente des Kreises farblich unterscheidet. Die spezifische Farbe der Domäne findet sich in vielen gestalterischen Elementen des Bogens wieder.

Allgemeine Aufgaben und Anforderungen

Abbildung 7-5: Name der Domäne (Bögen der zweiten Beobachtungsphase, Vorderseite).

Beobachter_innen

1 ______________________

2 ______________________

3 ______________________

Abbildung 7-6: Namen der Beobachtenden (Bögen der zweiten Beobachtungsphase, Vorderseite).

Erklärungen zur Dokumentation

✔ keine Beeinträchtigung / Beschränkung / Einschränkung

! behindert / verzögert / eingeschränkt / beschränkt

? weitere Informationen nötig

N nicht anwendbar

Abbildung 7-7: Erklärungen zur Dokumentation (Bögen der zweiten Beobachtungsphase, Vorderseite).

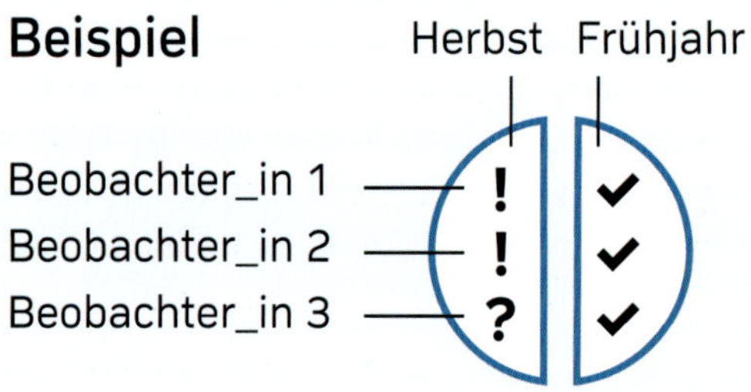

Abbildung 7-8: Beispiel zur Nutzung der Kürzel (Bögen der zweiten Beobachtungsphase, Vorderseite).

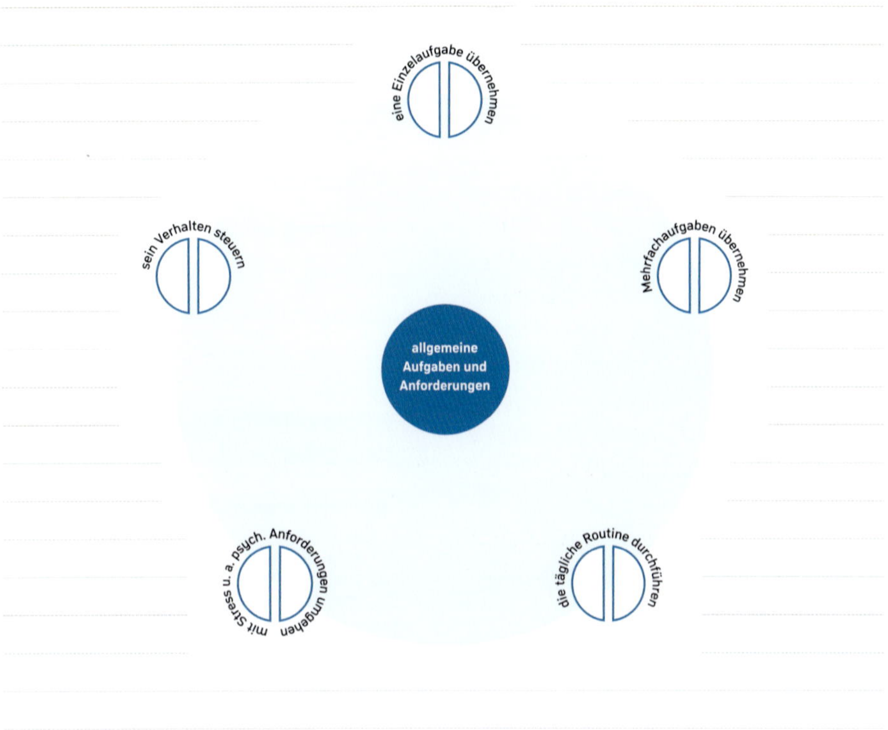

Abbildung 7-9: Raum für Beobachtungsnotizen (Bögen der zweiten Beobachtungsphase, Vorderseite).

Die Namen der Beobachterinnen und Beobachter werden auf der Vorderseite rechts festgehalten, um die Zuständigkeiten präsent zu haben (Abbildung 7-6).

Unter dem Platz für die Namen der Beobachtenden finden Sie Erklärungen zur Dokumentation, also die Bedeutung der vorgeschlagenen Kürzel.

Im Gegensatz zur ersten Beobachtungsphase werden die Beobachtungen zu den Items in der zweiten Phase mit Kürzeln dokumentiert.

Da die Beobachtungen im Team erfolgen, bietet es sich an, die Kürzel von oben nach unten zu setzen. So können mehrere Beobachterinnen und Beobachter in einem Halbkreis die Einschätzungen dokumentieren (Abbildung 7-8).

Unter dem Namen der zu beobachtenden Domäne findet sich das Kernstück der Vorderseite, der Raum für Beobachtungsnotizen. Der farblich gefüllte Kreis (hier der blaue Mittelpunkt, Abbildung 7-9) ist strukturell eine Ebene über den Halbkreisen, die sie umgeben. Er bildet damit den Aufbau der ICF-CY ab. Dieser ausgefüllte Kreis steht für den Teilhabeaspekt. In welchem Umfang kann das Kind teilhaben, welche Stärken und Schwächen beeinflussen die Teilhabe, welche Ressourcen und Barrieren lassen sich identifizieren?

Die Halbkreise, die nicht farbig gefüllt sind (Pfeil in Abbildung 7-9), sind die Items, die beobachtet werden können. Diese Halbkreise stehen für die Aktivitäten, also die Handlungen, die direkt beobachtet werden können. Der Name des Items steht jeweils am oberen Rand der beiden Kreishälften. Die linke Kreishälfte bietet Platz für Beobachtungen des ersten Kita-Halbjahres (oder der ersten Hälfte eines anders definierten Zeitraums), die rechte Kreishälfte analog für das zweite Kita-Halbjahr.

Der Raum für Beobachtungsnotizen ist leicht liniert (Abbildung 7-9). So soll auch Platz für Wörter und Sätze sein, die die Kürzel ergänzen. Scheuen Sie sich nicht, diesen Platz zu nutzen und Ihre Beobachtungen auch verbal festzuhalten! Die Beobachtungsbögen sind als Arbeitspapier gedacht und sollen Ihnen in bestmöglicher Weise helfen, Ihre Beobachtungen zu strukturieren und festzuhalten.

Erklärungen zur Dokumentation

Die verwendeten Kürzel sind den in Kap. 2.3 erwähnten Checklisten entnommen, bzw. an sie angelehnt.

Kürzel

✔ Setzen Sie einen *Haken*, wenn die zu beobachtende Aktivität bei dem Kind nicht beeinträchtigt ist oder keine Auswirkungen auf Teilhabemöglichkeiten hat.

! Bemerken Sie bei der beobachteten Aktivität eine Behinderung, Verzögerung oder Einschränkung, die eine Barriere für die Teilhabe an der Lebenssituation darstellt, vermerken Sie das mit einem *Rufzeichen*.
? Manchmal ergeben sich aus Beobachtungen auch Fragen, die nicht unmittelbar geklärt werden können. Solche Fragen können medizinischer Art sein (z.B. „Sieht das Kind ausreichend gut?") oder auch die Umwelt betreffen (z.B. „Welche Spielsachen bevorzugt das Kind zuhause?"). In einem solchen Fall können Sie mit einem *Fragezeichen* notieren, dass weitere Informationen notwendig sind.
N Manche Items sind für das betreffende Kind irrelevant, aus verschiedenen Gründen. Hier können Sie mit „N" vermerken, dass das Item *momentan nicht anwendbar* ist.

Die Grundfrage ist immer die nach der Teilhabe. Wenn Sie ein Kind beobachten, dann beurteilen Sie die Situation danach, ob das Kind an der beobachteten Situation teilhaben kann. Das kann der Morgenkreis sein, das Freispiel, die gemeinsame Mahlzeit, aber auch außer Haus, bei einem Gang in den Supermarkt und vieles mehr. Es geht nicht darum, ob das Kind auf die gleiche Art und Weise wie andere Kinder teilnimmt, sondern auf seine individuelle Art und Weise.

Ein Kind mit Tetraspastik kann vielleicht nicht mit den Füßen teilhaben an einem Spaziergang, sehr wohl aber mit Hilfe des Rollstuhls, in dem es sitzt.

Ein Kind, das sich nicht mitteilt, ist in der Teilhabe eingeschränkt (!); kann es sich mithilfe von Gebärdensprache äußern, ist diese spezielle Aktivität ohne Einschränkungen (Häkchen).

Manche Elemente sind nicht anwendbar (N) auf das Kind, wenn es beispielsweise erst vier Jahre alt ist, aber nach der Vorschulerziehung gefragt wird. Und manche Punkte können aus der Beobachtungssituation heraus nicht beurteilt werden, Sie möchten weitere Informationen einholen, beispielsweise bei Therapiepersonal und setzen daher ein Fragezeichen.

7.2.3 Aufbau der Rückseite der Bögen der zweiten Beobachtungsphase

Links oben auf der Rückseite finden Sie einen Überblick über wesentliche Inhalte der Domäne (Abbildung 7-10).

Darunter findet sich für jedes Item, das auf der Vorderseite als Kreishälfte abgebildet ist, die entsprechende Kodierung laut ICF (Abbildung 7-11). Diese

Überblick

- Ausführung von Einzel- und Mehrfachaufgaben
- Organisation von Routinen
- Umgang mit Stress

Abbildung 7-10: Überblick (Bögen der zweiten Beobachtungsphase, Rückseite).

Kodierungen laut ICF

Allgemeine Aufgaben und Anforderungen

○ d210 Eine Einzelaufgabe übernehmen
○ d220 Mehrfachaufgaben übernehmen
○ d230 Die tägliche Routine durchführen
○ d240 Mit Stress und anderen psychischen Anforderungen umgehen
○ d250 Sein Verhalten steuern

Abbildung 7-11: Kodierungen laut ICF (Bögen der zweiten Beobachtungsphase, Rückseite).

Kodierungen sind für Sie nur als ergänzende und vervollständigende Information gedacht. Es ist bei dem hier vorliegenden Beobachtungssystem *nicht* erforderlich, die Kodierungen zu verschriften. Sie wurden trotzdem übernommen, um Ihnen jederzeit die Möglichkeit zu geben, in der ICF-CY in Buchform möglichst rasch bestimmte Inhalte nachschlagen zu können. Mit Hilfe der Kodes gelingt Ihnen das rasch und präzise.

Den größten Bereich der Rückseite füllt eine Tabelle aus, überschrieben mit „Weiterführende Beobachtungshilfen" (Abbildung 7-12). Hier ist zu jedem Bereich eine Beobachtungshilfe formuliert, um Anhaltspunkte für geeignete Beobachtungssituationen zu haben. In der rechten Spalte können Förderziele formuliert werden. So können Beobachtungen notiert (Vorderseite) und auf der Rückseite mit Gedanken zu möglichen Förderzielen ergänzt werden. Da in vielen Einrichtungen Förderplanformulare vorgegeben sein werden, ist diese Spalte auch als Raum für Notizen zu verstehen.

7.3 Bögen zur zweiten Beobachtungsphase: Inhalte

Nach diesen grundsätzlichen Erklärungen zum Aufbau wird nun jede Domäne und damit jeder Bogen vorgestellt. Dabei werden jedoch nur diejenigen Punkte angesprochen, die aus den ICF-CY-Checklis-

Weiterführende Beobachtungshilfen

Bereich	Beobachtungshilfen	Förderziel
Einzelaufgabe übernehmen	eine einzelne Aufgabe angehen: einen Turm bauen, Schularbeiten machen, Tisch decken, gemeinsam spielen,...	

Abbildung 7-12: Weiterführende Beobachtungshilfen (Bögen der zweiten Beobachtungsphase, Rückseite).

ten für Kinder im Alter von vier bis sechs Jahren (Kraus de Camargo et al., 2019) in die vorliegenden Beobachtungsbögen übernommen werden. Lernen und Wissensanwendung, Allgemeine Aufgaben und Anforderungen, Kommunikation, Mobilität, Selbstversorgung, Interpersonelle Interaktionen und Beziehungen sowie Bedeutende Lebensbereiche sind die Domänen aus der ICF-CY-Komponente Aktivitäten und Teilhabe (Kap. 6), die für diesen Beobachtungsbogen ausgewählt wurden.

Eine Zusammenfassung des Inhalts macht den Anfang. Danach folgt eine Beschreibung der Unterkapitel mit Beispielen für Beobachtungsgelegenheiten im Kita-Alltag. Um diese Inhalte wieder in einen größeren Zusammenhang zu führen, werden anschließend die zentralen zugrunde liegenden Konzepte (Meta-Wissen) kurz beschrieben. Eine Einbettung in das bio-psycho-soziale Modell der ICF anhand von Beispielen versucht, die Idee der Wechselwirkung zwischen den einzelnen Komponenten zu veranschaulichen. Die Wechselwirkungen sind immer als Möglichkeiten zu verstehen und sind bei jedem Kind unterschiedlich. Aber es scheint mir hier sinnvoll, die Beobachtungen der Aktivitäten und Teilhabe wieder auf das „große Ganze" zu lenken. Damit soll der Blick geöffnet werden, welche Einflüsse auf beobachtetes Verhalten wirken können. Alle Bögen finden sie im Anhang.

Damit Sie sich schnell zurechtfinden, sind die Punkte, die auf den Bögen als voller Kreis dargestellt sind (Teilhabeaspekt) hier bei den Inhalten **fett** gedruckt, z. B. **Bewusste sinnliche Wahrnehmungen (d110–d129).** Die Halbkreise (beobachtbare Aktivitäten), die Sie auf den Bögen finden, sind *kursiv* gedruckt und mit Aufzählungspunkten abgebildet, z. B.

- *Zuschauen (d110)*
- *Zuhören (d115)*
- *Sinnliche Wahrnehmungen (d120)*

7.3.1 Lernen und Wissensanwendung

Die Bögen Lernen und Wissensanwendung sind im Anhang abgebildet.

Zusammenfassung

Dieses Kapitel beschäftigt sich mit „Lernen, Anwendung des Erlernten, Denken, Probleme lösen und Entscheidungen treffen" (Hollenweger & Kraus de Camargo, 2022, S. 151–159).

Inhalte

Bewusste sinnliche Wahrnehmungen (d110–d129)

- Durch *Zuschauen (d110)*, wenn ein Kind absichtsvoll etwas ansieht oder einen Gegenstand bzw. eine Person mit den Augen verfolgt, lernt es. Es wählt Reize bewusst aus und nimmt sie wahr. Beobachten können Sie dies in Gruppensituationen, wenn Sie versuchen, die Blickrichtung des Kindes nachzuvollziehen. Verfolgt sein Blick ein anderes Kind oder ein helles Licht, das im Kreis weitergegeben wird? Gibt es visuelle Reize, die das Kind zu faszinieren scheinen, die es mit den Blicken sucht? Welche Materialien erwecken das Interesse des Kindes, wo landet sein Blick?
- Das Kind lernt auch, indem es bewusst zuhört *(Zuhören d115)*. Hier gilt es, analog zum Zuschauen, darauf zu achten, welche Geräusche (Musik, Stimmen, usw.) das Kind dazu bewegen, sich auf diese akustische Wahrnehmung zu konzentrieren.
- Neben dem Seh- und dem Hörsinn gibt es *Andere bewusste sinnliche Wahrnehmungen (d120)*, die besonders für Kinder mit hohem Förderbedarf eine Rolle spielen können: Orales Explorieren (d1200),

Berühren (d1201), Riechen (d1202) und Schmecken (d1203). Beobachten können Sie dies, wenn Sie Kindern neue Materialien oder Spielsachen geben und darauf achten, welche Sinneskanäle das Kind für die Erkundung nutzt:

- Wird der Gegenstand zunächst in den Mund gesteckt und so erkundet?
- Wie fasst das Kind den Gegenstand an, vorsichtig oder zupackend?
- Hat es Abneigungen gegen bestimmte Materialien oder nutzt es freudig seine Hände, um alles zu be„greifen"?
- Riecht es am Essen oder an Blumen, hat es Abneigungen gegen bestimmte Gerüche?
- Wie geht das Kind mit Nahrung um, besonders mit unbekannten Lebensmitteln?
- Welche Geschmacksrichtungen bevorzugt es? Was schmeckt dem Kind gar nicht?
- Saugt das Kind an etwas oder kaut es darauf, um den Geschmack herauszulocken?

Elementares Lernen (d130–d159)
Unter elementarem Lernen sind elf Wege aufgeführt, die von basalen Lernvorgängen bis zu komplexeren reichen:

1. *Nachmachen, nachahmen (d130)* kann auch bei Säuglingen schon beobachtet werden, die z. B. ihren Vater im Gesichtsausdruck imitieren. Aber natürlich bildet „Nachahmen" auch im Kindergartenalter eine erste Lernform, wenn Bewegungen nachgemacht werden, die zum neuen gemeinsamen Lied gehören. Oder wenn Kindergartenkinder versuchen, Buchstaben zu schreiben, die sie in ihrem Namen entdeckt haben.
2. *Lernen durch Handlungen mit Gegenständen (d131)* ist vielfältig. Kinder lassen Gegenstände fallen oder schubsen sie an, sie spielen mit einer Dose und einem Deckel, indem sie sie immer wieder verbinden, usw. Dazu zählen natürlich auch die Spielformen Symbolspiel und So-tun-als-ob-Spiel. Im Symbolspiel werden Gegenstände verwendet, die als Symbol dienen, beispielsweise die Puppe, die als Baby versorgt werden muss. Beim So-tun-als-ob-Spiel verwendet das Kind beispielsweise einen Baustein und schiebt ihn hin und her, während es brummende Geräusche von sich gibt. Das Kind tut so, als ob der Baustein ein Auto wäre.
3. *Informationen erwerben (d132)* meint, dass das Kind aktiv nach Namen, Bezeichnungen oder Zusammenhängen fragt; eine im Kindergartenalter typische Frage ist die nach dem „Warum?".
4. *Sprache erwerben (d133)* bedeutet, einzelne Wörter oder bedeutsame Gebärden zu lernen, um beispielsweise mit einem Klopfen auf die Hose einen Toilettengang anzuzeigen. Aber auch der gesamte Aufbau an Sprache ist hier abgebildet, bis hin zum Erwerb grammatikalischer Fähigkeiten oder der Fähigkeit, längere Sätze zu formulieren.
5. *Eine zusätzliche Sprache erwirbt (d134)* das Kind, wenn es beispielsweise die Gebärdensprache erlernt oder als Kind mit einer anderen Muttersprache eine neue, weitere Sprache übt.
6. Das Kind *übt (d135),* wenn es beispielsweise ein kleines Muttertagsgedicht immer wieder vorsagt und mit Handbewegungen begleitet, um den Reim zu behalten.
7. *Konzepte aneignen (d137)* bedeutet im Kindergartenalter, Begriffe wie Größe, Form, Menge, Länge usw. zu verstehen.
8. *Lesen lernen (d140)* und
9. *Schreiben lernen (d145)* bilden nun die komplexesten Lernvorgänge ab, die im Kindergartenalter zwar nicht auszuschließen sind, aber auch nicht erwartet werden. Hier stehen zum einen das Erkennen von Buchstaben und Wörtern im Mittelpunkt und zum anderen die Fähigkeit, mit einem Stift oder Ähnlichem Symbole und Buchstaben zu schreiben, bis hin zu Wörtern und Sätzen.
10. Ähnlich verhält es sich mit *Rechnen lernen (d150).* Das Kind erkennt Ziffern und Symbole, beispielsweise das Zeichen für Plus (+), es zählt und ordnet der Größe nach oder es addiert und subtrahiert.
11. Mit *sich Fertigkeiten aneignen (d155)* sind elementare und komplexe Vorgänge gemeint, die sich das Kind erarbeitet. Elementare Fähigkeiten umfassen z. B. das Winken als Verabschiedung oder aus einer Tasse ohne Schnabelaufsatz zu trinken. Unter komplexe Fertigkeiten fällt z. B. das Erlernen einer Sportart wie Fußball oder Skifahren.

Wissensanwendung (d160)

- *Aufmerksamkeit fokussieren (d160):* Das Kind konzentriert sich absichtsvoll auf Reize und blendet störende Geräusche aus. Beobachten können Sie das bei Tätigkeiten, die Konzentration erfordern, aber in einem geräuschvollen Raum stattfinden, z. B. Puzzles zusammenfügen. Sie können aber auch beobachten, wie lange das Kind seine Konzentration aufrechterhält bei Bilderbuchpräsentationen, bei Sinneserfahrungen (verschiedene Geschmäcker oder Gerüche testen) und Ähnlichem.
- *Aufmerksamkeit lenken (d161):* Hier gilt es zu beobachten, ob das Kind seine Aufmerksamkeit über ei-

nen längeren Zeitraum halten kann, z. B. bei einem längeren Bastelangebot konzentriert bleibt.

- *Denken (d163):* Unter dieses weit gefasste Konzept fallen Aktivitäten, die bei Kindern unter anderem in Freispielsituationen beobachtet werden können:
  - So-tun-als-ob, ein Spiel, bei dem sich das Kind deutlich in Gedanken mit dem imaginierten Spielgegenstand auseinandersetzt.
  - Vermutungen anstellen; wenn ein Kind überlegt, warum der Freund bzw. die Freundin heute nicht im Kindergarten ist oder was wohl im Fühlsäckchen verborgen sein könnte.
  - Hypothesen bilden, das schon abstraktere Gedankengänge verlangt. Hypothesen werden gebildet, wenn sich Kinder in kleinen Experimenten Erklärungen zurechtlegen, z. B. warum Schneebälle schmelzen, wenn man sie von draußen mit in das Gruppenzimmer nimmt.
- *Lesen (d166):* Lesen umfasst hier auch das Verständnis geschriebener Sprache in Büchern, aber nicht nur. Ebenso gehört das Erkennen von Wörtern, einzelnen Buchstaben, Symbolen oder Ähnlichem dazu.
- *Schreiben (d170):* Symbole, Buchstaben oder Wörter werden aufgeschrieben, um etwas mitzuteilen.
- *Rechnen (d172):* Hier ist, wie bei Lesen und Schreiben ebenfalls, die Anwendung bereits bekannter mathematischer Grundkonzepte gemeint: Rechnungen durchführen, Geometrie anwenden.
- *Probleme lösen (d175):* Einfache oder komplexe Probleme werden gelöst. Wie kann das Kind z. B. ein einfaches Problem, wie einen geschlossenen Karton öffnen, lösen? Und wie verhält es sich, wenn es einem komplexen Problem gegenübersteht, z. B. einen Streit zwischen Freunden zu schlichten?
- *Entscheidungen treffen (d177):* Kann das Kind eine Entscheidung treffen, indem es beispielsweise eine Wahl unter vielen trifft? Kann es aus verschiedenen Obstsorten eine auswählen, die es gerne essen möchte? Kann es sich für eine Aufgabe entscheiden, wenn mehrere angeboten werden?

Meta-Wissen

Zentrale Konzepte und Begriffe der Domäne „Lernen und Wissensanwendung“

Der Begriff „Lernen“

Wenn Sie sich die aufgeführten Fähigkeiten aufmerksam durchgelesen haben, haben Sie bemerkt, dass auch Aspekte dabei waren, die man so vielleicht nicht auf den ersten Blick beim Begriff „Lernen“ vermuten würde. Damit sind z. B. die bewussten sinnlichen Wahrnehmungen, wie Zuschauen und Zuhören oder auch das Nachmachen und Nachahmen gemeint. Vielleicht hatten Sie als unmittelbare Assoziation bei „Lernen“, wie Sie selbst für einen Abschluss gelernt haben, wie Sie eine Fremdsprache oder den Führerschein erworben haben. Diese akademischen Leistungen (Abschluss, Fremdsprache, Führerschein) bilden einen wichtigen Teil dessen ab, was wir unter „Lernen“ verstehen. Hasselhorn et al. (Hasselhorn, Gold, Kunde & Schneider, 2022, S. 35) aber definieren „Lernen“ als einen „Prozess, bei dem es zu überdauernden Änderungen im Verhaltenspotenzial als Folge von Erfahrungen kommt“. Und so können auch die elementaren Lernvorgänge der ICF-CY verstanden werden. Die Kinder eignen sich neue Möglichkeiten an, sich verhalten zu können, der Komplexitätsgrad der Möglichkeiten spielt dabei keine Rolle. Auch basale, sinnliche Erfahrungen können zu Lernprozessen führen und dem Kind neue Verhaltensoptionen schaffen. Erfahrungen bilden die Grundlage dafür, dass sich Verhalten ändert.

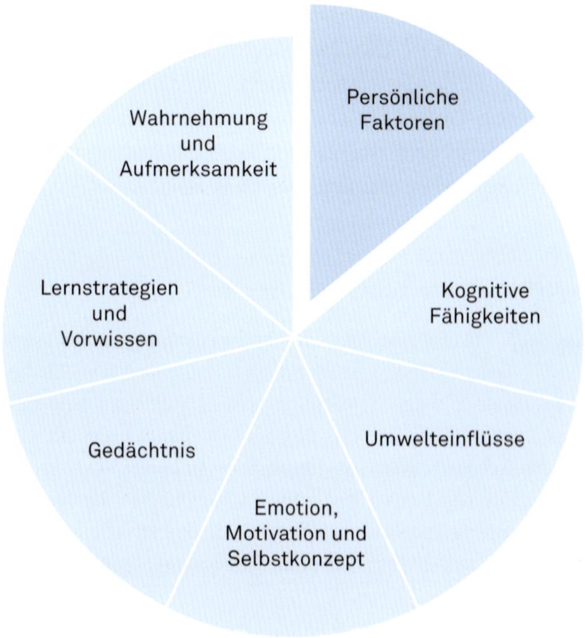

Abbildung 7-13: Einflussfaktoren auf Lernen.

Lernen geschieht aber nicht in einem Vakuum, es wird von vielen Faktoren beeinflusst. Abbildung 7-13 zeigt einige davon, ohne Anspruch auf Vollständigkeit (Abbildung in Anlehnung an das INVO-Modell nach Hasselhorn et al., 2022, S. 68).

Die Erfahrungen, die ein Kind macht und die es lernen lassen, hängen zum einen von individuellen Voraussetzungen ab, wie beispielsweise dem bereits vorhandenen Vorwissen oder den kognitiven Möglichkeiten. Aber auch die Gefühle, die das Kind an diesem Tag hat und seine Motivation, sich mit einem bestimmten Gegenstand auseinanderzusetzen, beeinflussen den Lernprozess. Auch die Umweltbedingungen tragen zu einem (Miss-)Erfolg bei.

Weiterführende Literatur

Hasselhorn et al. haben ein umfangreiches Werk zur pädagogischen Psychologie verfasst. Es beschreibt sowohl die Möglichkeiten des Lernens und die Einflussfaktoren als auch das Gegenüber, das Lehren. An dieser Stelle wird allen Interessierten vor allem das zweite Kapitel in Teil I ans Herz gelegt: Erfolgreiches Lernen als Informationsverarbeitung (S. 66–126). Hier finden Sie die oben nur kurz angesprochenen Einflussfaktoren anschaulich beschrieben.

Hasselhorn, M. & Gold, M. (2022). *Pädagogische Psychologie*. Stuttgart: Kohlhammer. https://doi.org/10.17433/978-3-17-039783-5

Wie funktioniert das Gedächtnis?

Hier soll ein kurzer Blick auf die Vorstellung gerichtet werden, wie Gedächtnis funktioniert. Sehr kurz und vereinfacht könnte man Gedächtnis als eine „Abfolge von [...] Prozessen" (Horstmann & Dreisbach, 2017, S. 214) verstehen, was Abbildung 7-14 zu verdeutlichen versucht.

Das Gehirn nimmt durch die Sinnesorgane Augen, Ohren, Haut usw. Informationen auf. Das können Erfahrungen oder Lerninhalte sein. Diese Informationen werden im Gedächtnis gespeichert (enkodiert). Das geschieht durch Üben, Wiederholen, Verknüpfen mit Vorwissen usw. Die Wissensanwendung beginnt mit dem Abruf der gespeicherten Information aus dem Gedächtnis, wenn die ursprüngliche Quelle nicht mehr da ist, also beispielsweise in einer anderen Situation. Wenn der Gedächtnisinhalt in der neuen Situation genutzt wird (Anwendung), beginnt der Prozess durch Rückkopplungseffekte wieder von vorne. Diese Prozesse des Abrufens und Anwendens können unterstützt werden. Gedächtnishilfen (Pitsch & Limbach-Reich, 2019, S. 218) erleichtern das Abrufen und Anwenden der Gedächtnisinhalte. Es ist bekannt, wie hilfreich eine kleine Skizze, ein Bild oder Ähnliches sein kann, um sich zu erinnern. Weitere Möglichkeiten sind Eselsbrücken („Nie Ohne Seife Waschen" als Eselsbrücke für die Himmelsrichtungen) oder Fotoalben.

Weiterführende Literatur

Für alle, die sich mit Lern- und Gedächtnisvorgängen genauer auseinandersetzen möchten, sei dieses Buch empfohlen:

Pitsch, H. & Limbach-Reich, A. (2019). *Lernen und Gedächtnis bei Schülern mit kognitiver Beeinträchtigung*. Stuttgart: Kohlhammer. https://doi.org/10.17433/978-3-17-034710-6

Die Autoren erklären anschaulich jede Phase des Lernvorgangs und des Abrufens und Anwendens von Gedächtnisinhalten. Viele Empfehlungen für die pädagogische Praxis helfen, die Theorie anwendbar zu machen.

Beispiel

Das Beispiel, das hier die möglichen und vielfältigen Querverbindungen innerhalb des bio-psycho-sozialen Modells verdeutlichen soll, ist hier ein Lernvorhaben im Kindergarten (ohne Anspruch auf Vollständigkeit).

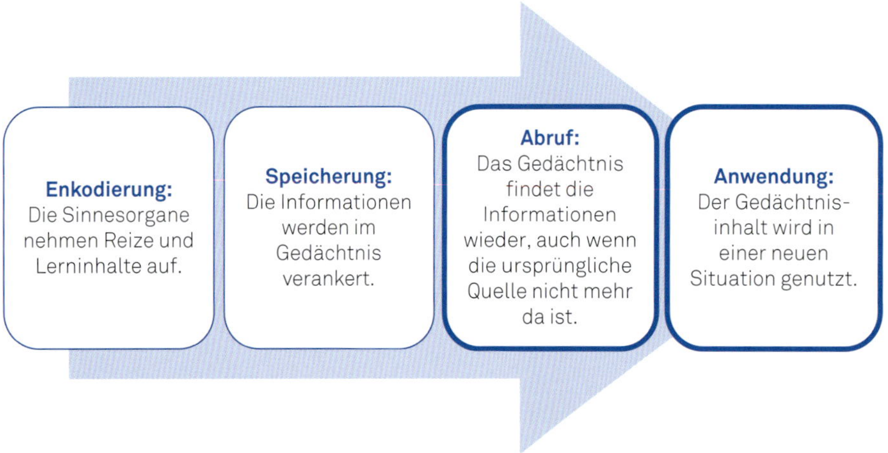

Abbildung 7-14: Wissensanwendung als Gedächtnisleistung (in Anlehnung an Horstmann & Dreisbach, 2017, S. 214 und Pitsch & Limbach-Reich, 2019, S. 59).

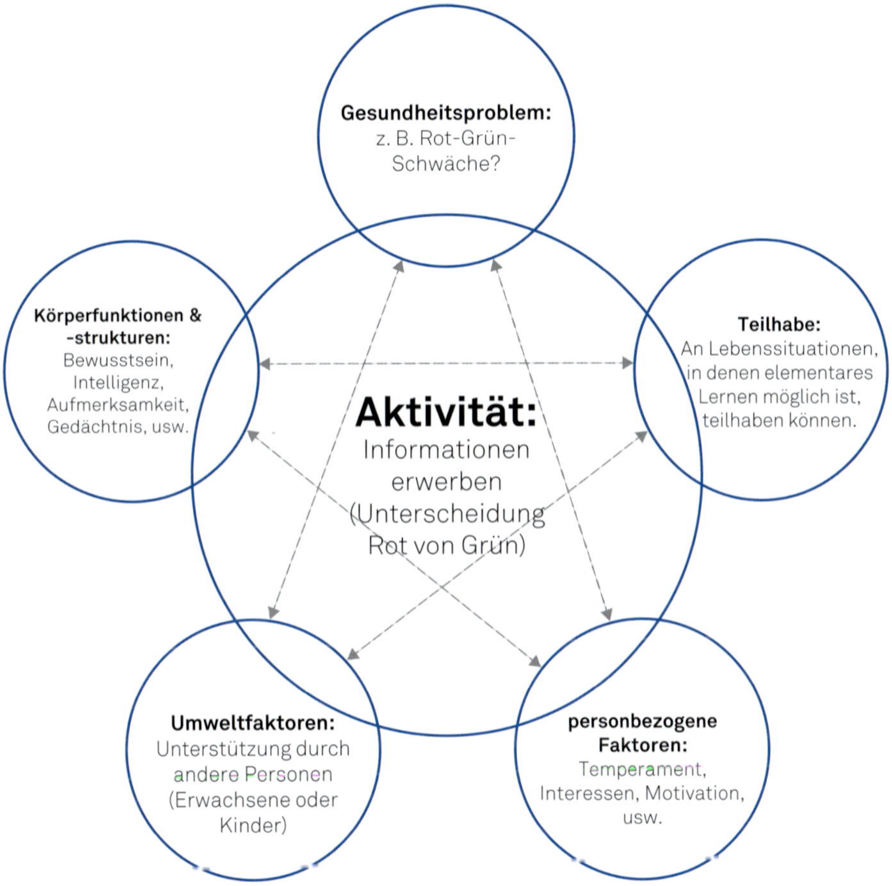

Abbildung 7-15: Wechselwirkungen im bio-psycho-sozialen Modell zu Lernen und Wissensanwendung.

Die Kinder beschäftigen sich mit verschiedenen Farben, lernen ihre Namen, lesen Bilderbücher und gestalten Kunstwerke. Ein Teilziel besteht darin, die Farben Grün und Rot sicher unterscheiden zu können. Sie beobachten, dass ein Kind auf Nachfragen eines Erziehers sagt, die Wiese auf dem Bild sei „rot wie Gras" (Abbildung 7-15).

Gesundheitsproblem

Frage: Gibt es möglicherweise Besonderheiten, die sich aus der Diagnose des Kindes ergeben? *Antworten* über Arztbriefe, geeignete Fachliteratur, Therapieberichte, usw.

Übertrag auf das Beispiel „Farben unterscheiden: Grün und Rot": Hat das Kind eine Rot-Grün-Schwäche? Dem würde die ICD-10-Diagnose „H53.5: Farbsinnstörungen" entsprechen und das Kind hätte eine völlig andere Wahrnehmung der Farben als Menschen ohne Farbsinnstörungen.

Personbezogene Faktoren

Allgemeine handlungsleitende Beobachtungsfragen:

- Welches Temperament hat das Kind?
- Welche Vorlieben beim Lernen sind erkennbar?
- Wie selbstständig ist das Kind, wie neugierig?
- Welche Lernerfahrungen hat das Kind bisher gemacht? Motivierende oder demotivierende? Traut es sich etwas zu?

Antworten über Gespräche mit langjährigen Bezugspersonen oder gezielte Beobachtungen in Lernsituationen.

Umweltfaktoren

Allgemeine handlungsleitende Beobachtungsfragen:

- Gibt es Menschen, die das Kind beim elementaren Lernen unterstützen (können)?
- Gibt es Technologien zur Unterstützung, beispielsweise elektronische Lesestifte?
- Gibt es strukturelle Möglichkeiten, das Lernen zu erleichtern, indem man es nach bestimmten Gesichtspunkten strukturiert, z. B. TEACCH (Treatment and Education of Autistic and related Communication handicapped Children)?

Körperfunktionen und -strukturen

Allgemeine handlungsleitende Beobachtungsfragen: Am Lernen ist das Gehirn mit seinen Funktionen zentral beteiligt. Deshalb können hier Fragen gestellt werden nach:

- den Funktionen des Bewusstseins (b110): z. B. Wachheit und Klarheit
- Funktionen der Intelligenz (b117): z. B. eine intellektuelle Beeinträchtigung
- Funktionen der psychischen Energie und des Antriebs (b130): z. B. die Motivation des Kindes oder seine Impulskontrolle
- Funktionen der Aufmerksamkeit (b140): z. B. die Konzentrationsfähigkeit auf Reize
- Funktionen des Gedächtnisses (b144): z. B. die Fähigkeit des Kindes, Informationen im Kurz- und Langzeitgedächtnis zu speichern usw.

Sie finden diese Punkte in der Klassifikation der Körperfunktionen, Kapitel 1: Mentale Funktionen.

Antworten über psychologische Untersuchungen (spezifische Testverfahren, die z. B. die Intelligenz messen), Beobachtungen zu Aufmerksamkeit und Bewusstsein über einen längeren Zeitraum, zu unterschiedlichen Tageszeiten usw.

7.3.2 Allgemeine Aufgaben und Anforderungen

Der Bogen Allgemeine Aufgaben und Anforderungen ist im Anhang abgebildet.

Zusammenfassung

Dieses Kapitel dreht sich um Aspekte der kindlichen Ausführung von Einzel- und Mehrfachaufgaben, der Organisation von Routinen, den Umgang mit Stress und der Steuerung seines Verhaltens (Hollenweger & Kraus de Camargo, 2022, S. 159–164).

Inhalte

Eine Einzelaufgabe übernehmen (d210)
Im Fokus stehen hier Beobachtungen, die Hinweise darauf geben, ob das Kind einzelne Aufgaben oder Aufgaben, die aus mehreren einzelnen Abläufen bestehen, ausführen kann. Hier geht es darum, ob ein Kind sich selbst organisiert und diese Aufgabe auch zu Ende bringt. Das können einfache Aufgaben sein, wie beispielsweise einen Schuh anzuziehen, um mit den anderen Kindern nach draußen gehen zu können. Aber auch komplexere Aufgaben, die mehr als einen Bestandteil haben, sind gemeint, beispielsweise einen Platz zum Spielen herzurichten. Beobachtet werden kann hier auch, ob das Kind allein und/oder in der Gruppe dazu in der Lage ist. Gelegenheiten zur Beobachtung sind vielfältig: im Freispiel (Spielzeug wählen, benutzen, aufräumen), in der Brotzeitsituation (den Tisch decken) usw. Die Kompliziertheit der Aufgabe kann hier beobachtet werden (einfach oder komplex), die Ausführung in der Gruppe oder allein und die Fähigkeit, die Aufgabe abzuschließen.

Mehrfachaufgaben übernehmen (d220)
Im Unterschied zur Einzelaufgabe (d210) sind hier Aufgaben im Fokus, die aus mehreren Phasen bestehen und dem Kind umfangreichere Vorüberlegungen abverlangen. Die Mehrfachaufgaben fordern mehr an Planung und Organisation. Kommt beispielsweise zur Einzelaufgabe „Tisch decken“ auch noch das Vorbereiten der Mahlzeiten dazu, kann von einer Mehrfachaufgabe gesprochen werden. Beobachtet werden könnte diese Fähigkeit u. a. in kreativen Projektarbeiten, die die notwendigen Materialien bereitstellen, aber den Weg zum Produkt offenlassen. Oder nach einem Schwimmbadbesuch und der folgenden Mehrfachaufgabe die aus duschen, abtrocknen und föhnen, Utensilien verstauen, Kleidung anlegen usw. besteht.

Die tägliche Routine durchführen (d230)
Der Alltag in der Kita wird verschiedenen Routinen folgen, die etabliert sind und sich zuverlässig durch die Betreuungszeit ziehen. Beispiele könnten in der Gestaltung des Morgenkreises zu finden sein oder in der Aufräumzeit, die mit dem stets gleichbleibenden Lied eingeläutet wird. Beobachtet werden kann hier, ob das Kind den Routinen unter der Anleitung anderer folgt oder selbstständig den Ablauf kennt. Bewegt sich das Kind sicher und selbstständig innerhalb dieser Routinen oder ist es auch nach längerer Zeit noch auf die Anleitung durch andere angewiesen?

Mit Stress und anderen psychischen Anforderungen umgehen (d240)
Steht das Kind durch Zeitdruck unter Stress, befindet es sich in einer Krisensituation oder muss es Verantwortung übernehmen, dann bietet sich die Gelegenheit zu beobachten, wie das Kind damit umgehen kann. Im Kita-Alltag können das Situationen sein, in denen feste Routinen unterbrochen werden (müssen), Bezugspersonen fehlen, das Kind aufgefordert wird, sich möglichst rasch umzuziehen, um beispielsweise den Bus zu erreichen und vieles mehr. Welche Strategien hat das Kind, Stress und Krisen zu bewältigen? Kann es sich Hilfen holen, findet es Wege, die Anforderungen zu meistern, kann es mit Verantwortung umgehen (z. B. ein Tier zu pflegen).

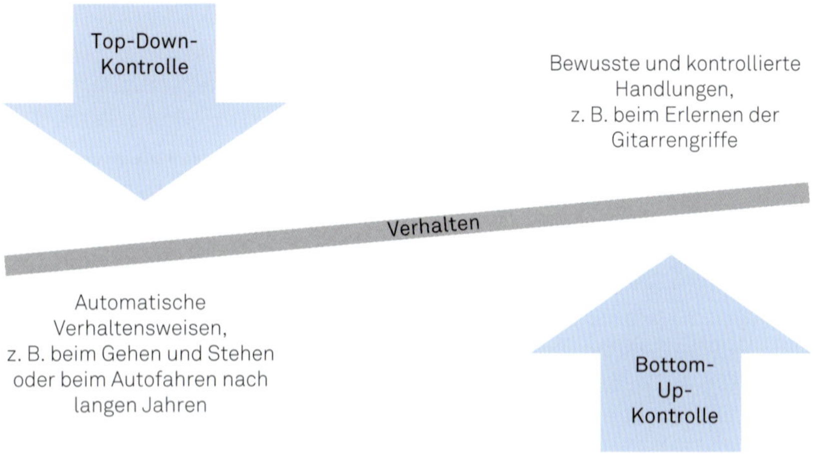

Abbildung 7-16: Verhalten in der Balance zwischen Top-Down- und Bottom-Up-Kontrolle.

Sein Verhalten steuern (d250)
Hier stehen adäquate Reaktionen des Kindes auf die Umgebung im Mittelpunkt. Kann es auf neuartige Situationen angemessen reagieren, kann es sein Verhalten auf die jeweilige Umwelt anpassen, z. B. in einer Bücherei ruhig sein? Ist es verlässlich, sobald es mit einer Aufgabe betraut wurde? Beobachtet werden kann hier auch die Reaktion auf (unliebsame) Neuerungen, auf Ortswechsel, auf Personen unterschiedlichen Bekanntheitsgrades (und hier angemessene Nähe und Distanz wahren).

Meta-Wissen

Zentrale Konzepte und Begriffe der Domäne „Allgemeine Aufgaben und Anforderungen"

Aufgaben übernehmen, Stress aushalten, Routinen durchführen, sprechen unterschiedliche Aspekte menschlichen Verhaltens an. Deshalb lohnt es sich, zu überlegen, was **Verhalten** eigentlich ist und welche Einflüsse darauf wirken.

Maderthaner (Maderthaner, 2021, S. 129) schreibt, Verhalten könne man auf zwei Wegen verstehen, von „oben nach unten" („Top-Down-Kontrolle") oder „von unten nach oben" („Bottom-Up-Kontrolle"), siehe Abbildung 7-16.

Wenn Sie aufstehen, zur Küche gehen und sich einen Kaffee holen, wird Ihr motorisches Verhalten automatisch laufen. Sie müssen die Füße nicht bewusst voreinander setzen, beim Stehen halten Sie Ihr Gleichgewicht, ohne dass Sie sich bewusst darum bemühen müssen. Hier steuert also die *„Bottom-Up-Kontrolle"* Ihr Tun. Sollten Sie jedoch ein neues Instrument erlernen, beispielsweise die Gitarre, ergeht es Ihnen anders. Wie hält man die Gitarre, wo müssen die Finger der rechten Hand bzw. der linken Hand liegen? Was machen die einzelnen Finger bei den Akkorden? Diese motorischen Verhaltensweisen müssen Sie am Beginn sehr bewusst und kontrolliert ausführen *(„Top-Down-Kontrolle")*. Aber im Lauf der Zeit, bei häufiger Übung, kann es zu einer Verschiebung kommen und Ihre Finger finden die Akkorde zunehmend automatisch.

Viele unserer Verhaltensweisen bauen sich so auf: vom bewussten und kontrollierten hin zum automatisierten Verhalten (Maderthaner, 2021, S. 129). Für die Arbeit mit Kindern hilft es, sich diesen Mechanismus vor Augen zu halten. Vieles, was für Erwachsene oder auch ältere Kinder eine Routine ist und automatisch geht, muss zunächst erlernt werden. Bei Kindern im sonderpädagogischem Schwerpunkt Geistige Entwicklung kann dieser Prozess der Automatisierung länger dauern und gezielterer Übung bedürfen.

Vielleicht haben Sie bemerkt, dass ich mich bis hier auf motorische Handlungen beschränkt habe. Sie haben recht, wenn Sie vermuten, dass das nicht das gesamte Verhalten ausmacht. Bundschuh (2008, S. 200) unterscheidet äußeres von innerem Verhalten. Äußeres Verhalten kann gut beobachtet werden, es ist sichtbar. Dazu gehört gehen, stehen oder eben Gitarre spielen. Inneres Verhalten hingegen ist nahezu unmöglich zu beobachten. Wie nimmt das Kind Informationen auf, wie speichert es Informationen, was verbindet es mit neuen Inhalten? Beides, inneres wie äußeres Verhalten, wirkt zusammen. Das, was das Kind erlebt, erfühlt, ergreift, hört und sieht, hat direkten Einfluss auf sein Inneres, indem es die Erfahrungen verarbeitet.

Weiterführende Literatur

Wer sich näher mit Verhaltensweisen beschäftigen möchte, die für Menschen wichtig sind, um im alltäglichen Leben gut zurecht zu kommen, dem möchte ich das Konstrukt des „Adaptiven Verhaltens" vorschlagen. Adaptives Verhalten umfasst drei Domänen, eine davon ist die alltagspraktische, daneben gibt es noch die konzeptuelle und die soziale Domäne. Einen kurzen Übersichtsartikel finden Sie bei Dworschak & Kölbl (Dworschak & Kölbl, 2022). Ein standardisiertes Verfahren zur Erhebung der adaptiven Fähigkeiten von Kindern und Jugendlichen ist Vineland-3 (Sparrow, Cicchetti & Saulnier, 2021), das Fragebögen für Eltern und Lehrkräfte (einschließlich Erzieherinnen und Erzieher) bereithält.

Dworschak, W. & Kölbl, S. (2022). Adaptives Verhalten. Zur Bedeutung eines (zu) wenig beachteten Konstrukts im Kontext geistiger Behinderung aus diagnostischer Sicht. In M. Gebhardt, D. Scheer & M. Schurig (Hrsg.), *Handbuch der sonderpädagogischen Diagnostik. Grundlagen und Konzepte der Statusdiagnostik, Prozessdiagnostik und Förderplanung* (S. 175–190). Regensburg: Universitätsbibliothek.

Sparrow, S. S., Cicchetti, D. B. & Saulnier, C. A. (2021). *Vineland-3. Vineland Adaptive Behavior Scales – Third Edition* (Deutsche Fassung: von Gontard, A., Wagner, C., Hussong, J. & Mattheus, H.). Frankfurt am Main: Pearson.

Beispiel

Einordung eines Beispiels und mögliche Querverbindungen innerhalb des bio-psycho-sozialen Modells der ICF-CY (ohne Anspruch auf Vollständigkeit)

Die Querverbindungen zwischen „Allgemeine Aufgaben und Anforderungen" zu anderen Bereichen des bio-psycho-sozialen Modells sind vielfältig und können auch hier nicht vollumfassend aufgezählt werden. Beispiel (Abbildung 7-17): Sie beobachten, dass ein Kind große Probleme hat, seine Schuhe anzuziehen (Eine einfache Aufgabe übernehmen, d210). Das Kind schiebt den rechten Fuß in den linken Schuh und umgekehrt. Es lässt bei den Hausschuhen die Klettverschlüsse offen. Um an Ausflügen, nach Schwimmbadbesuchen, bei Verabredungen mit befreundeten Kindern teilhaben zu können, ist ein selbstständiges Schließen der Schuhe ein kleiner, aber wichtiger Baustein, der Selbstständigkeit ermöglicht.

Gesundheitsproblem

Frage: Gibt es möglicherweise Besonderheiten, die sich aus der Diagnose des Kindes ergeben? So kann beispielsweise aufgrund eines genetischen Syndroms

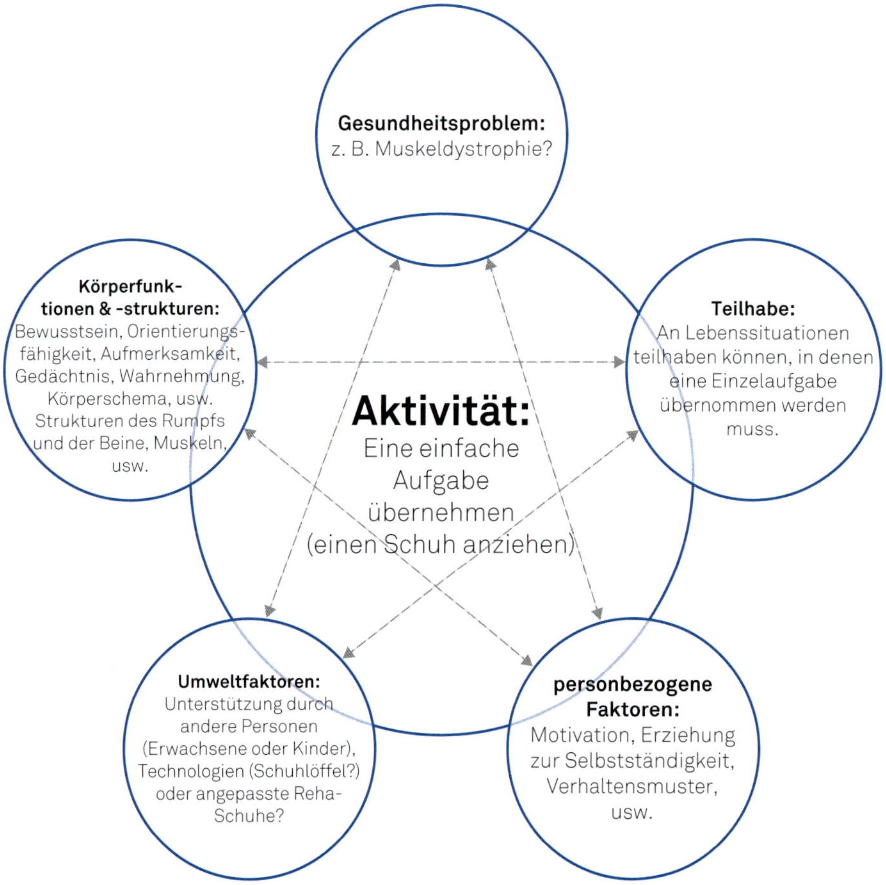

Abbildung 7-17: Wechselwirkungen im bio-psycho-sozialen Modell zu Allgemeine Aufgaben und Anforderungen.

(→ Diagnose), das häufig mit einem niedrigen Muskeltonus assoziiert ist, das Kind Schwierigkeiten haben, eine gute Position zu finden und während des Bindens beizubehalten.

Antworten über Arztbriefe, geeignete Fachliteratur, Therapieberichte, usw.

Personbezogene Faktoren
Allgemeine handlungsleitende Beobachtungsfragen: Welche individuellen Merkmale des Kindes beeinflussen die Verhaltensweisen im Bereich „Allgemeine Aufgaben und Anforderungen"?

Antworten über Beobachtungen zu der Fitness, den Ängsten und Sorgen des Kindes oder der Eltern, bisherigen Erfahrungen des Kindes und möglichen gelernten Verhaltensmustern, usw.

Umwelt
Allgemeine handlungsleitende Beobachtungsfragen:

- Welche Produkte und Technologien braucht und nutzt das Kind für den täglichen Gebrauch, um Aufgaben zu bewältigen, welche Helfersysteme sind an Bord?
- Welche Aufgaben hat das Kind zuhause, welche Anforderungen werden dort gestellt?

Sie finden diese Punkte in der Klassifikation der Umweltfaktoren, Kapitel 1 (Produkte und Technologien) und Kapitel 3 (Unterstützung und Beziehungen).

Antworten über Gespräche mit den Eltern bzw. wichtigen Bezugspersonen.

Körperfunktionen und -strukturen
Allgemeine handlungsleitende Beobachtungsfragen:

- Wie beurteilen Sie das Bewusstsein und die Orientierungsfähigkeit des Kindes?
- Wie den psychischen Antrieb?
- Welche Aufmerksamkeitsspanne hat das Kind, wie gut kann es sich an Erlebtes erinnern (Gedächtnis)?
- Wie nimmt das Kind seine Umwelt wahr, welche Wahrnehmungsmodalitäten bevorzugt es?

Sie finden diese Punkte in der Klassifikation der Körperfunktionen, Kapitel 1: Mentale Funktionen.

Antworten über Beobachtungen, Gespräche mit den Eltern, usw.

7.3.3 Kommunikation als Sender

Der Bogen Kommunikation als Sender ist im Anhang abgebildet.

Zusammenfassung

Dieses Kapitel beschreibt Merkmale der Kommunikation „mittels Sprache, Zeichen und Symbolen, einschließlich des Verstehens und Produzierens von Mitteilungen sowie der Konversation und des Gebrauchs von Kommunikationsgeräten und -techniken" (Hollenweger & Kraus de Camargo, 2022, S. 166–169).

Inhalte: Kommunizieren als Sender

Sprechen (d330)
Hier stehen die Fähigkeiten eines Kindes im Mittelpunkt, „Wörter, Wendungen oder längere Passagen in mündlichen Mitteilungen mit wörtlicher und übertragener Bedeutung zu äußern, wie in gesprochener Sprache eine Tatsache ausdrücken oder eine Geschichte erzählen" (Hollenweger & Kraus de Camargo, 2022, S. 166). Berichtet das Kind von seinen Erlebnissen in der Pause, beschreibt es sprachlich den Inhalt eines gemeinsam gelesenen Bilderbuchs, benutzt es Redewendungen in seiner Spontansprache?

Präverbale Äußerungen (d331)
Laute bilden oder Lallen stehen hier im Zentrum. Lautiert das Kind, wenn die Bezugsperson in der Nähe ist, tauscht es Laute im wechselseitigen Dialog aus, antwortet es auf Ansprache mit Lauten? Beobachten könnte man hier u. a., in welchen Situationen das Kind lautiert, ob die Laute variieren, wie sich die Lautstärke verändert usw.

Nonverbale Mitteilungen produzieren (d335)
Im Mittelpunkt steht hier der Einsatz von Gesten, Symbolen und Zeichnungen, ebenso wie die Nutzung von Fotos oder Ähnlichem.

Beobachtungsimpulse:

- Setzt das Kind seine Körpersprache ein, um etwas mitzuteilen, schüttelt es z. B. den Kopf in der Absicht, etwas abzulehnen?
- Produziert es Zeichnungen oder nutzt es Bildsymbole, um Wünsche auszudrücken?
- Hat es individuelle Körperäußerungen, die von vertrauten Personen eindeutig gelesen werden können?

Mitteilungen in Gebärdensprache ausdrücken (d340)

Hier steht die Anwendung einer etablierten Gebärdensprache im Fokus.

- Wie nutzt das Kind beispielsweise die einrichtungsinternen Gebärden?
- Begleitet es beim Morgenkreis oder bei Liedern Gesprochenes mit den eingeführten Bewegungen?
- Nutzen therapeutische Kräfte oder Bezugspersonen im nahen Umfeld Gebärdensprache mit dem Kind?

Inhalte: Konversation und Gebrauch von Kommunikationstechniken und -geräten

Konversation (d350)

Im Zentrum steht hier der Austausch von Gedanken und Ideen.

- Beginnt das Kind Unterhaltungen, (wie) kann es diese Unterhaltung aufrechterhalten, (wie) beendet es die Unterhaltung?
- Gibt es Unterschiede, ob sich das Kind mit nur einer Person unterhält oder mit mehreren?

Hier spielt die Kommunikationsform keine Rolle, es ist also unabhängig, ob die Konversation mündlich erfolgt oder gebärdet wird usw.

Diskussion (d355)

Eine Diskussion meint die Auseinandersetzung eines Sachverhalts mit Argumenten für oder gegen eine Position. Wie schon bei der Konversation können Sie beobachten, ob und wie das Kind an Diskussionen teilnimmt, sie beginnt, aufrechterhält und beendet.

Hier spielt die Kommunikationsform ebenfalls keine Rolle, es ist also unabhängig, ob die Diskussion mündlich erfolgt oder gebärdet wird.

Kommunikationsgeräte und -techniken benutzen (d360)

Kommunikationsgeräte und -techniken beinhalten das Telefon, Smartphone oder Tablet ebenso wie spezielle Geräte der Unterstützten Kommunikation (siehe unten), zentral ist aber, dass die Geräte zur Kommunikation benutzt werden, nicht zum Spielen. Beobachten können Sie hier, ob und wie das Kind Telefone nutzt, z.B. auch im Rollenspiel, ob elektronische Geräte oder der PC zum Verfassen von Mitteilungen benutzt werden.

Meta-Wissen

Zentrale Konzepte und Begriffe der Domäne „Kommunikation“

Wilken (2018, S. 11) definiert Kommunikation als „alle Verhaltensweisen und Ausdrucksformen, mit denen wir mit anderen Menschen bewusst oder unbewusst in Beziehung treten“.

Diese Definition, die explizit mehr umfasst als Sprechen, ist auch in der ICF-CY-Domäne Kommunikation abgebildet. Folgende Kommunikationsformen finden sich hier wieder:

- Sprechen
- präverbale (vorsprachliche) Äußerungen
- nonverbale Kommunikation
- Gebärdensprache
- Kommunikationsgeräte und -techniken
- die Umsetzung von Kommunikation in Konversationen und Diskussionen

Diese Begriffe werden nachfolgend kurz erklärt, um ein gemeinsames Verständnis für und Bewusstsein der Facetten von Kommunikation zu schaffen.

Zunächst aber noch ein kurzer Exkurs zur Vorstellung davon, wie Kommunikation „geschieht“. Die ICF-CY spricht hier von *„Kommunikation als Sender“* und *„Kommunikation als Empfänger“*. Diese Formulierungen beziehen sich auf Kommunikationstheorien, die davon ausgehen, dass es drei Komponenten von Kommunikation gibt:

- den Sender oder die Senderin
- die Nachricht
- den Empfänger oder die Empfängerin

Der Sender oder die Senderin schickt eine Information auf eine bestimmte Art und Weise, z.B. durch Sprache. Der Empfänger oder die Empfängerin entschlüsselt die Sprache und entnimmt den Wörtern die Information (Scholz & Stegkemper, 2022, S. 13). Diese technisch anmutende Theorie kann durch die Kommunikationstheorie von Watzlawick et al. (2017) sehr gut ergänzt werden, was hier allerdings zu weit führen würde.

Kommunikationstheorie nach Paul Watzlawick

Paul Watzlawick stellte in seiner wegweisenden und viel beachteten Kommunikationstheorie, die erstmals 1967 veröffentlicht wurde, fünf Axiome

(Grundsätze) auf. Eines der bekanntesten lautet *„Man kann nicht nicht kommunizieren“* (2017, S. 60) und meint, dass das menschliche Verhalten an sich als Kommunikation interpretiert werden kann. Beispiele und nähere Ausführungen finden Sie bei Scholz & Stegkemper (2022, S. 13 ff.).

Sprechen meint das „Produzieren der hörbaren Sprache“ (Wilken, 2018, S. 13). Dieser Vorgang ist jedoch komplex und stellt Anforderungen an die Sprechenden. Die einzelnen Laute müssen richtig artikuliert werden, also sprechmotorisch geformt und ausgesprochen. Es gibt in jeder Sprache ein Regelwerk, wie die Wörter zu Sätzen gefügt werden müssen (Grammatik), die Lautstärke, Betonung und die Absicht der Sprechenden sind von Bedeutung, um nur einige Aspekte zu nennen.

Vorsprachliche Äußerungen bilden im ersten Lebensjahr typische Meilensteine der Sprachentwicklung. In den ersten drei Lebensmonaten schreit das Kind zunächst reflexartig, zunehmend aber dann mit der Absicht, mit den Beziehungspersonen in Verbindung zu treten. Zwischen dem zweiten und vierten Monat wird meist die „Gurrperiode“ verortet, bei der das Kind einfache Laute produziert. Zwischen dem sechsten und dem zwölften Monat beginnt das Kind zu lallen („Lallperiode“), bevor mit etwa einem Lebensjahr erste Wörter gesprochen werden (Hülshoff, 2022, S. 286 f.). Ein erstes Sprachverständnis ist oft ab dem achten Lebensmonat zu beobachten, wenn das Kind bemerkt, dass eine Verbindung zwischen Wort und Gegenstand besteht (z. B. „Schnuller“) (Hülshoff, 2022, S. 286 f.).

Konversation und Diskussion hingegen sind sprachliche Entwicklungen, die sich bis in die Schulzeit erstrecken. Sätze, die zunehmend grammatikalische Regeln beachten, erarbeiten sich Kinder in der Regel im Alter von drei bis fünf Jahren. Ab dem fünften Lebensjahr wird Sprache komplexer und ermöglicht es so, über abstrakte Vorgänge zu sprechen (Hülshoff, 2022, S. 287). Konversation und Diskussion erfordern die Beachtung einer Vielzahl an Regeln: Wann darf ich sprechen, wann der andere? Welche Lautstärke und Wortwahl sind angemessen? Wie beginne und beende ich eine Konversation? Weiß mein Kommunikationspartner bzw. meine Kommunikationspartnerin, wovon ich spreche, oder fehlt ihm bzw. ihr die Vorkenntnis? (Wilken, 2018, 12 f.).

Unterstützte Kommunikation bezeichnet „alle Strategien, Maßnahmen und Hilfsmittel zur Kommunikationsunterstützung von Personen mit komplexen Kommunikationsbedürfnissen“ (Scholz & Stegkemper, 2022, S. 37). Darunter fallen körpereigene Kommunikationsformen (Mimik, Gesten und Gebärden), wenn ein Kind beispielsweise auf seine Hose deutet und damit anzeigt, auf die Toilette gehen zu wollen. Außerdem beinhaltet sind externe Mittel wie Kommunikationsgeräte (Talker, Tablets usw.) in elektronischer oder nicht elektronischer Form, mit oder ohne Sprachausgabe (Scholz & Stegkemper, 2022, S. 38).

Weiterführende Literatur

Als (sonder)pädagogische Fachkräfte sind Sie mit dem Konzept der Unterstützten Kommunikation (UK) vermutlich vertraut. Einen guten Überblick über das Themenfeld bietet:

Scholz, M. & Stegkemper, J. M. (2022). *Unterstützte Kommunikation – Grundfragen und Strategien.* Ernst Reinhardt Verlag.

Neben einer theoretischen Grundlegung über die Entwicklung von Kommunikation und dem Aufbau von UK gibt es auch wichtige Hinweise zur Diagnostik. Das Buch eignet sich als Einstieg in die Beschäftigung mit UK und ist durch seinen didaktisierten Aufbau angenehm zu bearbeiten.

Beispiel

Einordung eines Beispiels und mögliche Querverbindungen innerhalb des bio-psycho-sozialen Modells der ICF-CY (ohne Anspruch auf Vollständigkeit)

Stellen Sie sich hier bitte für einen Moment ein fünfjähriges Kind vor, das als sehr frühe Frühgeburt auf die Welt kam. Geburtskomplikationen verursachten einen Sauerstoffmangel beim Kind, die Frühgeburtlichkeit hatte eine Sehbeeinträchtigung zur Folge. Das Kind bedarf umfassender Hilfestellung in allen Lebensbereichen. Sie möchten sich nun auf die Suche machen, was die aktiven Kommunikationsmöglichkeiten des Kindes zum momentanen Zeitpunkt beeinflussen könnte. Dazu versuchen Sie, die Beteiligung der Komponenten der ICF-CY und ihre Wechselwirkungen zu identifizieren, Abbildung 7-18.

Gesundheitsproblem

Frage: Gibt es möglicherweise Besonderheiten, die sich aus der Diagnose des Kindes (extreme Frühgeburt) ergeben?

Antworten über Arztbriefe, geeignete Fachliteratur, Therapieberichte, usw.

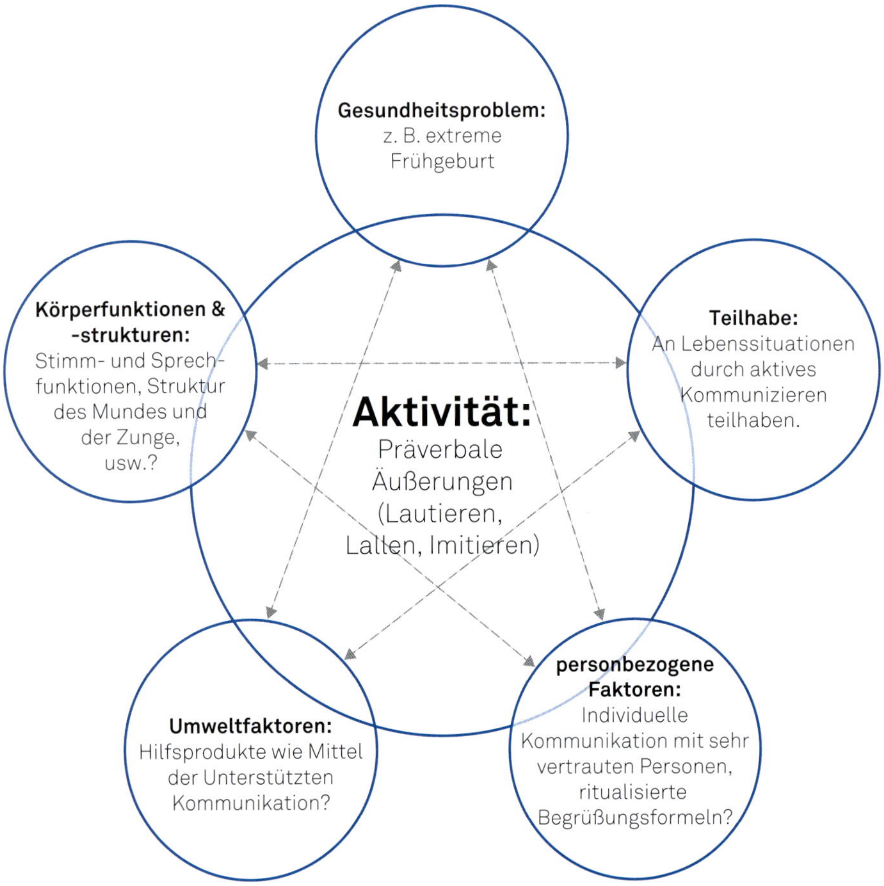

Abbildung 7-18: Wechselwirkungen im bio-psycho-sozialen Modell zu Kommunikation als Sender.

Personbezogene Faktoren:
Allgemeine handlungsleitende Beobachtungsfragen: Welche individuellen, für das Kind typischen Merkmale könnten die Kommunikation als Sender beeinflussen? Das könnten z. B. individuelle Gewohnheiten sein, die das Kind aus der Familie mitbringt, etwa ritualisierte Begrüßungs- und Verabschiedungsformeln.

Antworten über Beobachtungen und Gespräche mit Bezugspersonen.

Umwelt
Allgemeine handlungsleitende Beobachtungsfragen: Welche Produkte nutzt das Kind zur Kommunikation, welche Produkte könnte es nutzen?

Antworten über den Austausch mit Fachleuten (UK-Fachleute, Rehabilitationsbedarf, usw.).

Körperfunktionen und -strukturen
Allgemeine handlungsleitende Beobachtungsfragen: Wie ist die Funktionsfähigkeit der Stimme, der Artikulation, des Redeflusses und Ähnliches? Sind die Strukturen, die an Stimme und Sprechen beteiligt sind, beeinträchtigt?

Antworten über Arztbriefe, Gespräche mit Logopädinnen und Logopäden usw.

7.3.4 Kommunikation als Empfänger

Der Bogen Kommunikation als Empfänger ist im Anhang abgebildet.

Zusammenfassung

Dieses Kapitel beschreibt Merkmale der Kommunikation „mittels Sprache, Zeichen und Symbolen, einschließlich des Verstehens und Produzierens von Mitteilungen sowie der Konversation und des Gebrauchs von Kommunikationsgeräten und -techniken“ (Hollenweger & Kraus de Camargo, 2022, S. 164–165).

Inhalte

Kommunizieren als Empfänger gesprochener Mitteilungen (d310)

- *Auf die menschliche Stimme reagieren (d3100):* Können Sie feinste Reaktionen beim Kind beobachten, wenn Sie es ansprechen? Beispielsweise schnelleres Atmen oder leichte Körperbewegungen?

- *Einfache gesprochene Mitteilungen verstehen (d3102):* Einfach meint hier, dass es wenige Wörter sind und die Botschaft klar ist. Beispiel: „Gib mir ...“ oder „Nein!“.
- *Komplexe gesprochene Mitteilungen verstehen (d3108):* Damit sind ganze Sätze gemeint, Fragen oder längere Anweisungen.

Kommunizieren als Empfänger non-verbaler Mitteilungen (d315)

- *Kommunizieren als Empfänger von Gesten oder Gebärden (d3150):* Erfasst das Kind die Bedeutung von Gesichtsausdruck und Körperhaltung, Gesten oder eingeführten Gebärden?
- *Kommunizieren als Empfänger von allgemeinen Zeichen und Symbolen (d3151):* Versteht das Kind die Bedeutung von öffentlichen Zeichen und Symbolen, z. B. Verkehrsschilder, Warnsymbolen oder Ähnlichem?
- *Kommunizieren als Empfänger von Zeichnungen und Fotos (d3152):* Erkennt das Kind die Inhalte von Zeichnungen und Fotos, z. B. in Piktogrammen, Gemälden, Fotos oder Ähnlichem?

Kommunizieren als Empfänger von Mitteilungen in Gebärdensprache (d320)

- Kann das Kind *Mitteilungen in Gebärdensprache verstehen?* In der ICF-CY wird der Begriff „Gebärdensprache“ nicht weiter präzisiert. Hier sind die Anwenderinnen und Anwender darauf angewiesen, sich selbst darüber klar zu werden, welche Form an körpereigenen Ausdrucksformen sie zu Gebärdensprache zählen.
- Beobachtungsgelegenheiten erfordern Situationen, in denen Mitteilungen durch Gebärden unterstützt oder ersetzt werden. Beispiele: Gebärden eines standardisierten und offiziellen Systems, beispielsweise die Deutsche Gebärdensprache (DGS), die die Lautsprache ersetzt, das Fingeralphabet als Gebärden, die die Lautsprache begleiten oder „Schau doch meine Hände an“ (Verband Evangelischer Einrichtungen für Menschen mit Geistiger und Seelischer Behinderung e. V., 2003), das lautsprachunterstützend angelegt ist (Scholz & Stegkemper, 2022, S. 42). Die Frage ist hier, ob das Kind die Gebärden als solche wahrnimmt und interpretieren kann.

Meta-Wissen

Zentrale Konzepte und Begriffe der Domäne „Kommunikation“

Siehe oben (Kommunikation als Sender).

Weblink

Für eine differenzierte Diagnostik der kommunikativen Fähigkeiten als Sender oder Empfänger sei an dieser Stelle auf den Beobachtungsbogen zu kommunikativen Fähigkeiten – Revision, BKF-R, verwiesen (Scholz, Wagner & Stegkemper, 2022) (Kap. 3.6).

Beobachtungsbogen zu kommunikativen Fähigkeiten – Revision. Verfügbar unter https://www.bkf-r.de/

Beispiel

Einordung und mögliche Querverbindungen innerhalb des bio-psycho-sozialen Modells der ICF-CY (ohne Anspruch auf Vollständigkeit)

Dieses Beispiel bezieht sich wieder auf das extrem früh geborene Kind, dessen Kommunikationsmöglichkeiten Sie beobachten möchten, Abbildung 7-19. Konkret möchten Sie beobachten, ob und wie das Kind auf die menschliche Stimme reagiert. Wie kann es teilhaben, indem es menschliche Sprache empfängt?

Gesundheitsproblem

Frage: Gibt es möglicherweise Besonderheiten, die sich aus der Diagnose des Kindes ergeben?

Antworten über Arztbriefe, geeignete Fachliteratur, Therapieberichte, usw.

Personbezogene Faktoren

Allgemeine handlungsleitende Beobachtungsfragen:

- Gibt es Momente, in denen das Kind besonders aufmerksam zu lauschen scheint, z. B. bei Musikinstrumenten, bei Kinderlachen usw.?
- Welche Geräusche scheint das Kind zu meiden, bzw. auf welche Geräusche reagiert es verängstigt oder nervös?
- Wo liegt die individuelle Lärmgrenze des Kindes, ab wann empfindet es Geräusche als störend?

Antworten über Gespräche mit den Eltern bzw. wichtigen Bezugspersonen, Beobachtungen, spezifische Testverfahren (BKF-R, Kap. 3.6).

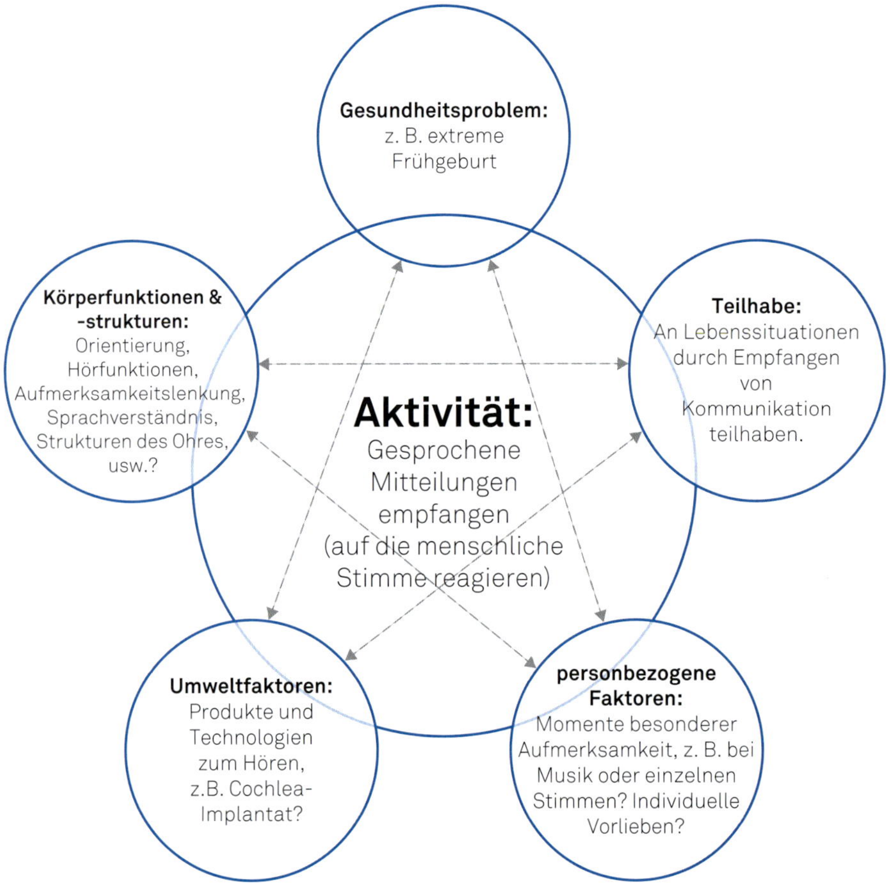

Abbildung 7-19: Wechselwirkungen im bio-psycho-sozialen Modell zu Kommunikation als Empfänger.

Umwelt

Allgemeine handlungsleitende Beobachtungsfragen: Benutzt das Kind Produkte und Technologien zur Kommunikation (e125), beispielsweise eine Hörhilfe oder ein Cochlea-Implantat?

Antworten über Gespräche mit den Eltern bzw. wichtigen Bezugspersonen, Arztbriefe oder therapeutische Berichte.

Körperfunktionen und -strukturen

Allgemeine handlungsleitende Beobachtungsfragen:

- Kann sich das Kind auf eine andere Person hin orientieren (b114)?
- Wendet sich das Kind neuartigen Dingen zu, ist es energiegeladen und aktiv, geht es auf andere Personen zu oder zieht es sich zurück (b125)?
- Fokussiert das Kind seine Aufmerksamkeit, kann es die Aufmerksamkeit lenken (b140)?
- Nimmt das Kind Geräusche und Töne wahr (b1560)?
- Wie hoch wird das Sprachverständnis des Kindes eingeschätzt (b1670)?
- Wie können folgende Hörfunktionen (b230) beurteilt werden: Schallwahrnehmung? Auditive Differenzierung? Ortung der Schallquelle? Richtungshören? Sprachdifferenzierung?
- Gibt es medizinische Besonderheiten, die Strukturen des äußeren Ohres, des Mittelohres oder des Innenohres betreffen (s240, s250, s260), z.B. wiederkehrende Mittelohrentzündungen?

Antworten über Beobachtungen, Gespräche mit den Eltern, ärztliche Untersuchungen (z.B. Hörtests).

7.3.5 Mobilität

Der Bogen Mobilität ist im Anhang abgebildet.

Zusammenfassung

Mobilität umfasst hier motorische Fähigkeiten, die eingesetzt werden mit dem Ziel, sich selbst zu bewegen. Es geht hier also darum, wie mobil das Kind ist und beispielsweise geht, rennt, klettert usw. Auch die

Bewegung von einer Körperposition in eine andere fällt in diese Domäne. Gleichzeitig umfasst Mobilität feinmotorisches Vermögen, beispielsweise die Bewegung von und mit Gegenständen im Raum (Hollenweger & Kraus de Camargo, 2022, S. 169–179).

Inhalte

Die Körperposition ändern und aufrechterhalten (d410–d429)

- (Wie) kann das Kind *eine elementare Körperposition wechseln (d410)?* Elementare Körperpositionen sind hier sich hinlegen, hocken, knien, sitzen, stehen, sich beugen, seinen Körperschwerpunkt verlagern oder sich umdrehen, z. B. von der Rücken- in die Bauchlage. Beobachtungsgelegenheiten gibt es vielfältige, nicht nur beim Gang in die Turnhalle. Kleine Bewegungsspiele zwischendurch, Angebote, die während des Kita-Tages die Raumebenen wechseln, z. B. Morgenkreis im Stuhl, Bilderbuchlesen auf dem Boden sitzend, Entspannungsangebot im Liegen usw.
- (Wie) kann das Kind *in einer Körperposition verbleiben (d415),* wenn das notwendig ist? Das bedeutet, wie kann es in liegender, hockender, kniender, sitzender oder stehender Position verbleiben? Wie kann es die Kopfhaltung beibehalten und das Gewicht des eigenen Kopfes tragen? Gelegenheiten zur Beobachtung bieten sich hier bei Angeboten innerhalb oder außerhalb des Hauses, die beispielsweise längeres Sitzen verlangen (Gottesdienste oder Ähnliches) oder auch bei längeren statischen Phasen wie der Brotzeit bzw. dem Mittagessen oder dem Vorlesen eines Buches.
- (Wie) kann *sich* das Kind *verlagern (d420),* indem es z. B. eine Bank entlang rutscht? Kann es sich vom Sitzen aus verlagern, z. B. im Sitzkreis am Boden rasch auf einen anderen Sitzplatz rutschen? Wie kann es sich im Liegen verlagern, indem es z. B. von einer Matratze auf eine andere Matratze rollt?

Gegenstände tragen, bewegen und handhaben (d430–d449)

- Wie *hebt das Kind Gegenstände an und trägt sie (d430)?* Wie hebt es ein Glas vom Tisch zum Mund, wie trägt es das Glas zur Spüle? Kann es etwas mit den Armen tragen, z. B. eine Katze oder ein größeres Kuscheltier? Wie gelingt ihm der Transport auf dem Rücken, z. B. eines Rucksacks? Und wie setzt es Gegenstände wieder ab, gelingt das sanft und mit angemessener Kraftdosierung?
- (Wie) kann das Kind *Gegenstände mit den Füßen bewegen (d435)?* Hat es die Kraft und Koordination, Pedale eines Fahrrads oder Ähnlichem zu bewegen? Kann es einen Ball mit den Füßen wegstoßen, bzw. schießen?
- Wie ist der *feinmotorische Handgebrauch (d440)?* Kann das Kind seine Handbewegungen so koordinieren, dass es Gegenstände hochheben oder zweckgemäß benutzen kann? Kann es Farbstifte aufnehmen, in welchem Griff fasst es sie an? Wie malt es Ausmalbilder an, mit welcher Schere kann das Kind am besten schneiden? Kann es Gegenstände auch wieder gezielt fallen lassen, wenn es das soll, z. B., wenn es einem Tier im Streichelzoo Futter in den Napf fallen lässt?
- Wie laufen *Hand- und Armbewegungen* ab, kann das Kind sie in einen guten Bewegungsablauf bringen *(d445)?* Kann das Kind an Gegenständen ziehen, sie schieben, seine Arme langmachen, um einen Gegenstand auf den Tisch zu ergreifen, der etwas weiter weg ist? Kann es seine Arme drehen und wenden, wenn es nötig ist, z. B. beim gründlichen Händewaschen? Gelingt es dem Kind, einen Ball zu werfen oder zu fangen?

Gehen und sich fortbewegen (d450–d469)

- (Wie) kann das Kind sich zu Fuß fortbewegen, also *gehen (d450)?* Darunter fallen alle Richtungen (vorwärts, rückwärts und seitwärts gehen), kurze (weniger als ein Kilometer) und lange Distanzen (mehr als ein Kilometer), unterschiedliche Oberflächen (Kies, Gras, Schnee, usw.) und das Ausweichen von Hindernissen, z. B. Autos, die auf dem Bürgersteig parken.
- (Wie) kann *sich* das Kind *auf andere Weise fortbewegen (d455)?* Also krabbelnd, kletternd, rennend, springend, schwimmend, rutschend, usw.
- (Wie) bewegt sich das Kind *in verschiedenen Umgebungen* fort *(d460)?* Gibt es Unterschiede, ob sich das Kind in der Kita-Gruppe bewegt oder außerhalb? Oder innerhalb eines Hauses und außerhalb?
- Wie gelingt dem Kind die Fortbewegung, wenn es spezielle Hilfsmittel benutzt, z. B. Schlittschuhe, Skier, Schwimmflossen oder aber einen Rollstuhl oder ein anderes *Gerät* (Gehwagen o. Ä.) *(d465)?*

Sich mit Transportmitteln fortbewegen (d470–d489)

- Darunter werden hier zum einen Transportmittel wie Auto, Bus, Kinderwagen oder Flugzeug verstanden, die als Mitfahrerin bzw. Mitfahrer vom Kind genutzt werden (*Transportmittel benutzen, d470).*

- Der zweite Punkt, *ein Fahrzeug fahren (d475)*, rückt die Aktivität des Kindes ins Zentrum, das Kind fährt hier also selbst. Beispiele können sein: ein Dreirad selbstständig fahren oder ein Laufrad.

Meta-Wissen

Zentrale Konzepte und Begriffe der Domäne „Mobilität“

Der Domänenname Mobilität gibt eine klare Denkrichtung vor: obwohl in ihr verschiedene motorische Fähigkeiten abgebildet sind, geht es nicht um eine Art (physio)therapeutischer oder medizinischer Befundung, wie einzelne motorische Kompetenzen ausgeprägt sind. Im Zentrum steht, wie das Kind seine individuellen motorischen Fähigkeiten nutzen kann, um mobil zu sein:

- Wie kann sich das Kind bewegen, um sein Ziel zu erreichen?
- Welche motorischen Fähigkeiten benötigt es, um Fußball spielen zu können oder ein Laufrad zu nutzen?
- Wie kann es eine für ihn unangenehme Körperhaltung eigenständig verändern, welche Bewegungsabläufe sind dazu nötig?

Um an diese Ziele zu kommen, benötigt das Kind seine Motorik, also „aktive Bewegungsvorgänge“ (Hülshoff, 2022, S. 418), die sich wiederum in grob- und feinmotorische Funktionen unterteilen lassen.

Die Grobmotorik umfasst die allgemeine, sichtbare und unsichtbare Motorik des Körpers. Sie entwickelt sich in der Regel recht rasant in den ersten Lebensjahren. Während dem Neugeborenen zunächst nur die Liegestellung möglich ist, kann es mit etwa 1,5 Jahren bereits frei gehen (Hülshoff, 2022, S. 234). Anheben des Kopfes, freies Sitzen, Bauchlage, das Abstützen in der Bauchlage mit zwei Händen, dann mit einer Hand, das Hochziehen an Gegenständen sind Beispiele aus der grobmotorischen Entwicklung.

Binnen dieser 18 Monate lernen viele Kinder sich zu rollen, zu robben, zu krabbeln, an Gegenständen entlangzugehen und schlussendlich frei zu gehen und das zunehmend koordiniert (Hülshoff, 2022, S. 234).

Die Feinmotorik umfasst differenzierte motorische Vorgänge wie Mimik, Gebrauch der Hände und Finger usw. Sie wird benötigt, wenn es um das Schneiden mit der Schere, das Malen mit Buntstiften, das Basteln mit Bügelperlen geht. Am Anfang der kindlichen Entwicklung stehen die geschlossene Faust des Neugeborenen und angeborene Reflexe, wie das Umklammern eines Fingers des Vaters. Nach und nach kann das Kind gezielt greifen, abgeben und loslassen und mit zwei Händen gleichzeitig arbeiten. Immer weiter differenzieren sich diese Fähigkeiten aus, sodass der Pinzettengriff benutzt wird und das Kind zunehmend kleinteiligere Gebilde erschafft (Hülshoff, 2022, S. 234).

Mobilität ist die Beweglichkeit, mit der das Kind handeln und alle motorischen Funktionen einsetzen kann, um sich zielgerichtet (fort) zu bewegen. Insofern ist der beobachtende Blick auf die Ziele des Kindes zu richten: wo möchte es sich hin- oder von etwas wegbewegen, welche Bewegungsabläufe sind ihm wichtig, usw. Die grob- und feinmotorischen Fähigkeiten sind dann als Mittel zum Zweck zu verstehen und stehen nicht isoliert.

Beispiel

Einordnung eines Beispiels und mögliche Querverbindungen innerhalb des bio-psycho-sozialen Modells der ICF-CY (ohne Anspruch auf Vollständigkeit)

Nehmen wir an, Sie beobachten die Mobilität eines Kindes und es fällt Ihnen auf, dass das Kind Probleme hat, einen Ball mit den Füßen wegzustoßen *(Gegenstände mit den unteren Extremitäten bewegen, d435)*. Das bemerken Sie in der Turnhalle, aber auch im Garten. Welche Wechselwirkungen im bio-psycho-sozialen Modell könnten von Interesse sein (Abbildung 7-20)?

Gesundheitsproblem

Frage: Gibt es möglicherweise Besonderheiten, die sich aus der Diagnose des Kindes ergeben?

Antworten über Arztbriefe, geeignete Fachliteratur, Therapieberichte, usw.

Personbezogene Faktoren

Allgemeine handlungsleitende Beobachtungsfragen: Welche inneren Einflüsse könnten auf das Kind wirken, z.B. große Fußballbegeisterung und der Wunsch, in die Bambini-Gruppe des Fußballvereins zu gehen?

Antworten über Gespräche mit dem Kind selbst, Beobachtungen.

Umwelt

Allgemeine handlungsleitende Beobachtungsfragen:

- Nimmt das Kind Medikamente (e1101), die eventuell Einfluss auf die Motorik nehmen könnten?

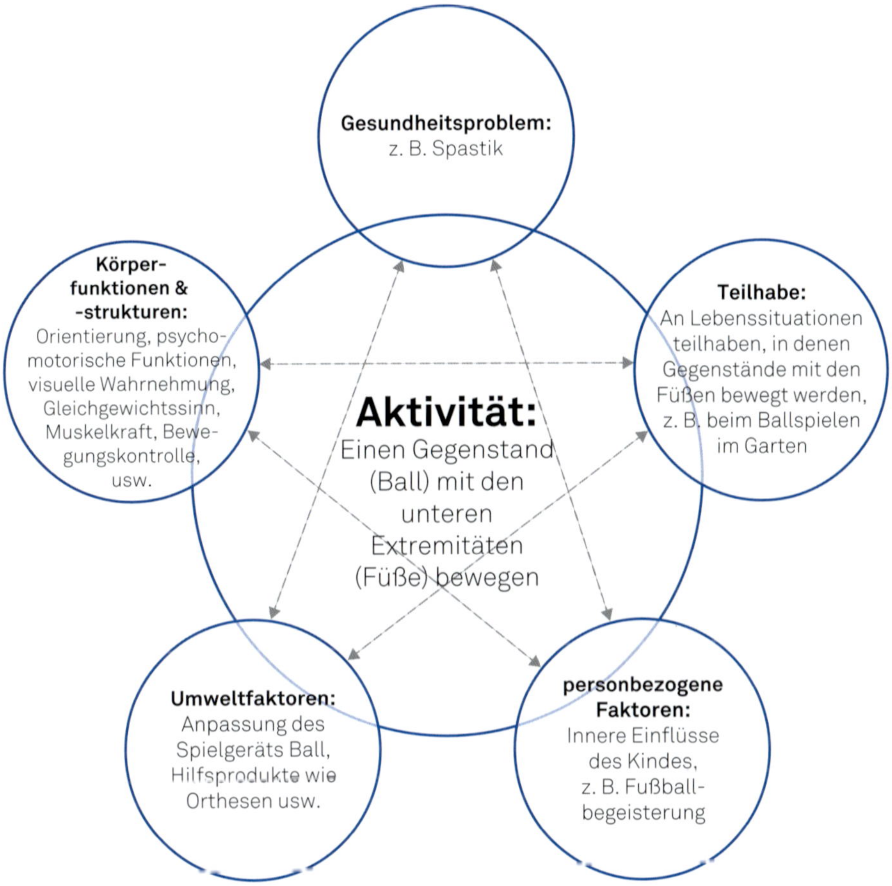

Abbildung 7-20: Wechselwirkungen im bio-psycho-sozialen Modell zu Mobilität.

- Benötigt das Kind Hilfsprodukte, wie z.B. Orthesen (e1151), zur Unterstützung im täglichen Leben?
- Können Spielgegenstände so angepasst werden, dass sie dem Kind helfen (e1152)? Beispielsweise größere, leuchtende Bälle über den Rehabedarf?

Antworten über Beobachtungen, Gespräche mit möglicherweise involviertem therapeutischem Personal, z.B. Ergo- oder Physiotherapie, Gespräche mit Bezugspersonen.

Körperfunktionen und -strukturen

Allgemeine handlungsleitende Beobachtungsfragen:

- Wie kann sich das Kind räumlich orientieren (b114)?
  - Kann es sich und seinen Körper im Raum verorten und im Bezug zu einem Objekt (b1144, b1143)?
- Wie schätzen Sie die psychomotorischen Funktionen des Kindes ein (b147)?
  - Welcher Fuß ist der dominante, wie gut kann das Kind seine Bewegungen kontrollieren, sind sie langsamer oder schneller als zu erwarten wäre (b1470)?
  - Wie ist die Qualität des Gangbildes, fließend und angemessen oder beobachten Sie auch hier Auffälligkeiten (b1471)?
- Wie nimmt das Kind seine Umwelt wahr (b156)?
  - Wie schätzen Sie die visuelle Wahrnehmung ein (b1562)?
- Wie ausgeprägt sind die vestibulären Funktionen (b235) beim Kind?
  - Kann es gut das Gleichgewicht halten (b2351)?
  - Wie bewegt es sich im Raum (vestibulärer Bewegungssinn, b2352)?
- Wie beweglich sind Gelenke und Knochen des Kindes (b710–b729)?
- Wie hoch ist die Muskelkraft (b730)?
- Wie gut kann es seine Bewegungen in anderen Bereichen kontrollieren (b750–b789)?
- Gibt es medizinische Auffälligkeiten an Knochen, Gelenken und Muskeln (s750, s770), die einen Einfluss auf das Treten eines Balles haben könnten?

Antworten über Beobachtungen, Gespräche mit möglicherweise involviertem therapeutischem Personal, z.B. Ergo- oder Physiotherapie, ärztliche Diagnosen, Skelett, Muskulatur und Gelenke betreffend.

7.3.6 Selbstversorgung

Die Bögen zur Selbstversorgung sind im Anhang abgebildet.

Zusammenfassung

Hier werden Inhalte aufgeführt, die mit der eigenen Versorgung zu tun haben, damit, den eigenen Körper zu waschen, abzutrocknen und zu pflegen, sich an- und auszuziehen und sich um die eigene Gesundheit zu kümmern (Hollenweger & Kraus de Camargo, 2022, S. 179–184). Das Thema Selbstversorgung spielt im Rahmen sonderpädagogischer Förderung eine zentrale Rolle. Aus diesem Grund wurden die Inhalte dieser Domäne auf zwei Bögen aufgeteilt, um den Beobachtenden Raum für besonders differenzierte Beobachtungen zu ermöglichen.

Inhalte Bogen 1/2

Sich waschen (d510)
- *Körperteile waschen (d5100)* umschließt beispielsweise das Waschen der Hände mit Wasser und Seife.
- *Den ganzen Körper waschen (d5101)* bedeutet dementsprechend, ein Bad zu nehmen oder zu duschen und dabei Wasser, Seife und Ähnliches zu benutzen.
- *Sich abtrocknen (d5102)* kann sowohl auf einzelne Köperteile, z.B. die Hände, als auch auf den gesamten Körper bezogen werden.

Seine Körperteile pflegen (d520)
- *Die Haut pflegen (d5200)* würde z.B. das Eincremen mit Feuchtigkeitscreme beinhalten.
- *Die Zähne pflegen (d5201)* umfasst die Zahnreinigung mit Zahnbürste, -creme und -seide.
- *Das Haar pflegen (d5202)* bedeutet, sich zu kämmen und zu frisieren.
- *Die Fingernägel pflegen (d5203)* schließt die Nutzung der Nagelfeile zur Reinigung und der Nagelschere zum Kürzen der Nägel ein.
- *Die Fußnägel pflegen (d5204)* ist analog zu den Fingernägeln zu sehen.
- *Die Nase pflegen (d5205)* bezieht sich auf das Schnäuzen bei Schnupfen und andere pflegende Maßnahmen.

Die Toilette benutzen (d530)
Für die Nutzung der Toilette ist wichtig,

- die *Blasenentleerung zu regulieren (d5300)* und
- die *Darmentleerung zu regulieren (d5301).*

Toilettennutzung bezieht sich allerdings nicht nur auf das Wasserlassen oder das Kotausscheiden selbst. Auch das Anzeigen des Bedürfnisses, die angemessene Durchführung, also beispielsweise erst nach dem Herunterlassen der Hose oder in die Toilette, nicht daneben, und die Reinigung danach gehören dazu.

Inhalte Bogen 2/2

Essen (d550)
Essen bedeutet, Lebensmittel zu zerkleinern, angemessen zum Mund zu führen, Messer und Gabel zu benutzen usw.

- Auch hier ist das *Anzeigen des Bedürfnisses* („Ich möchte essen") eingeschlossen *(d5500).*
- Interessant ist hier, dass die ICF-CY ein Item hat, das *„Angemessen essen"* *(d5501)* heißt. Angemessen bedeutet in diesem Zusammenhang, „auf kulturell akzeptierte Weise" (Hollenweger & Kraus de Camargo, 2022, S. 182), d.h. eventuelle Unterschiede in Esskulturen werden berücksichtigt.

Trinken (d560)
- Beinhaltet ebenfalls das *Anzeigen eines Bedürfnisses (d5600),* also von Durst.
- Auf welche Weise getrunken wird, ist wieder kulturell abhängig und umschließt auch *Flaschen (d5602),* Dosen, Wasserspender oder die Benutzung von Strohhalmen *(Trinken, anders bezeichnet d5608).*

Sich kleiden (d540)
Unterwäsche, Strumpfhosen, Beinkleidung, Oberbekleidung, Jacken usw. fallen unter Kleidung. Wichtig hier: auch Schuhe sind eingeschlossen. Unterschieden wird in:

- *Kleidung an- und ausziehen (d5400, d5401)*
- *Schuhwerk an- und ausziehen (d5402, d5403)*

Auch die *Auswahl geeigneter Kleidung* kann beobachtet werden *(d5404).*

Auf eigene Sicherheit achten (d571)
Auf die eigene Sicherheit achten Kinder, die Situationen vermeiden, die zu Verletzungen führen könnten. Diese Kinder wären im Straßenverkehr angemessen vorsichtig und würden auch kein Feuer missbrauchen.

Auf seine Gesundheit achten (d570)
Inhalte sind hier,

- für seinen *physischen Komfort* zu sorgen *(d5700),* indem man bequem sitzt oder liegt, es nicht zu heiß oder kalt hat, sich trocken hält und sich auch darüber im Klaren ist, warum das notwendig ist; bei Kindern könnte das beispielsweise heißen, dass sie darauf achten, nasse Socken auszuziehen und trockene Socken an,
- *Ernährung und Fitness zu handhaben (d5701),* indem gesunde Lebensmittel gegessen werden, und
- *seine Gesundheit zu erhalten (d5702),* indem man beispielsweise als Kind eine Bezugsperson holt, wenn medizinische Hilfe gebraucht wird.

Meta-Wissen

Zentrale Konzepte und Begriffe der Domäne „Selbstversorgung“

Selbstversorgung ist ein Begriff, der unter anderem im Bereich der Pflege beheimatet ist. Denkt der eine oder die andere bei Selbstversorgung heute eher an Menschen, die ihr eigenes Obst und Gemüse anbauen, ist hier jedoch der Grad an Selbstständigkeit gemeint, mit dem der Mensch Belange der Hygiene, der Körperpflege und der Nahrungsaufnahme erfüllen kann.

Eng mit Selbstversorgung verwandt ist das Konzept der **Aktivitäten des täglichen Lebens, ATL.** Diese Aktivitäten zeichnen sich dadurch aus, dass sie tägliche Bedürfnisse befriedigen (Schewior-Popp, Sitzmann & Ullrich, 2021, S. 89). Zu ihnen gehören: wach sein und schlafen, sich bewegen, sich waschen und kleiden, essen und trinken, ausscheiden, Körpertemperatur regulieren, atmen, sich sicher fühlen und verhalten, Raum und Zeit gestalten – arbeiten und spielen, kommunizieren, Kind, Frau, Mann sein, Sinn finden im Werden, Sein, Vergehen. Dieses Konzept, das im Deutschen eng mit dem Namen Liliane Juchlis (1933–2020) verbunden ist, wirkt auf die Gestaltung von Pflegesituationen.

Andreas Fröhlich hat diese Aktivitäten des täglichen Lebens auf die Pflege von Menschen mit schweren und schwersten Behinderungen übertragen und mit Beispielen angereichert. Zwei davon:

- Bei der Aktivität des täglichen Lebens „Sich bewegen“ empfiehlt er, einen liegenden Menschen „durch langsam einsetzende Schaukelbewegungen um die Körperlängsachse auf eine Körperdrehung und damit auf eine neue Sicht- und Hörorientierung“ vorzubereiten (Fröhlich, 2017, S. 233).
- Bei der ATL „Ausscheiden“ macht er auf die in diesem Kontext unerwünschte Wirkung von hygienischen und saugstarken Windeln aufmerksam, indem sie den Körper trotz Ausscheidung recht trocken halten. Fröhlich gibt zu bedenken, wenn „aber eine Kontrolle des Darms oder der Blase erreicht werden soll, so muss erst einmal die Erfahrung gemacht werden, dass überhaupt etwas aus einem herauskommt“ (Fröhlich, 2017, S. 235).

Aspekte der Selbstversorgung sind also sowohl im pflegerischen als auch im sonderpädagogischen Kontext verortet und Teil der täglichen Arbeit mit Kindern.

Beispiel

Einordnung eines Beispiels und mögliche Querverbindungen innerhalb des bio-psycho-sozialen Modells der ICF-CY (ohne Anspruch auf Vollständigkeit)

Sie beobachten bei einem Kind die Selbstversorgung und bemerken, dass es scheinbar Schwierigkeiten beim Zähneputzen hat. Jetzt interessiert es Sie, welche Einflüsse auf das Zähneputzen im bio-psycho-sozialen Modell wirken könnten (Abbildung 7-21).

Gesundheitsproblem
Frage: Gibt es möglicherweise Besonderheiten, die sich aus der Diagnose des Kindes ergeben?

Antworten über Arztbriefe, geeignete Fachliteratur, Therapieberichte, usw.

Personbezogene Faktoren
Allgemeine handlungsleitende Beobachtungsfragen:

- Welche Erfahrungen macht das Kind daheim mit dem Zähneputzen? Gibt es bestimmte Strukturen, Hilfsmittel, Vorbilder usw.?
- Welchen Geschmack bei Zahnpasta bevorzugt das Kind, hat es Vorlieben?
- Wie empfindlich ist das Kind im Mundraum? Besteht eine Überempfindlichkeit, sodass das Kind Berührungen, beispielsweise am Gaumen, als unangenehm empfindet?

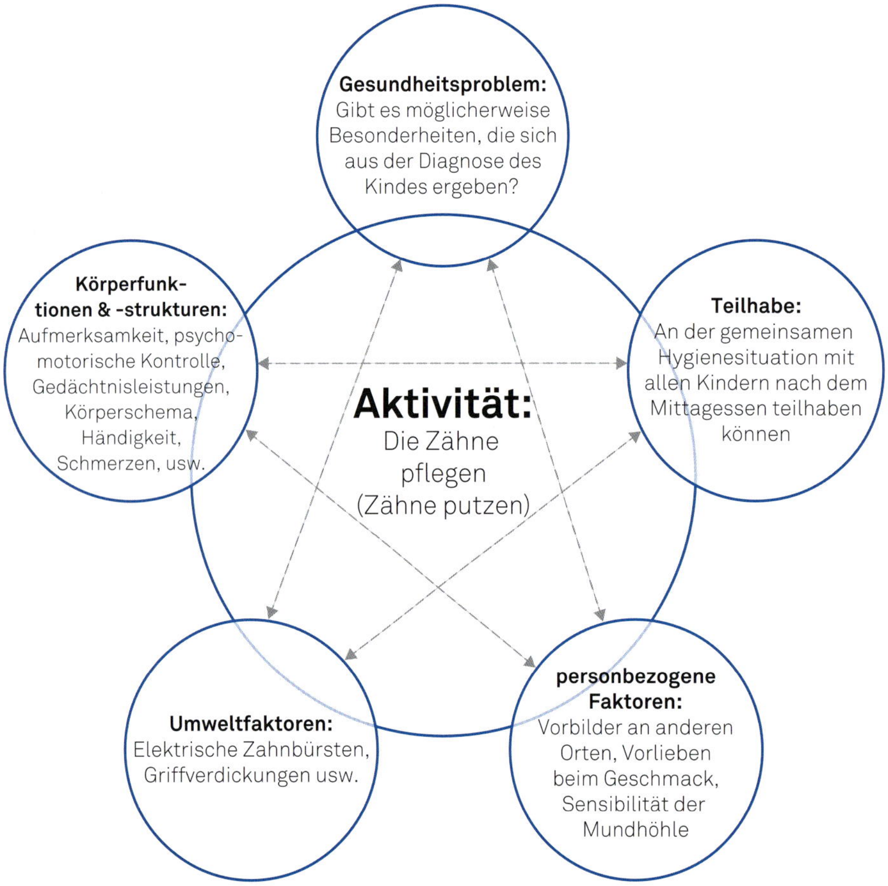

Abbildung 7-21: Wechselwirkungen im bio-psycho-sozialen Modell zu Selbstversorgung.

Antworten über Beobachtungen und Informationen aus logopädischer Behandlung oder zahnärztlichen Besuchen.

Umwelt

Allgemeine handlungsleitende Beobachtungsfrage: Nutzt das Kind Hilfsprodukte und unterstützende Technologien (e1151), z.B. eine elektrische Zahnbürste oder spezielle Zahnbürsten mit Griffverdickung?

Antworten über Gespräche mit den Bezugspersonen und therapeutischem Personal.

Körperfunktionen und -strukturen

Allgemeine handlungsleitende Beobachtungsfragen:

- Wie schätzen Sie die Aufmerksamkeit des Kindes ein (b140), wie kann es seine Aufmerksamkeit lenken, z.B. von der Beobachtung der anderen Kinder weg hin zur eigenen Zahnpflege?
- Wie beurteilen Sie das Gedächtnis des Kindes (b144)? Kann es Abläufe der Zahnpflege aus dem Gedächtnis rekonstruieren oder braucht es dazu Hilfen, z.B. Bilder mit dem Handlungsablauf?
- Wie steht es um die psychomotorischen Funktionen (b147)? Wie kann das Kind seine Handbewegungen kontrollieren?
- Wie nimmt sich das Kind selbst wahr (b180)? Wie ist sein Körperschema, bringt es seine Hand bewusst mit der Zahnbürste an die richtigen Stellen?
- Fühlt das Kind Schmerzen im Mund (b280), wenn es die Zahnbürste benutzt?
- Welche Hand benutzt das Kind zum Zähneputzen? Benutzt es die dominante Hand oder ist die Händigkeit noch unklar (b1473)?

Antworten über Gespräche mit den Eltern, evtl. Berichte von zahnärztlichen oder logopädischen Untersuchungen und Beobachtungen.

7.3.7 Interpersonelle Interaktionen und Beziehungen; Häusliches Leben

Der Bogen Interpersonelle Interaktionen und Beziehungen ist im Anhang abgebildet.

Zusammenfassung

In diesem Kapitel geht es um all das, was für die elementaren und komplexen Interaktionen mit Menschen wichtig ist (Hollenweger & Kraus de Camargo, 2022, S. 190–195).

Da die Domäne Häusliches Leben (Hollenweger & Kraus de Camargo, 2022, S. 187–190) nur ein relevantes Item für dieses Alter aufweist, welches thematisch aber zu den interpersonellen Interaktionen und Beziehungen passt, wurde es hier mit aufgenommen.

Inhalte

Allgemeine interpersonelle Interaktionen (d710–d729)

- *Elementare interpersonelle Aktivitäten (d719)* umfassen Respekt und Wärme in Beziehungen, Anerkennung und Dankbarkeit, Toleranz, Kritik äußern und ertragen, soziale Zeichen erkennen und senden. Es gehört außerdem dazu, angemessenen körperlichen Kontakt aufzunehmen, z. B. die Hand zur Begrüßung zu reichen und bekannte von unbekannten Menschen zu unterscheiden.
- *Komplexe interpersonelle Interaktionen (d720)* bedeutet, Beziehungen und Freundschaften einzugehen und zu beenden, sein Verhalten in Freundschaften zu regulieren und gemäß sozialer Regeln zu handeln. In einer Gesellschaft, in der Konflikte durch Kommunikation gelöst werden (sollen), ist es verpönt, seinen Freund in Konfliktsituationen zu beißen. Außerdem gibt es einen gewissen sozialen Abstand zwischen Menschen, der sich darin unterscheidet, wie nahe man sich steht. Ein Kind, das sich bei jedem Besucher bzw. jeder Besucherin gleich auf den Schoß setzt, hat diesen sozialen Abstand (noch) nicht gelernt oder hat andere Gründe für sein Verhalten.

Besondere interpersonelle Beziehungen (d730–d779)

- *Mit Fremden umgehen (d730):* Kann das Kind auf Fremde zugehen, wenn nötig? Das kann sich ergeben, wenn es bei einem Ausflug die Zoomitarbeiterin nach der Toilette fragen soll oder wenn es in einer fremden Gruppe zu Besuch ist und mit einem bestimmten Spielzeug spielen möchte.
- *Formelle Beziehungen (d740)* werden mit Autoritätspersonen eingegangen, im Fall von Kindern könnten das die Bezugspersonen in der Kita sein, also das pädagogische Personal.
- *Informelle soziale Beziehungen (d750):* Hier sind vor allem Freundschaften zu anderen Kindern wichtig, aber auch zu Nachbarn oder Bekannten.
- *Familienbeziehungen (d760)* umfassen hier sowohl die Kernfamilie (Eltern-Kind-Beziehungen), als auch die Beziehung unter Geschwistern und zum erweiterten Familienkreis (Onkel und Tanten, Großeltern, usw.).

Häusliches Leben (d610–d699)

Anderen helfen (d660): Dieser Punkt beschäftigt sich mit der Hilfe, die der Mensch anderen gibt. Das kann bei der Kommunikation oder der Selbstversorgung sein, bei der Bewegung oder dem Wohlbefinden anderer. Beispielsweise könnte man bei Kindern beobachten, ob sie anderen Kindern beim An- und Ausziehen helfen, ob sie den Erwachsenen beim Zubereiten von Speisen helfen oder Ähnliches.

Meta-Wissen

Zentrale Konzepte und Begriffe der Domäne „Interpersonelle Interaktionen und Beziehungen“

Welche zu Grunde liegenden Entwicklungslogiken und -konzepte findet man in Bezug auf dieses Kapitel der „Interpersonellen Interaktionen und Beziehungen“?

Zunächst gibt es einen kleinen, feinen Unterschied zwischen **Interaktionen** und **Beziehungen.** Zu sozialen Beziehungen schreibt Maderthaner (Maderthaner, 2021, S. 175), sie zählten zu den „elementarsten menschlichen Bedürfnissen“. Gelingen und Misslingen sozialer Beziehungen prägen Menschen ein Leben lang. Die Entwicklungspsychologie beschäftigt sich in zentralen Konzepten wie der Bindung intensiv mit der Entwicklung sozialer Beziehungen.

Der Begriff „Interaktion“ ist fachlich eher in der Soziologie verortet und bedeutet, dass „Individuen in einer Wechselwirkung zueinanderstehen, sei es, dass sie gemeinsam handeln und sich durch ihr Denken und Handeln gegenseitig beeinflussen, sei es, dass sie sich in ihrem Denken und Handeln an bestimmten konkreten oder auch vorgestellten Anderen orientieren“ (Abels, 2019, S. 185). Aus diesem gegenseitigen Abstimmen und der Orientierung an dem Anderen entsteht menschliches Handeln.

Ohne hier in die Tiefe gehen zu können, scheint doch klar, dass Interaktionen flüchtiger, kurzfristiger, wechselhafter sind als Beziehungen, die lebenslange Auswirkungen haben. Und doch bestimmen beide unser alltägliches Leben auf unterschiedliche Art und

Weise. In Interaktion treten Sie vermutlich oft beim Einkaufen mit der Bäckereifachverkäuferin, beim Zugfahren mit dem Sitznachbarn, über den man steigen muss und höflich um Entschuldigung bittet, usw. Beziehungen aber pflegen Sie vermutlich weniger und dafür aber langfristiger – mit Verwandten, Freundinnen und Freunden oder in einer guten Nachbarschaft.

Im Hinblick auf die Kinder, die in der Kita beobachtet werden, gehe ich kurz auf drei zentrale Beziehungen im Kindesalter ein: die zu der (Kern-)Familie, die zu den Geschwistern und die zu Freundinnen und Freunden:

- Die *Eltern-Kind-Beziehung* ist maßgeblich mit Bindung verknüpft, ein „emotionales Band [...], das sich Zeit und Raum übergreifend zwischen zwei Personen, insbesondere zwischen dem Kleinkind und seiner primären Fürsorgeperson entwickelt" (König, 2018, S. 13). Beide Beziehungspartner zeigen dafür spezifisches Verhalten:
  - die Eltern zeigen ein Fürsorgeverhalten, sie füttern, trösten, fördern und pflegen das Kind, gehen möglichst feinfühlig auf seine Bedürfnisse und Signale ein (König, 2018, S. 20),
  - das Kind zeigt Bindungsverhalten, indem es schreit, lächelt, Blickkontakt sucht usw., um „Schutz und Sicherheit sowie Unterstützung bei der Regulation von Emotionen zu erlangen" (König, 2018, S. 18).
- *Geschwisterbeziehungen* sind vor allem im Kita-Bereich geprägt von der Geburt von Geschwisterkindern. Dieses neue Familienmitglied stellt für Kinder ein besonderes Ereignis dar, das erst bewältigt werden muss. Hilfreich für das Kind ist hier, wenn es gut auf die Geburt des Geschwisterchens vorbereitet wurde und es auch in die neuen Aufgaben einbezogen wird. Das Stressniveau der Mutter und die elterliche Beziehungsdynamik spielen ebenso eine Rolle (Lohaus, Vierhaus & Maass, 2010, S. 200).
- Zu *Freundschaften mit Gleichaltrigen* muss an dieser Stelle bemerkt werden, dass es Freundschaften, also „enge, auf Gegenseitigkeit angelegte positive Beziehungen" (Lohaus et al., 2010, S. 202), in der Regel erst ab dem Grundschulalter gibt. Zuvor spricht Lohaus eher von „Spielpartnerschaften" (Lohaus et al., 2010, S. 204), die aber dennoch wichtige Funktionen erfüllen und helfen, ein adäquates Selbstbild zu entwickeln und Strategien zur Konfliktlösung zu entdecken.

Beispiel

Einordnung eines Beispiels und mögliche Querverbindungen innerhalb des bio-psycho-sozialen Modells der ICF-CY (ohne Anspruch auf Vollständigkeit)

Ein Kind zeigt im gemeinsamen Spiel mit Gleichaltrigen oft verbale und physische Aggressionen, die Sie sich zunächst nicht erklären können. Sie möchten weiter beobachten, was diese Verhaltensweisen auslöst und wie das Kind eine elementare interpersonelle Interaktion meistert, indem es z. B. soziale Zeichen in Beziehungen (d7104) angemessen gibt und auf solche reagiert (Abbildung 7-22).

Gesundheitsproblem
Frage: Gibt es eine ärztliche Diagnose oder einen Verdacht auf Entwicklungsbesonderheiten, die sich in auffälligen Interaktionsmustern niederschlagen, z. B. Autismus?

Antworten über Arztbriefe.

Personbezogene Faktoren
Allgemeine handlungsleitende Beobachtungsfrage: Auf welcher emotionalen Entwicklungsstufe steht das Kind? Hier bietet sich eine differenzierte Diagnostik an, wenn Sie den Eindruck haben, dass sie das Kind emotional nicht recht einzuschätzen wissen.

Weiterführende Literatur

Für eine Einarbeitung in das Thema emotionale Entwicklung und eine differenzierte Diagnostik möchte ich gerne zwei Veröffentlichungen empfehlen, die beide als Zielgruppe Menschen mit geistiger Behinderung haben:

Sappok, T. & Zepperitz, S. (2019). *Das Alter der Gefühle. Über die Bedeutung der emotionalen Entwicklung bei geistiger Behinderung.* Bern: Hogrefe.

Sappok, T., Zepperitz, S., Morisse, F., Barrett, B. F. & Došen A. (2023). *Skala der Emotionalen Entwicklung – Diagnostik 2. SEED-2.* Bern: Hogrefe.

Umwelt
Allgemeine handlungsleitende Beobachtungsfrage: Welche körperliche und emotionale Unterstützung und Fürsorge erfährt das Kind in seinem engsten und erweiterten Familienkreis (e310, e315) oder über Freunde und Bekannte (e320)? Welche Rolle spielen persönliche Hilfs- und Pflegepersonen (e340), die die Familie unterstützen, z. B. Familienentlastende Dienste, Babysitter usw.?

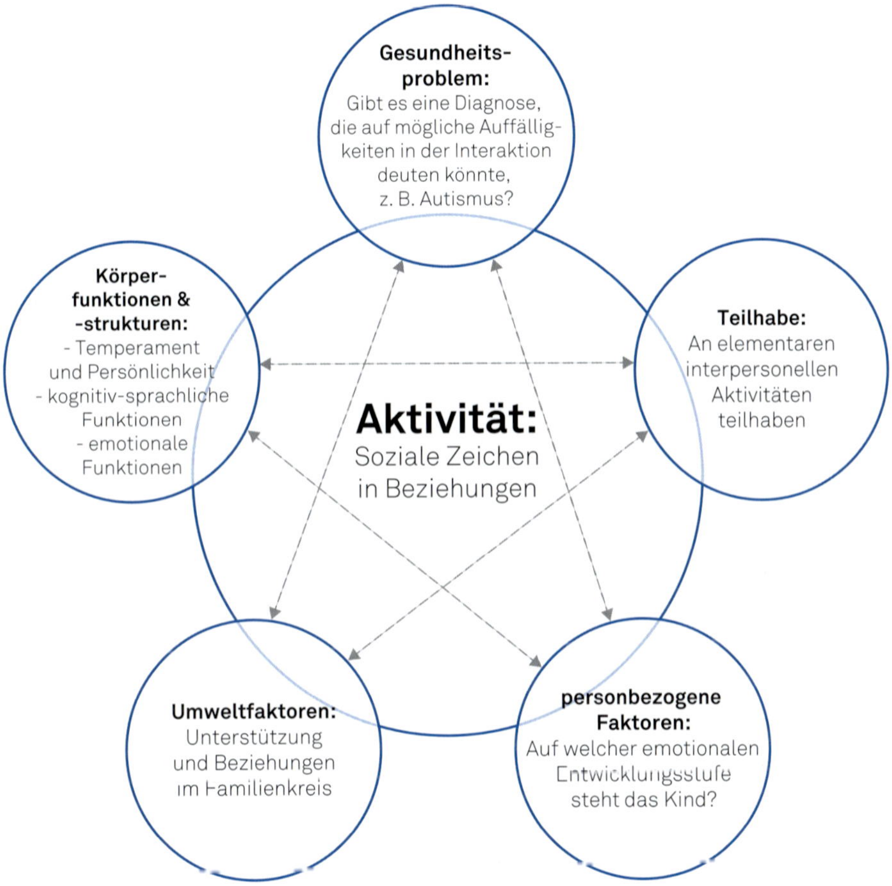

Abbildung 7-22: Wechselwirkungen im bio-psycho-sozialen Modell zu Interpersonellen Interaktionen und Beziehungen.

Antworten über Gespräche mit dem Kind und den Bezugspersonen.

Körperfunktionen und -strukturen
Allgemeine handlungsleitende Beobachtungsfrage:

- Wie beurteilen Sie das Temperament und die Persönlichkeit (b126) des Kindes? Ist es aufgeschlossen oder eher introvertiert? Ist es umgänglich und stabil oder neigt es eher zu Reizbarkeit?
- Welche kognitiv-sprachlichen (b167) Kompetenzen hat das Kind? Kann es Sprache entschlüsseln und den Inhalt entnehmen? Welche Möglichkeiten des Ausdrucks von eigenen Bedürfnissen stehen ihm zur Verfügung?
- Wie schätzen Sie die emotionalen Funktionen (b152) ein? Kann das Kind seinen Gefühlen in verschiedenen Situationen angemessen Ausdruck verleihen? Wie gut kann es seine Gefühle kontrollieren?

Antworten über Beobachtungen, Gespräche mit Bezugspersonen in verschiedenen Zusammenhängen, usw.

7.3.8 Bedeutende Lebensbereiche

Der Bogen Bedeutende Lebensbereiche ist im Anhang abgebildet.

Zusammenfassung

Die Domäne Bedeutende Lebensbereiche beschäftigt sich mit der „Ausführung von Aufgaben und Handlungen, die für die Beteiligung an Erziehung/Bildung [...] erforderlich sind“ (Hollenweger & Kraus de Camargo, 2022, S. 195–201).

Inhalte

Erziehung/Bildung (d810–d839)
Vorschulerziehung (d815): Hier geht es darum, ob das Kind schon oder (noch) nicht einen Vorschulunterricht besucht.

Sich mit Spielen beschäftigen (d880)

- *Solitärspiel (d8800)* meint die gezielte und ausdauernde Beschäftigung mit Gegenständen, Spielsachen, Materialien oder Spielen, aber allein, das heißt, nur für sich.
- *Beobachtungsspiel (d8801)* bedeutet, sich gezielt mit der Beobachtung anderer spielender Kinder zu beschäftigen, ohne sich selbst aktiv zu beteiligen.
- *Parallelspiel (d8802)* ist die gezielte und ausdauernde Beschäftigung mit Spielzeugen oder Materialien, während andere Kinder in unmittelbarer Nähe ebenfalls spielen. Das Kind spielt aber parallel, das heißt, neben den anderen Kindern, ohne mit in deren Spielverhalten einzusteigen. Beispiel: ein Kind steckt längere Zeit für sich Bausteine zusammen und trennt sie wieder, während neben ihm in der Spielecke drei andere Kinder gemeinsam ein Haus aus Bausteinen bauen.
- *Gemeinsames Kooperationsspiel (d8803)* ist das Spielen zusammen mit anderen Kindern, mit einem gemeinsamen Spiel oder Zweck. Das können Gesellschaftsspiele sein, aber auch gemeinsames Häuserbauen in der Bauecke oder Spielen mit faszinierenden Materialien.

Meta-Wissen

Zentrale Konzepte und Begriffe der Domäne „Spiel"

Psychologisch betrachtet ist Spiel „eine individuelle, persönlich sinnvolle Aktivität zur Gestaltung der eigenen Wirklichkeit. [...] Das Erleben ist beim spielenden Kind subjektiv zeitlos. Sein Spiel findet im Hier und Jetzt statt" (Mogel, 2008, S. 8).

Wann ein Spiel also ein „gutes" Spiel ist, wird vom Kind bestimmt, das sich dazu entscheidet, sich darin zu vertiefen. In verschiedenen Entwicklungsstadien können das völlig unterschiedliche Aktivitäten sein: ein Säugling, der am Daumen lutscht, ein kleines Mädchen, das seine Puppe füttert, ein Grundschüler, der freihändig Fahrradfahren übt, eine Jugendliche, die begeistert und ausdauernd Computerspiele spielt und vieles mehr (Mogel, 2008, S. 7).

Darüber hinaus ist Spiel aber eine treibende Kraft der kindlichen Entwicklung. Spiel fördert Fantasie und den Wechsel in andere Perspektiven (Zimpel, 2019, S. 83–90), z. B. beim Rollenspiel, bei dem ein Kind in die Rolle der Mutter oder des Verkäufers schlüpft und dabei Verhaltensweisen und Gefühle der Rolle nachempfindet und nachbildet. Zimpel führt an, dass Kinder im Spiel üben können, „Wunschträume in realistische Ziele zu übersetzen" (Zimpel, 2019, S. 90), indem sie sich ausprobieren, sich Reaktionen vorstellen und so Handlungen in Gedanken erproben.

Können diese Überlegungen für Kinder im Allgemeinen gelten, so lohnt es besonders, über Spiel und schwere geistige Behinderung nachzudenken. Spiel als „Menschenrecht" (Klauß & Janz, 2019, S. 45) findet auf verschiedenen Ebenen statt und ist auch auf basal-perzeptivem Anforderungsniveau möglich (Klauß & Janz, 2019, S. 59). Das bedeutet, dass Kinder mit schwerer Behinderung ihren Bedürfnissen und Interessen entsprechend Angebote gemacht werden können, die sinnlich-wahrnehmend gestaltet sind oder ihnen erlauben, Gegenstände zu verändern, mit ihnen zu hantieren oder Ähnliches. Effekte, die das Kind in seiner Umwelt auslösen kann, z. B. ein Klangspiel, ein Lichtspiel oder Ähnliches, machen Spaß und bewirken Entwicklung.

Weblink
Eine Möglichkeit des In-Kontakt-Tretens, des gemeinsamen Spielens bietet das Konzept der *Intensive Interaction* (Hewett, 2023). Folgende Homepage eignet sich gut für einen ersten Eindruck: Institut für Intensive Interaction. Verfügbar unter http://www.intensiveinteraction.de/

Beispiel

Einordnung eines Beispiels und mögliche Querverbindungen innerhalb des bio-psycho-sozialen Modells der ICF-CY (ohne Anspruch auf Vollständigkeit)

Das Kind, das Sie beobachten, wechselt häufig in der Freispielzeit, auf Sie macht es den Eindruck, als ob „es sich nichts finden" würde, was ihm Spaß macht. Sie und Ihr Team beschließen, in der zweiten Beobachtungsphase noch genauer darauf zu achten und fragen sich, welche Komponenten ansonsten noch Auswirkungen auf das Spielverhalten des Kindes haben könnten.

Gesundheitsproblem
Frage: Gibt es eine ärztliche Diagnose oder einen Verdacht auf Entwicklungsbesonderheiten, die sich in auffälligem Spielverhalten niederschlagen, z. B. Autismus?

Antworten über Arztbriefe.

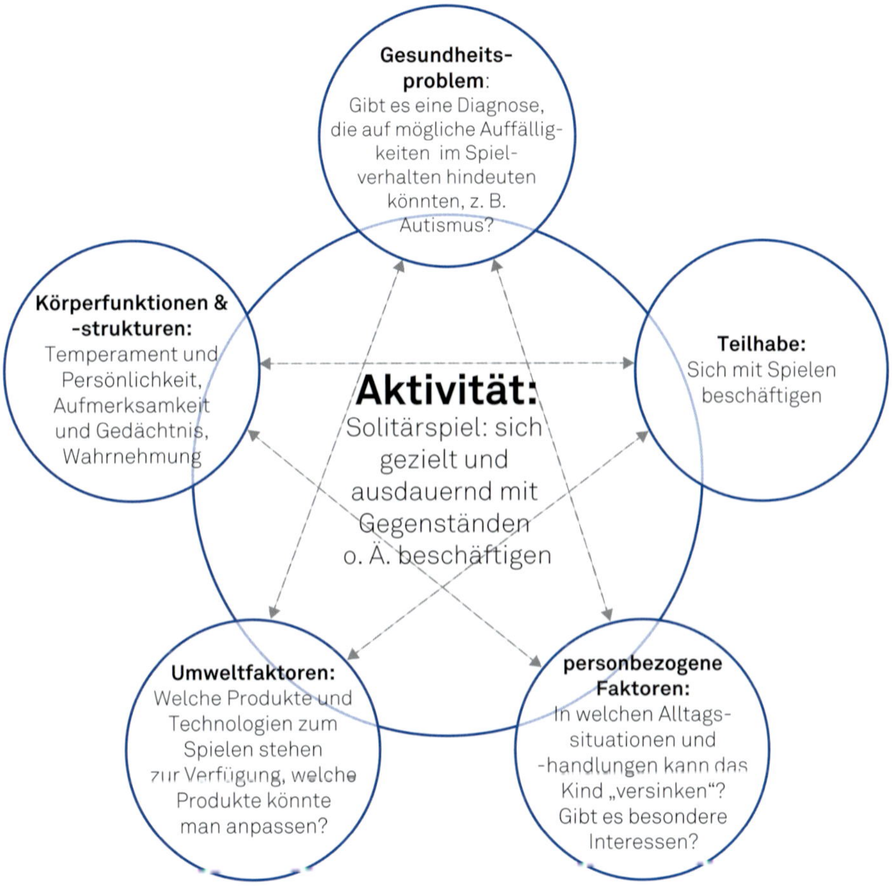

Abbildung 7-23: Wechselwirkungen im bio-psycho-sozialen Modell zu Bedeutende Lebensbereiche.

Personbezogene Faktoren

Allgemeine handlungsleitende Beobachtungsfrage: Erkennen Sie im Alltag Materialien, Gegenstände oder Handlungen, die das Kind zu faszinieren scheinen? Hat es besondere Interessen, z. B. an Fahrzeugen, an knisternden Papieren oder Ähnlichem?

Antworten über Beobachtungen, Gesprächen mit Bezugspersonen.

Umwelt

Allgemeine handlungsleitende Beobachtungsfrage: Welche Produkte zum Spielen stehen dem Kind zur Verfügung? Welches Spielmaterial ist vorrätig, z. B. Bausteine, welche Materialien nicht, z. B. Sinnesmaterial, Wasser schütten, Sand oder Ähnliches?

Antworten über eine Inventur des Materials in der Kita und einem Gespräch mit der häuslichen Bezugsperson, welche Produkte das Kind daheim hat und nutzt. Darüber hinaus lässt sich noch überlegen, ob Produkte angepasst werden könnten, damit das Kind damit spielen kann, z. B. über einen größeren Würfel und größere Spielfiguren oder eine Reduzierung des Umfangs, also weniger Memory-Karten.

Körperfunktionen und -strukturen

Allgemeine handlungsleitende Beobachtungsfrage:

- Welches Temperament (b126) zeigt das Kind? Genießt es Ruhe und Rückzugsmöglichkeiten oder sucht es nach Möglichkeiten, sich kraftvoll und ausdauernd zu bewegen?
- Wie schätzen Sie die Aufmerksamkeits- und Gedächtnisspanne des Kindes ein? Kann es sich einfache oder komplexe Regeln merken? Wie lange bleibt es fokussiert bei einem Angebot? Welche Angebote fesseln seine Aufmerksamkeit?

Antworten über Beobachtungen, das Bereitstellen unterschiedlicher Angebote und Ähnliches.

Nach diesem Überblick über den Inhalt der ICF-CY, der auf den Bögen abgebildet ist, geht es jetzt in die praktische Anwendung. Der nun folgende dritte Teil dieses Praxisleitfadens beschäftigt sich mit der konkreten Planung, Ausführung und Auswertung der Beobachtungen.

Literaturverzeichnis

Abels, H. (2019). *Einführung in die Soziologie*. Wiesbaden: Springer Fachmedien.

Bundschuh, K. (2008). *Heilpädagogische Psychologie. Mit 2 Tabellen und 83 Lernfragen* (UTB Sonder- und Heilpädagogik, Psychologie, Bd. 1645, 4., überarb., erw. und neu gestaltete Aufl.). München: Reinhardt.

Deutsche interdisziplinäre Arbeitsgruppe zur ICF-CY-Adaptation für den Kinder- und Jugendbereich. *Checklisten für die ICF-CY*. Verfügbar unter https://www.dgspj.de/service/icf-cy/

Dworschak, W. & Kölbl, S. (2022). Adaptives Verhalten. Zur Bedeutung eines (zu) wenig beachteten Konstrukts im Kontext geistiger Behinderung aus diagnostischer Sicht. In M. Gebhardt, D. Scheer & M. Schurig (Hrsg.), *Handbuch sonderpädagogische Diagnostik* (S. 175–188). Regensburg: Universitätsbibliothek.

Fröhlich, A. (2017). Aktivitäten des täglichen Lebens schwerstbehinderter Menschen. In A. Fröhlich, N. Heinen, T. Klauß & W. Lamers (Hrsg.), *Schwere und mehrfache Behinderung - interdisziplinär* (Impulse, Band 1, 2. Aufl., S. 229–240). Oberhausen: Athena.

Hasselhorn, M., Gold, A., Kunde, W. & Schneider, S. (2022). *Pädagogische Psychologie. Erfolgreiches Lernen und Lehren* (5. Aufl.). Stuttgart: Kohlhammer Verlag. https://doi.org/10.17433/978-3-17-039783-5

Hewett, D. (Hrsg.). (2023). *Handbuch Intensive Interaction*. Karlsruhe, Baden: Loeper.

Hollenweger, J. & Kraus de Camargo, O. (Hrsg.). (2022). *ICF-CY. Internationale Klassifikation der Funktionsfähigkeit, Behinderung und Gesundheit bei Kindern und Jugendlichen* (2., korrigierte Auflage). Bern: Hogrefe.

Horstmann, G. & Dreisbach, G. (2017). *Allgemeine Psychologie kompakt* (2., überarbeitete und erweiterte Aufl.). Weinheim, Grünwald: Beltz; Preselect.media GmbH.

Hülshoff, T. (2022). *Medizinische Grundlagen der Heilpädagogik* (4. Aufl.). München: UTB; Ernst Reinhardt Verlag. https://doi.org/10.36198/9783838558356

Klauß, T. & Janz, F. (2019). Entwicklungspsychologische Aspekte des Spiels im Kontext schwerer Behinderung. In J. Riegert, T. Sansour, O. Musenberg, A. Buder, T. Molnar, S. Müller et al. (Hrsg.), *Spielen. Menschen mit schwerer Behinderung und die Potenziale des Spiels* (1. Aufl., S. 45–62). Aachen: Verlag Mainz.

Kölbl, S. (2021). *Beobachtung, Dokumentation und Förderplanung an Schulvorbereitenden Einrichtungen mit dem FörderSchwerpunkt Geistige Entwicklung*. Ludwig-Maximilians-Universität München.

König, L. (2018). *Bindung in Therapie und Beratung. Ein ressourcenorientierter Ansatz für die Arbeit mit Kindern. Mit E-Book inside* (1. Originalausgabe). Weinheim: Beltz.

Kraus de Camargo, O., Simon, L., Ronen, G. & Rosenbaum, P. L. (Hrsg.). (2020). *Die ICF-CY in der Praxis* (2., vollst. überarb. u. erw. Aufl.). Bern: Hogrefe.

Lohaus, A., Vierhaus, M. & Maass, A. (2010). Frühe Eltern-Kind-Interaktion und Bindung. In A. Lohaus, M. Vierhaus & A. Maass (Hrsg.), *Entwicklungspsychologie des Kindes- und Jugendalters* (S. 92–101). Berlin, Heidelberg: Springer.

Maderthaner, R. (2021). *Psychologie* (Utb basics, 3. Aufl.). Wien: facultas; UTB.

Mogel, H. (2008). *Psychologie des Kinderspiels. Von den frühesten Spielen bis zum Computerspiel; die Bedeutung des Spiels als Lebensform des Kindes, seine Funktion und Wirksamkeit für die kindliche Entwicklung; mit 6 Tabellen* (3., aktualisierte und erweiterte Aufl.). Heidelberg: Springer. https://doi.org/10.1007/978-3-540-46644-4

Pitsch, H.-J. & Limbach-Reich, A. (2019). *Lernen und Gedächtnis bei Schülern mit kognitiver Behinderung* (1. Aufl.). Stuttgart: Verlag W. Kohlhammer. https://doi.org/10.17433/978-3-17-034710-6

Pretis, M. (2022). *Teilhabeziele planen, formulieren und überprüfen. ICF leicht gemacht* (2. Aufl.). München: Ernst Reinhardt Verlag.

Schewior-Popp, S., Sitzmann, F. & Ullrich, L. (Hrsg.). (2021). *Thiemes Pflege. Das Lehrbuch für Pflegende in Ausbildung* (15. Auflage). Stuttgart: Georg Thieme Verlag.

Scholz, M. & Stegkemper, J. M. (2022). *Unterstützte Kommunikation. Grundfragen und Strategien* (utb, Bd. 5827, 1. Aufl.). München: UTB; Ernst Reinhardt Verlag. https://doi.org/10.36198/9783838558271

Scholz, M., Wagner, M. & Stegkemper, J. (2022). *Beobachtungsbogen zu kommunikativen Fähigkeiten (BKF-R Version 1.5)*, Institut für Sonderpädagogik Universität Koblenz-Landau und Fakultät für Sonderpädagogik Pädagogische Hochschule Ludwigsburg. Verfügbar unter www.bkf-r.de

Sparrow, S. S., Cicchetti, D. V. & Saulnier, C. A. (Hrsg.). (2021). *Vineland Adaptive Behavior Scales - Third Edition. Vineland-3*. Frankfurt am Main: Pearson.

Verband Evangelischer Einrichtungen für Menschen mit Geistiger und Seelischer Behinderung e. V. (2003). *Schau doch meine Hände an. Sammlung einfacher Gebärden zur Kommunikation mit nichtsprechenden Menschen* (Orientierungshilfe der Diakonie, 11. Aufl.). Reutlingen: Diakonie-Verlag.

Watzlawick, P. (2017). *Menschliche Kommunikation. Formen, Störungen, Paradoxien* (Klassiker der Psychologie, 13., unveränderte Aufl.). Bern: Hogrefe. https://doi.org/10.1024/85745-000

Wilken, E. (2018). Kommunikation und Teilhabe. In E. Wilken (Hrsg.), *Unterstützte Kommunikation. Eine Einführung in Theorie und Praxis* (Ausgabe 5, S. 7–17). Stuttgart: Kohlhammer Verlag.

Zimpel, A. F. (2019). Spielen und die geistige Entwicklung. In J. Riegert, T. Sansour, O. Musenberg, A. Buder, T. Molnar, S. Müller et al. (Hrsg.), *Spielen. Menschen mit schwerer Behinderung und die Potenziale des Spiels* (1. Aufl., S. 81–98). Aachen: Verlag Mainz.

Teil III
Anwendung der Beobachtungsbögen

Im dritten Teil geht es an die praktische Umsetzung der theoretischen Grundlagen (Teil I), anhand derer die Inhalte der ICF-CY (Teil II) beobachtet werden. Ab jetzt steht die Anwendung der Beobachtungsbögen im konkreten pädagogischen Alltag im Zentrum, inklusive der Vorbereitungen, möglicher Problemfelder und abschließender Checklisten, die einen knappen Überblick zum Ablauf bieten. Im besten Fall gelingt es Ihnen mit Hilfe der Bögen und des vorgeschlagenen Ablaufs, Ihre Beobachtung weiter zu strukturieren und zu professionalisieren. Anhand der Beobachtungen sollte Ihnen dann die Formulierung der individuellen Förderziele für die Kinder Ihrer Gruppe leichter fallen. Die Einbindung des gesamten Teams in alle Prozesse schlägt sich hoffentlich in einem verbesserten Informationsfluss zwischen allen Beteiligten, einer verbesserten Arbeitsteilung und höheren Effizienz nieder. Indirekt profitieren auch die Kinder, vor allem, wenn die Informationen zwischen verschiedenen Fachpersonen fließen und so widersprüchliche Förderziele vermieden werden. Der Fokus auf Teilhabe wird möglicherweise auch von Seiten der Eltern begrüßt, ebenso wie die Anschlussfähigkeit des Konzepts an andere ICF-basierte Dokumente, wie z. B. Arztbriefe.

Was dieses Beobachtungsverfahren allerdings nicht kann, ist eine voll umfängliche Kodierung der individuellen Lebenssituation mit den ICF-Codes. Ebenso wenig wird eine tiefgreifende und spezifische Beurteilung der einzelnen Lebensbereiche möglich sein. Das Verfahren bietet ein Gerüst, sieht aber keine Wege vor, das Beobachtete in allen Nuancen zu beurteilen. In den Fällen, in denen Sie standardisierte Verfahren zur Abklärung der Fähigkeiten suchen, möchte ich Sie an testdiagnostisch versierte Expertinnen und Experten verweisen, die sicher aktuelle Testverfahren empfehlen können, um den jeweiligen Bereich präziser auszuleuchten.

Und jetzt geht es in die Anwendung, zunächst mit einem kurzen Überblick, was vor der eigentlichen Beobachtung zu tun ist.

8 Nötige Vorbereitungen und Ressourcen

Bevor die Beobachtungsphase beginnt, ist es sinnvoll, sich Zeit zur Vorbereitung zu nehmen. Obwohl diese Vorarbeiten beim ersten und vielleicht auch zweiten Beobachtungsdurchlauf etwas zeitintensiver sind, erleichtern sie doch das Beobachten sehr, schaffen Sicherheit und vermeiden Frustrationen und Missverständnisse. Sobald diese Art zu beobachten in der Gruppe etabliert ist, verkürzt sich die Vorbereitungszeit und der Ablauf wird routinierter. Die Vorbereitungen umfassen zwei Bereiche: das Team und die Beobachtungsbögen.

Die **Teammitglieder** sollten sich im Vorfeld der Beobachtungswochen in die Beobachtungsbögen und in den Ablauf einlesen (Teil II und III des vorliegenden Praxisleitfadens). Es sollte jedem Mitglied klar sein wer, wann, wo, wen und was beobachtet. Also sind folgende Fragen zu klären:

Wer nimmt an der Beobachtung teil? Es ist optimal, wenn alle Teammitglieder gemeinsam beobachten. Aber im Alltag ist es oft so, dass es sich zeitweise nicht einrichten lässt, sei es, weil pflegerische Aufgaben ein Teammitglied zeitlich zu stark beanspruchen oder ein Mitglied mit anderweitigen Aufgaben in der Gruppe voll ausgelastet ist. Deshalb muss die Besprechung im Vorfeld klären, wer sich konkret die Zeit zur Beobachtung nimmt, wünschenswert wären mindestens zwei Teammitglieder (intersubjektive Übereinstimmung). Bei der Planung der Beobachtungswochen muss dies mitbedacht werden, sodass die betreffenden Personen auch Freiräume haben, die sie gezielt zur Beobachtung nutzen können. Konkret könnte man bei der Planung eines pädagogischen Angebots darauf achten, dass hier eine gewisse Rückzugsmöglichkeit zum Dokumentieren der Beobachtungen offenbleibt.

In welcher Woche findet die erste Beobachtungsphase statt? Wählen Sie eine Woche, die recht ruhig läuft, ohne zu viele außerplanmäßige Aktivitäten, sodass Zeit und Luft für Momente des Beobachtens bleiben. Sie werden auch ungünstige Zeiträume identifizieren, beispielsweise die Woche vor Weihnachten, in der erfahrungsgemäß eine größere Unruhe herrscht als üblich. Die Durchführung der Beobachtungsphasen bietet sich für ruhigere Wochen an.

Zu welchen Tageszeitpunkten wird beobachtet? Auch hier sollte im Vorfeld überlegt werden, wann gezielt beobachtet werden kann. Nimmt man sich vor, „über die ganze Woche hinweg" zu beobachten, könnte es sein, dass dieser Zeitraum vergeht und die Beobachtung immer weiter nach hinten geschoben wird. Vielleicht ist es eine Option, sich eine Art „Termin" im Wochen- und Tagesplan zu setzen, der einen aktiv dazu anhält, diese Verabredung zum Beobachten einzuhalten. Beobachtungen, die über diese Termine hinaus gemacht werden, sind dadurch nicht weniger relevant. Sie ergänzen das gezielte Beobachten sinnvoll.

Welche Kinder sollen beobachtet werden? Wählen Sie vor allem bei der ersten Benutzung dieses Beobachtungsinstruments eher wenige Kinder zur Beobachtung aus. Insgesamt werden zwei bis drei Kinder pro Durchlauf empfohlen.

Was wird beobachtet? Vor jeder der beiden Phasen sollte sich das Team bewusst machen, was genau im Zentrum der Beobachtung steht. In der ersten Phase geht es um allgemeine, noch (relativ) unsystematische Beobachtungen. In der zweiten Phase um einzelne Bereiche, die dafür systematisch beobachtet werden. Diese Bewegung vom „Großen" zum „Kleinen" spiegelt sich auch in den Beobachtungsbögen wider. Vor jeder Phase sollten deshalb die betreffenden Bögen aufmerksam gelesen werden, um so vorbereitet und bewusst in die Beobachtungen zu gehen. Liest man erst während der Beobachtungsphase, geht Zeit verloren, die im Alltag zumeist knapp ist.

Nach der Einarbeitung des Teams sind die **Beobachtungsbögen** selbst so vorzubereiten, dass die Beobachtung in der kommenden Woche problemlos starten kann.

- *Vorbereitung der Bögen:* Die Bögen der ersten und zweiten Beobachtungsphase sind grafisch so gestaltet, dass die Farben der Bereiche übereinstimmen. Deshalb werden die relevanten Bögen farbig ausgedruckt und mit dem Namen des Kindes beschriftet. Es empfiehlt sich, den Bogen der ersten Phase auf DIN A 3 auszudrucken, für die zweite Phase je nach persönlichen Vorlieben.
- *Raumorganisation:* Die Bögen werden auf Augenhöhe im Raum befestigt, beispielsweise an Schrankfronten. So wird der Beobachtungsauftrag präsent gehalten und die Bögen sind schnell zugänglich,

um Beobachtungen zu notieren. Eine Verwahrung der Bögen in einem Ordner oder Ähnlichem führt dazu, dass Beobachtungen erst im Nachhinein aufgeschrieben werden, was hier bewusst vermieden werden soll.

- *Tipp:* Falls es räumlich und personell möglich ist, führen Sie einen Beobachtungsstuhl in der Gruppe ein. Dieser Stuhl ist an einer Stelle platziert, von der aus man die Gruppe gut überblickt. Mit größeren Kindern kann auch besprochen werden, dass die Person, die auf diesem Platz sitzt, Zeit hat, sich alles anzuschauen und aufzuschreiben, was ihr auffällt. So wird Beobachtung auch für die Kinder mit der Zeit eine Routine, die bekannt ist und deshalb nicht weiter stört.
- *Datenschutz:* Da die Bögen offen sichtbar angebracht werden, empfiehlt es sich, nicht die vollen Namen der Kinder auf den Bögen zu notieren.

9 Beobachtungsphasen

9.1 Erste Phase: einen Überblick verschaffen

9.1.1 Ziel

Das Ziel der ersten Phase ist *wahrnehmende, entdeckende Beobachtung.* Hier soll ein erster breiter Eindruck gewonnen werden, der in der zweiten Phase systematisch vertieft wird. Das bedeutet, dass noch keine bestimmte Fragestellung die Beobachtung lenkt, sondern das Kind so unvoreingenommen wie möglich wahrgenommen werden soll. Die beobachteten Verhaltensweisen werden möglichst wertneutral und beschreibend festgehalten. Stellen Sie sich dazu vor, dass Sie die Verhaltensweisen eines Kindes so notieren, als ob Sie ein Gemälde, z. B. die Mona Lisa beschreiben. Sie erzählen jemandem, der noch nie von der Mona Lisa gehört hat, von den Farben des Bildes, was die Frau auf dem Gemälde trägt, was sonst auf dem Gemälde zu sehen ist. Aber: Sie lassen noch keine Interpretationen einfließen, warum die Frau Ihrer Meinung nach lächelt. Das erleichtert es Ihrem Gegenüber, sich selbst einen Eindruck von der Mona Lisa zu machen, vielleicht wird er auch etwas völlig Gegensätzliches in das Bild interpretieren. Übertragen auf die Beobachtungssituation heißt das, Sie notieren „Max wippt im Morgenkreis fünfmal mit dem Stuhl, von links nach rechts“ und nicht „Max ist unruhig, ihm ist langweilig“. Die Pädagoginnen und Pädagogen sollten das Kind *in verschiedenen Situationen, zu verschiedenen Tageszeiten* bewusst beobachten.

9.1.2 Theoretische Fundierung

Um die hier vorgeschlagene Vorgehensweise in der praktischen Beobachtung an theoretische Überlegungen zum Beobachten (Teil I) rückzubinden, werden hier kurz zentrale Überlegungen dargestellt, um den Aufbau des Beobachtungsbogens zu begründen.

Dieser Bogen der ersten Phase soll von der **unbewussten Wahrnehmung zur bewussten Beobachtung** führen. Um die eigenen, unweigerlich subjektiv gefärbten Eindrücke ein Stück weit zu objektivieren, wird das ganze Team in die Beobachtung einbezogen. Diese Beobachtungen werden schon in der ersten Phase vor-systematisiert, indem die Teammitglieder ihre Notizen in die passenden Kreissegmente eintragen.

Die Frage, ob die Beobachtung **teilnehmend oder nicht teilnehmend** durchgeführt wird, ist voraussichtlich nicht eindeutig zu beantworten und wird sich je nach Situation in der Gruppe ergeben. Ein „Beobachtungsstuhl“ spricht für (eher) nicht teilnehmende Beobachtung, teilnehmende Beobachtungen entstehen aus dem gemeinsamen Spiel oder der Begleitung beim Toilettengang.

Das Kind wird in seiner natürlichen Umgebung beobachtet, in den alltäglichen Gruppen- und Einzelaktivitäten. Die Beobachtung wird vermutlich in einem höheren Grad als **offene Beobachtung** erfolgen, denn als verdeckte. Durch die Anbringung der Beobachtungsbögen in Augenhöhe werden Kinder Nachfragen stellen und es liegt dann an den Teammitgliedern, wie stark auf die Beobachtungssituation eingegangen wird.

Beobachtet werden in der ersten Phase **mehrere Verhaltensweisen** in ihrer Breite, ohne sich auf einen Bereich (z. B. Selbstversorgung) und vielleicht daraus einen Einzelaspekt (z. B. Toilettengang) zu fokussieren.

Das Beobachten erfolgt

- *zielgerichtet,* beispielsweise durch Begrenzungen in der Auswahl der Kinder,
- *organisiert,* beispielsweise durch Absprachen zur zeitlichen und personellen Umsetzung und
- *operationalisiert* durch eine erste Grobstruktur mit Hilfe der beobachteten Entwicklungsbereiche (Kreissegmente) und hebt sich somit von der unbewussten Wahrnehmung ab.

9.1.3 Start und Verlauf der ersten Phase

Sind die Vorbereitungen auf die erste Phase schon im Vorfeld abgeschlossen, beginnt die Beobachtung am ersten Tag der Woche (i. d. R. Montag), sobald das Kind in die Gruppe kommt. Die pädagogischen Kräfte sammeln ihre Beobachtungen und tragen sie in das jeweilige Kreissegment (z. B. gelb = Kommunikation oder pink = interpersonelle Interaktionen und Beziehungen) ein. Jedes Kreissegment ist außen mit den zentralen Inhalten des Bereichs beschriftet, z. B. Kommunikation: mittels Sprache; mittels Zeichen und Symbolen; verstehen und produzieren von Mitteilungen; Kommunikationsgeräte und -techniken. So kann der Inhalt bei Unsicherheiten immer wieder kurz aufgefrischt werden.

Der Beobachtungsbogen dient als Arbeitspapier und ist kein offizielles Dokument, wie es beispielsweise ein Schulzeugnis wäre. Als Arbeitspapier muss der Beobachtungsbogen nicht fehlerfrei und ordentlich ausgefüllt werden. Um den Kreis mit den verschiedenen Segmenten sind feine Linien angebracht, die als Raum für Notizen genutzt werden können. Offene Fragen zu den Entwicklungsbereichen, Beobachtungen, die (noch) nicht eindeutig zugeordnet werden konnten und vieles mehr kann hier seinen Platz finden. Hier macht sich auch ein Ausdruck des Bogens auf DIN-A-3-Format bezahlt, da die Fläche innerhalb und außerhalb der Segmente größer wird.

Die Teammitglieder beobachten das Kind in der besprochenen Weise: zu bestimmten Zeiten, von einem festen Beobachtungsstuhl aus, tageweise, je nach strukturellen und personellen Ressourcen. Die Beobachtungen sollten zeitnah dokumentiert, also im Bogen verschriftlicht werden. Die Befestigung auf Augenhöhe soll für kurze Wege sorgen, um die Zeit zwischen der Beobachtung und der Dokumentation so kurz wie möglich zu halten. Die Formulierung der Beobachtungen ist so sachlich und neutral wie möglich, ohne Interpretationen. Fragen oder Vermutungen sollten als solche gekennzeichnet werden. Die Beobachtungen laufen die ganze Woche und enden am letzten Tag der Arbeitswoche (i. d. R. Freitag) mit einer kurzen Teambesprechung.

9.1.4 Ende der ersten Phase

In dieser Teambesprechung findet eine Zusammenschau aller gemachten Beobachtungen statt. Das Team entscheidet gemeinsam, welche Bereiche in der zweiten Phase genauer beobachtet werden sollen. Als Entscheidungskriterien zur Auswahl der Bereiche können auffallend viele oder wenige Notizen in einem Segment dienen, voneinander abweichende oder sich widersprechende Beobachtungen der Teammitglieder, auffallende Schwierigkeiten des Kindes in einem Bereich usw.

Stehen die Bereiche fest, werden sie auf DIN A 4 ausgedruckt, mit dem Namen bzw. Kürzel des Kindes versehen und wieder auf Augenhöhe befestigt. Es empfiehlt sich, die Bereiche im Vorfeld gut durchzulesen. Wie in Teil II beschrieben, befindet sich auf der Rückseite jeden Bogens eine Tabelle, in der Beobachtungshilfen zu den einzelnen Items abgedruckt sind. Beidseitig bedruckte Bögen sind, sobald sie an der Wand befestigt sind, eher schwer umzublättern. Es ist also eine Erleichterung, die Bögen nur einseitig auszudrucken und untereinander zu hängen. Die Vorderseite des Bogens hängt vorzugsweise auf Augenhöhe der Erwachsenen, um unkompliziert Notizen anbringen zu können, die Rückseite mit den Erklärungen darunter oder daneben, je nach Platz.

9.2 Zweite Phase: einzelne Bereiche genauer beobachten

9.2.1 Ziel

Die zweite Beobachtungsphase dient dazu, die in der ersten Phase gemachten Beobachtungen weiter zu systematisieren und so den jeweiligen Entwicklungsstand genau zu beschreiben. Durch diese Vorgehensweise werden die Fähigkeiten und Förderbedarfe eines Kindes so differenziert beobachtet und dokumentiert, dass daraus die Förderziele abgleitet werden können.

9.2.2 Theoretische Fundierung

Die zweite Beobachtungsphase ist so konzipiert, dass sie die Beobachtungen weiter strukturiert, schematisch ordnet und durch die parallele Beobachtung durch mehrere Teammitglieder eine Reflexionsfolie für die eigene Wahrnehmung und die Anderer bietet.

Die Strukturierung der Beobachtungen erfolgt durch die zunehmende Differenzierung der Beobachtungseinheiten, die Verästelungen werden feiner. Die schematische Ordnung ergibt sich aus dem Bogen an sich, der den Aufbau der ICF-CY übernimmt und visuell aufbereitet. Die permanente Reflexion der eigenen Eindrücke und der Abgleich mit denen der Teammitglieder vollzieht sich in der Diskussion am Ende der zweiten Phase. Welche Beobachtungen decken sich, welche widersprechen sich? Beeinflussten Beobachtungsfehler (siehe Teil I, Kap. 3.4) die Einschätzungen? Finden sich Anhaltspunkte für tagestypische Schwankungen im Verhalten, die sich vielleicht an diesen gegensätzlichen Einschätzungen zeigen? Nicht immer ergibt sich dieser Diskussionsbedarf. Wenn aber doch, so lohnt ein genauer Blick auf die möglichen Ursachen.

9.2.3 Start und Verlauf der zweiten Phase

Das Team hat sich bereits am Ende der ersten Phase mit den Inhalten der ausgewählten Bögen vertraut gemacht oder findet vor Beginn der zweiten Phase noch Zeit. Die Planung der Beobachtungsgelegenheiten und -zuständigkeiten spielt in den Vorbereitungen wieder eine entscheidende Rolle. Der Beobachtungsaufwand ist in der zweiten Phase höher als in der ersten. Wenn bis zu drei Kinder beobachtet werden mit jeweils zwei Entwicklungsbereichen, macht das bis zu sechs Beobachtungsbögen innerhalb einer Woche. Es mag nahe liegen, die Bereiche und Zuständigkeiten im Team aufzuteilen, was sich manchmal sicher automatisch ergibt, wenn beispielsweise eine Person routinemäßig als Unterstützung beim An- und Auskleiden oder bei der Zahnhygiene bei einem Kind ist. Wo es sich aber einrichten lässt, wird die Beobachtung als Team empfohlen. Die Einschätzungen des Kollegen bzw. der Kollegin können von der eigenen abweichen. In der Kommunikation über diese unterschiedlichen Wahrnehmungen geschieht dann ein Abgleich. Das Ergebnis des Abgleichs gibt im besten Fall ein objektiveres Bild des Verhaltens als es eine einzelne subjektive Einschätzung wäre. Je mehr Routine und Übung die beiden Phasen prägen, desto selbstverständlicher und leichter werden sie von der Hand gehen. Als Reflexion des eigenen Handelns können kurze Erinnerungshilfen, bei welchen Prozessen die Beobachtung ins Stocken kam, welche Planungsfehler oder unvorhergesehenen Ereignisse hinderlich waren und Weiteres an geeigneter Stelle vermerkt werden, um bei der Planung des nächsten Durchgangs mit drei anderen Kindern darauf zurückzukommen und ggf. Anpassungen vorzunehmen.

Die Dokumentation der Beobachtungen erfolgt in der zweiten Phase über Kürzel (siehe Teil II, Kap. 7.2). Die Kürzel erlauben eine zeitsparende Art des Notierens, zwingen aber gelegentlich dazu, eindeutige Einordnungen uneindeutiger Situationen zu treffen. Ein Beispiel könnte sein, wenn das beobachtete Verhalten stark von der Tagesform des Kindes abzuhängen scheint. In solchen Fällen bieten die Bögen der zweiten Phase ebenso wie der Bogen der ersten Phase Linien an, um diese Notizen als Freitext, ohne Kürzel, zu verschriftlichen.

9.2.4 Ende der zweiten Phase

Das Ende der zweiten Phase bildet die Zusammenfassung und Besprechung der gemachten Beobachtungen im Team. Im besten Fall werden die dokumentierten Beobachtungen den Erziehungsberechtigten geschildert und ihre Einschätzung dazu eingeholt. Die Formulierung der Förderziele ist der Abschluss des Beobachtungsdurchlaufs und wird im Folgenden dargestellt.

Weblink

Die ICF-CY ist umfangreich und komplex. Wenn Sie die Eltern im Sinne einer Erziehungspartnerschaft in die Förderplanung einbeziehen möchten, müssen Sie sich auf die Suche nach geeigneten Formulierungen machen. Schließlich verwenden Sie neues Vokabular in Elterngesprächen und denken konsequent teilhabeorientiert.

Vielleicht kann Ihnen die folgende Literaturempfehlung helfen. Sie ist kostenfrei im Internet zu finden und übersetzt die Begriffe der ICF-CY in eine „familienfreundliche" Sprache.

Pretis & Kopp-Sixt (2019). ICF in familienfreundlicher Sprache. Graz: Eigenverlag. Verfügbar unter https://bkf-petoe.de/wp-content/uploads/2020/12/icf_brochure_de.pdf

10 Von den Beobachtungen zu den Förderzielen

10.1 SMARTe Ziele

Am Ende der zweiten Beobachtungsphase haben Sie gemeinsam mit Ihrem Team Bereiche identifiziert, die in der Förderplanung Berücksichtigung finden sollen. Mithilfe der dokumentierten Beobachtungen können Sie den Entwicklungsstand des Kindes ablesen, wie er sich Ihnen in den letzten Wochen dargestellt hat. Anhand dieses Entwicklungsstandes können Sie nun Vermutungen darüber anstellen, wo für das Kind der nächste Entwicklungsschritt liegt, den das Kind mit der Hilfe einer anderen Person oder auch mit technischer Unterstützung schaffen könnte, bevor es ihn komplett selbstständig meistert. Technische Unterstützung könnten Hilfsmittel sein wie therapeutische Scheren, Stifthalter oder eine Leselampe am Tisch, aber auch Geräte der Unterstützten Kommunikation oder Ähnliches. Sind solche Ziele gefunden worden, geht es an die Formulierung. Wie oben bereits gezeigt (Tabelle 4-1), schlägt Pretis vor, die Förderziele SMART zu formulieren (Pretis, Kopp-Sixt & Mechtl, 2019, S. 155). Tabelle 10-1 gibt Beispiel für SMARTe Förderziele.

10.2 Förderziele formulieren

Für die sprachliche Formulierung der Förderziele gibt Pretis (2022, S. 62ff.) Anregungen, die hier aufgegriffen werden. Ausgangspunkt ist die fünfjährige Susanne, deren feinmotorische Fähigkeiten gefördert werden sollen. Das Kind kommt demnächst in die Vorschule und zeigt noch wenig Motivation für Stifte oder Bastelaufgaben. Um das Interesse des Kindes zu wecken, wird das Produkt, das bei der Förderung entsteht, ein Geschenk für die Oma sein, zu der Susanne eine enge Beziehung hat.

Der Wortlaut des **Förderziels** lautet: „Susanne übt ihre feinmotorischen Fähigkeiten, um an den Angeboten der Vorschule aktiv teilzunehmen."

Die **Fördermaßnahmen** lauten: „Susanne fädelt in der Wochenplanarbeit Perlen, um die entstehende Kette ihrer Großmutter zum Geburtstag zu schenken" und „Susanne stempelt in der Wochenplanarbeit eine Geburtstagskarte".

Wie sind die Sätze aufgebaut?

Beide Ebenen, also das übergeordnete Förderziel und die untergeordneten Maßnahmen sind **teilhabeorientiert** formuliert. Die Teilhabe an den Angeboten der Vorschule (Lernen und Wissensanwendung) und dem Geburtstag der Oma (intersubjektive Beziehungen) ist der Hintergrund, vor dem die Tätigkeiten geplant sind und mit dem Geburtstag der Oma gleichzeitig das Motiv, um das Interesse des Kindes zu wecken und es **sinnvoll** zu machen.

Das **Subjekt** ist Susanne, also das Kind selbst, aus ihrer Perspektive wird die Fördermaßnahme formuliert.

Mit der **Verortung** der Tätigkeit im zeitlichen Ablauf („in der Wochenplanarbeit") wird die Fördermaßnahme konkretisiert und verbindlich.

Die Beschreibung des Produkts („eine Kette", „eine Geburtstagskarte") operationalisiert die Tätigkeit und macht sie so überprüfbar.

Die Ziele sind **positiv formuliert** und im **Präsens,** als ob das Kind die Ziele schon erreicht hätte („fädelt ... auf", „stempelt").

Weiterführende Literatur

Manfred Pretis hat allein oder mit Kolleginnen mehrere Bücher zur konkreten Anwendung der ICF im pädagogischen Kontext veröffentlicht, die sehr empfehlenswert sind. Beispiele:

Pretis, M., Kopp-Sixt, S. & Mechtl, R. (2019). *ICF-basiertes Arbeiten in der inklusiven Schule.* München: Ernst Reinhardt Verlag.

Pretis, M. (2022). *Teilhabeziele planen, formulieren und überprüfen.* München: Ernst Reinhardt Verlag.

Zusammenfassung

- Förderziele bilden (eher) die Teilhabeorientierung ab, also an welcher Lebenssituation die Kinder teilhaben sollen.
- Die Fördermaßnahmen formulieren die konkreten Aktivitäten, um die Teilhabe zu ermöglichen.
- Ziele und Maßnahmen sind positiv, konkret und in der Gegenwartsform gehalten, die Interessen des Kindes finden Eingang in die Überlegungen.

Tabelle 10-1: SMARTe Förderziele (nach Pretis, Kopp-Sixt & Mechtl, 2019, S. 155).

Bedeutung	Beispiel	So nicht
Spezifisch ist das Förderziel, wenn es konkret formuliert ist und nicht im Vagen bleibt.	„Sophie drückt auf ihrem GoTalk das Symbol für ‚Toilette' und wird sofort beim Gang zur Toilette von Frau X. begleitet."	„Sophie sagt es, wenn sie auf die Toilette muss."
Messbar ist das Ziel, wenn es überprüfbar ist.	„Max kann den Reißverschluss seiner Jacke komplett schließen, indem er die Verlängerung der Griffplatte mit den Fingerspitzen bis ganz oben zieht."	„Max zieht sich mit Hilfe an."
	Die Messbarkeit bezieht sich hier auf die Qualität der Tätigkeiten, die Max ausführt. Das selbstständige Schließen des Reißverschlusses stellt eine qualitative Verbesserung dar, die durch Beobachtung „gemessen" werden kann.	
Attraktiv kann ein Ziel werden, wenn auch derjenige, der das Ziel erreichen soll, einen Bezug dazu hat und sich damit identifiziert (partizipative Förderplanung). Alternativ sollte das Ziel so motivierend aufbereitet sein, dass sich Kinder auf den Weg dorthin mitnehmen lassen.	„Andrea probiert neue Gemüsesorten, indem sie bei der Zubereitung der gesunden Brotzeit hilft und pro Woche eine neue Gemüsesorte wählt. Dabei darf sie entscheiden, wie groß das zu probierende Stück ist und auf Wunsch wird es gemeinsam dekorativ gestaltet (Radieschen-Rose, Gurken-Stern, etc.)."	„Andrea isst bei jeder gemeinsamen gesunden Brotzeit für sie neue Gemüsesorten."
Realistisch ist das Ziel, wenn es bis zum nächsten Förderplanturnus erreicht werden kann, mit den Mitteln, die zur Verfügung stehen.	„Mike erarbeitet mit der UK-Fachkraft der Einrichtung die ersten vier Funktionen (Hallo, Tschüss, Nein, Ja) seines UK-Geräts und übt sie im Morgenkreis ein"	„Mike kann sich über Unterstützte Kommunikation mitteilen."
Terminiert ist ein Ziel, wenn bereits bei der Planung und der schriftlichen Fixierung ein Zeitpunkt zur Evaluation ausgemacht wird, an dem alle Beteiligten sich darüber austauschen, inwieweit die Fördermaßnahmen erfolgreich waren, und das Ziel erreicht wurde.	„Dieser Förderplan wird evaluiert am xx.xx.xxxx."	„ohne Terminangabe"

10.3 Kinder einbeziehen

Nachdem bislang der Fokus auf formalen und stilistischen Aspekten der Förderplanung gelegen hat, soll es jetzt um die Hauptpersonen der Förderplanung gehen, die Kinder. Wie können die Kinder einbezogen werden in die Förderplanung, wie visualisiert man Förderziele für die Kinder und ihren Fortschritt?

Vorweg: es gibt keine Patentrezepte und keine Garantie für gutes Gelingen. Es kann (und wird) Situationen geben, in denen es schwer scheint, die Kinder an der Förderplanung aktiv zu beteiligen. Die Gründe dafür sind vielfältig: Kommunikationsschwierigkeiten oder Probleme, miteinander in Beziehung zu treten, isolierte Interessen des Kindes, die das Kind völlig vereinnahmen und neue Ansätze (noch) zu verhindern scheinen, und vieles mehr. Wie gesagt, so individuell jedes Kind ist, so unterschiedlich sind auch die Zugänge und Möglichkeiten. Ich möchte hier ein Plädoyer dafür aussprechen, den Einbezug der Kinder immer wieder zu versuchen, auch wenn es an der einen oder anderen Stelle nicht funktioniert. Die Entwicklung schreitet voran, die Erfahrung wächst und es kann gelingen, wenn nicht heute, dann zu einem späteren Zeitpunkt. Zunächst soll versucht werden, Möglichkeiten der gemeinsamen Förderzielformulierung zu finden und Motivation und Interesse des Kindes zu nutzen. Anschließend werden Wege vorgestellt, die Förderplanung für die Kinder überschau- und begreifbar zu gestalten.

10.3.1 ... bei der Findung der Förderziele

Halten Sie kurz inne und lassen Sie sich bitte auf ein Gedankenspiel ein:

- Wann befolgen Sie Ratschläge anderer Menschen?
- Wie geht es Ihnen mit Anweisungen von Vorgesetzten?
- Wie halten Sie es mit ärztlichen Anweisungen?
- Hinterfragen Sie Ratschläge oder versuchen Sie, jeden Tipp zu befolgen? Auch, wenn der Tipp gegeben wurde, ohne dass Sie überhaupt danach gefragt haben?

Stellen Sie sich vor, Ihre Freundin käme auf Sie zu und würde Ihnen sachlich mitteilen, dass aufgrund ihrer Beobachtungen in den letzten Wochen deutlich wurde, dass Sie dringend ein Musikinstrument lernen müssten, da Sie das völlig unzureichend könnten und ein gemeinsames Musizieren damit unmöglich sei.

Würden Sie darauf eingehen? Wenn ja, warum? Sie ahnen, wo dieses Gedankenspiel hinführt.

In der Förderplanung wird es in vielen oder sogar in den meisten Fällen so sein, dass die Gruppenleitung und/oder das Team mit den Eltern Förderziele für ein Kind festlegt – basierend auf einer möglichst objektiven Beschreibung des Entwicklungsstandes und vor dem Hintergrund, dem Kind die Teilhabe an bestimmten Lebenssituationen zu ermöglichen. Eine erfolgreiche Förderung ist auf die Mitarbeit der Kinder angewiesen und damit auf kindliche Motivation.

Wann und wie entsteht aber Motivation? Wie können sich Kinder motivieren, für Förderziele zu arbeiten?

Es gibt hier leider keine allgemeingültige Lösung, die als Verfahrensanweisung funktionieren könnte. Aber vielleicht kann das Konzept der „Selbstbestimmung", das auch eine zentrale Leitidee der Sonderpädagogik ist, helfen. Die Selbstbestimmungstheorie (Deci & Ryan, 1985) sagt aus, dass „Menschen eine angeborene Tendenz zu Lernen und Entwicklung innewohnt" (Hasselhorn et al., 2022, S. 105). Diese angeborene Tendenz kann sich nach dieser Theorie nur entfalten, wenn verschiedene Bedürfnisse befriedigt werden.

Der Mensch möchte sich als selbst- und nicht fremdbestimmt erleben, er möchte sich als kompetent wahrnehmen und sozial eingebunden sein. Sind diese Bedürfnisse erfüllt, so kann sich der Mensch nach dieser Theorie gut entwickeln (Hasselhorn et al., 2022, S. 105).

Beispiel

Um hier nicht zu sehr in die Theorie abzuschweifen, lassen Sie mich ein (idealtypisches) Kind vorstellen. Eva mag Ponys. Die Gruppenleitung sieht nach der Beobachtungsphase ein klares Förderziel in der Kommunikation, Eva ist schon in logopädischer Behandlung. Mit Eva gemeinsam wird vereinbart, dass die Artikulation der Reitkommandos (Brrr, Schnalzen und mehr) geübt wird, um dem Pony gute Anweisungen geben zu können. Die soziale Einbindung erfolgt hier zum einen im Reitunterricht und zum anderen im Kontakt mit dem Tier. Eva erlebt sich kompetent, wenn sie eine der leichteren Übungen schnell und gut schafft, sie hat also ein Erfolgserlebnis. Diese Stufung von Förderteilzielen wird im Folgenden näher dargestellt.

10.3.2 ... bei der Bewertung des Fortschritts

Wie bewerten Sie bei sich selbst Fortschritte im Lernen? Nehmen wir an, Sie möchten eine Laufroutine aufbauen und eine Runde von fünf Kilometern schaffen. Naheliegend ist, dass Sie in immer längeren Abschnitten denken und zunächst einen Kilometer laufen, die nächste Hürde könnten die zwei Kilometer am Stück sein, usw. Jeder erreichte Meilenstein wird Sie motivieren, da Sie Ihrem Ziel, den fünf Kilometern, wieder ein Stück nähergekommen sind.

Auch für Kinder ist es motivierend, den eigenen Fortschritt wahrzunehmen und zu bemerken, dass die Übungen tatsächlich etwas bringen. Julia Kürschner (2017) beschreibt in ihrem Praxisleitfaden sehr konkret, welche Hilfsmittel eingesetzt werden können, um den Weg der Förderung zu visualisieren.

Weiterführende Literatur

Julia Kürschners „Schüler aktiv in die Förderplanarbeit einbinden“ ist eine Fundgrube an sofort umsetzbaren Tipps. Viele Kopiervorlagen und eine CD mit weiteren Anregungen geben schnelle Impulse für die praktische Arbeit.

Kürschner, J. (2017). *Schüler aktiv in die Förderplanarbeit einbinden*. Hamburg: Persen.

Ein **erster Schritt** besteht darin, die Förderziele und -maßnahmen auf ein kindgerechtes Schema zu übertragen. Das bedeutet: Umformulierung der Förderziele auf die Ich-Form („Ich fädle Perlen auf, ...“) und Verwendung leichter, kindgerechter Sprache. Da die Kinder in diesem Alter vermutlich noch nicht lesen können, bietet es sich an, ein geeignetes Bild zu verwenden, um das Förderziel darzustellen. Je nach Entwicklungsstand des Kindes steht eine Bandbreite von so konkret wie möglich (Foto) bis abstrakt (Piktogramm) zur Verfügung (Scholz & Stegkemper, 2022). Manche Kinder werden konkrete Gegenstände benötigen, um eine Verknüpfung zu ihrem Förderziel herstellen zu können. Das könnte beispielsweise eine kleine Kiste sein, in der eine Perle liegt und ein Bild von der Oma und verdeutlicht, dass für die Oma Perlen aufgefädelt werden. Passend zum Entwicklungsstand des Kindes ist also jetzt das Ziel verdeutlicht.

In einem **zweiten Schritt** wird der Weg fassbar gemacht: die „Meilensteine“ der Förderung, die das Kind nach und nach erreichen soll.

Ich komme wieder auf das Beispiel am Beginn dieses Abschnitts zurück. Die Kilometermarken, die beim Lauftraining als wichtige Fortschritte gelten, können wohl auch an markanten Punkten in der Landschaft (bis zum Wald, bis zum Ortsschild, usw.) festgemacht werden. Für die pädagogische Arbeit gilt es, diese Wegmarken zu finden und konkret darzustellen. Sehr konkret und begreifbar sind beispielsweise Schuhkartons, die mit Zwischenfächern ausgestattet werden und das jeweilige Material beinhalten (große Perlen, mittlere Perlen, kleine Perlen) und ein Anschauungsobjekt (Kette mit großen Perlen, mit mittleren Perlen, mit kleinen Perlen). Weniger konkret und schon mehr auf der bildlichen Ebene sind Abbildungen von Leitern, Stufen, Wegen, und Ähnlichem, auf deren Sprossen oder an deren Verlauf Fotos vom jeweiligen Fortschritt abgebildet sind. Das geht auf Portfoliogröße oder auch auf großen DIN-A-3-Plakaten, die im Gruppenraum abgebildet sind. Je nach den Bedürfnissen des Kindes können hier auch Verstärker wie Sticker, Smileys, Fotos vom Kind bei der erreichten Hürde oder Ähnliches angebracht und später mit nach Hause gegeben werden.

Nachdem nun von den Vorbereitungen der Beobachtungen über die beiden Phasen bis hin zur Formulierung der Förderziele Möglichkeiten zur Umsetzung vorgeschlagen wurden, gehe ich im nächsten Kapitel auf potenzielle Schwierigkeiten ein, die Ihnen begegnen könnten.

11 Mögliche Störmomente und Vorschläge zur Behebung

Die Arbeit mit Kindern ist abwechslungsreich und überraschend, sie verlangt von den pädagogisch Tätigen Flexibilität und Spontanität. Da sich dieses Arbeitsfeld sehr unterscheidet von Tätigkeitsfeldern, die von dauerhaften Routinen und relativer Ungestörtheit geprägt sind, wird auch die Anwendung eines Beobachtungssystems zum Teil auf Widerstände oder Störungen treffen. Hier sollen nun – möglichst praxisnah – ausgewählte Störmomente aufgezeigt werden. Ausgehend von einer fiktiven beispielhaften Situation während der Beobachtungsphasen werden Gründe für diese Probleme und mögliche Lösungswege geschildert. Vor allem Letzteres muss aber notwendigerweise schablonenhaft bleiben, da die individuellen personellen und räumlichen Bedingungen, gekoppelt mit den besonderen Bedürfnissen und Unterstützungsbedarfen der Kinder sich von Fall zu Fall unterscheiden und hier nicht allgemeingültig vorhergesagt werden können.

Nichtsdestotrotz sollen den Nutzerinnen und Nutzern konkrete Hilfen angeboten werden, um das Beobachten trotz Hürden erfolgreich beginnen und weiterführen zu können.

11.1 Die Zeit beim Beobachten wird zu knapp bzw. das Beobachtungssystem ist zu umfangreich

Die Arbeit in einem so lebendigen Umfeld wie dem pädagogischen macht es unmöglich, Patentlösungen zu formulieren. Deshalb können folgende mögliche Wege zur Beseitigung der Störmomente auch nur (praxiserprobte) Vorschläge sein.

Das Problem, aufgezeigt an einem Beispiel: In der Gruppe steht die erste Phase der Beobachtung an, alles ist vorbereitet und das Team ist vollzählig. Die folgende Woche unterscheidet sich nicht besonders von anderen Wochen, aber am Ende sind sich die Teammitglieder einig: es blieb zu wenig Zeit zum Beobachten. Beim Gespräch über diesen Eindruck werden Gründe gesucht. Am Montag war der gemeinsame Morgenkreis mit den anderen Gruppen, bei dem die Geburtstagskinder des Monats gefeiert wurden. Am Dienstag ging man gemeinsam ins Schwimmbad zur Wassergewöhnung. Das Duschen und Anziehen kostete viel Zeit, die Kinder waren danach müde und suchten von sich aus die Kuschelecke auf. Der Mittwoch verlief planmäßig, jedoch hospitierten Eltern in der Gruppe und hatten verschiedene Fragen zum Ablauf und den benötigten Materialien. So blieb am Ende der Woche das Gefühl zurück, die Woche sei zu zerrissen gewesen, um in Ruhe beobachten zu können.

Was Gründe dafür sein könnten: Nur selten werden in einem Kindergartenjahr Phasen des Leerlaufs oder der Langeweile eintreten. Zum einen ist die Arbeit mit Kindern an sich eine, die stets Überraschungen bringt und Flexibilität verlangt, zum anderen ist jede Gruppe in ein System integriert, das seine eigenen Regeln hat. Gemeinsame Aktivitäten, Turnhallenpläne, Hospitationen und vieles mehr werden vermutlich umso relevanter, je größer die Einrichtung ist und je mehr (Kooperations-)Angebote sich daraus ergeben. Aber auch kleinere Einrichtungen erleben Tage und Wochen, in denen Krisen bei einzelnen Kindern oder oben genannte Beispiele die Zeit nur so verfliegen lassen.

Mögliche Auswege: Bei der Reflexion der fehlenden Zeit sollte darüber nachgedacht werden, ob die Zeit zur Beobachtung selbst zu knapp wurde, oder ob das Dokumentieren der Beobachtungen zu kurz kam.

- Im ersten Fall empfiehlt es sich, während der Planung der ersten Beobachtungsphase möglichst präzise Zeitfenster zu definieren, in denen (recht wahrscheinlich) davon ausgegangen werden kann, dass 10–15 Minuten Zeit sind. Diese kurzen täglichen Zeitfenster sollten dann ebenso als Punkt im Tagesablaufplan und in der Wochenplanung verschriftet sein, wie andere auch, um die Bedeutung zu unterstreichen. Beobachtung wird also täglich im Voraus als fester Termin eingetragen, zu passenden Zeiten.
- Im zweiten Fall, also der fehlenden Zeit zum Notieren der Beobachtungen, könnte eine Lösung sein, beim nächsten Durchlauf versuchsweise ein Teammitglied aus dem Gruppengeschehen zu nehmen und ihm für eine vereinbarte Zeit die Beobachtung und Dokumentation zu ermöglichen.

Dies bietet sich an, wenn im Trubel des Gruppengeschehens keine Zeit bleibt, zur Seite zu treten und mit etwas Abstand auf das Geschehen zu blicken. Die beauftragte Person würde für die besprochene Zeit vom Gruppengeschehen ausgeklammert mit dem Ziel, ihr die Beobachtung zu ermöglichen.

11.2 Die personelle Decke ist zu dünn

Das Problem, aufgezeigt an einem Beispiel: Nach einer gut laufenden ersten Beobachtungsphase steht nun die zweite Phase der vertiefenden Beobachtungen an. Bereits am Anfang der Woche bahnt sich an, dass die grassierende Erkältungswelle die Gruppe erreicht hat. Zwei Teammitglieder haben sich krankgemeldet, sie werden voraussichtlich bis Mitte der Woche fehlen. Die Einrichtungsleitung schickt zur Unterstützung des übriggebliebenen Teams einen Praktikanten, der das Team unterstützen soll. Der Praktikant befindet sich am Anfang einer Ausbildung zum Kinderpfleger. Das Team ist nun unsicher, wie es mit der anstehenden zweiten Beobachtungsphase umgehen soll.

Was Gründe dafür sein könnten: Fachkräftemangel und Krankheitswellen zehren an den Personalressourcen, unabhängig von Vorbereitungen und Planungen, die Leitung und Team im Vorfeld getroffen haben. Praktikantinnen und Praktikanten in der Orientierungs- und später Ausbildungsphase können oft wertvolle Hilfen sein, den Gruppenbetrieb aufrecht zu erhalten, wenn die personelle Decke dünn wird. Oft sind sie aber in der Vertretungssituation selbst auf eine gewisse Einarbeitung angewiesen, vor allem, wenn sie die Kinder noch nicht kennen und mit den Unterstützungsbedarfen nicht vertraut sind.

Mögliche Auswege: Je nach Unterstützungsbedarf der Kinder und den damit verbundenen Anforderungen an das feste Fachpersonal, kann hier kein allgemein gültiger Ausweg formuliert werden. Es werden Situationen eintreten, in denen die Beobachtungsphase verschoben oder verkürzt werden muss, da die personellen Ressourcen unvorhergesehen knapp sind.

Alternativen dazu sind möglicherweise,

- dass die Anzahl der zu beobachtenden Kinder spontan reduziert wird. So könnte die anstehende Beobachtungsphase trotzdem weitergeführt werden, aber in etwas geringerem Umfang.
- dass Praktikantinnen und Praktikanten die Beobachtungen übernehmen. Idealerweise sind die Kinder schon etwas bekannt und es bleibt genügend Zeit für eine kurze Einführung in das Beobachtungssystem. Um Überforderung zu vermeiden, wird diese Alternative nur bei Langzeitpraktika und entsprechender persönlicher und fachlicher Reife in Betracht gezogen. Die Beobachtungen des Praktikanten bzw. der Praktikantin sollten auch immer ergänzt werden durch die Beobachtungen anderer Teammitglieder, um Beobachtungs- und Anwendungsfehler ein Stück weit aufzufangen.
- die Beobachtungszeiten zu begrenzen bzw. zu verschieben. Sollte bei der Planung der Beobachtungsphase noch von einem großzügigen Zeitfenster ausgegangen worden sein, so bietet sich hier an, die Zeitfenster knapper zu bemessen und bevorzugt auf Zeiten zu legen, in denen der Unterstützungsbedarf der Kinder am geringsten ist, bei manchen Gruppen vielleicht im Freispiel, bei anderen eher im Morgenkreis.

11.3 Unbehagen, „die Kinder" würden kodiert werden

Das Problem, aufgezeigt an einem Beispiel: Das Team geht nach einer erfolgreichen und für alle zufriedenstellenden ersten Beobachtungsphase motiviert in die zweite Phase. Im Lauf der Woche taucht bei einigen Kolleginnen Unbehagen auf. Grund dafür ist die im Vergleich zur ersten Phase neue Art der Dokumentation der Beobachtungen über Zeichen. Die Kolleginnen fühlen sich unwohl dabei, „das Kind" mit Zeichen wie „!" für „Schädigung/Verzögerung/Problem" zu belegen und würden sich eher wünschen, ihre Beobachtungen wieder ausformulieren zu können.

Was Gründe dafür sein könnten: Die Befürchtung, Kinder mit schlichten Zeichensystemen „in Schubladen zu stecken", ist nachvollziehbar. Sie entspringt einer langen Entwicklung, von der ein Aspekt schon im Teil I bei der Geschichte der ICF-CY angedeutet wurde (Kap. 2.1). Behinderungen werden heute mehrdimensional erklärt und umfassen neben körperlichen Schädigungen auch den Einfluss der Umwelt und das Empfinden des Individuums. Die medizinische Kategorie ist also nur eine von mehreren Ebenen, auf denen ein Mensch beschrieben werden kann. Eine verkürzende Beschreibung von Verhalten kann also an eine Eindimensionalität erinnern, die überwunden geglaubt wird. Der Wunsch nach „Dekategorisierung" (Lindmeier & Lindmeier, 2012, S. 14) von Menschen, also nach einer Beschreibung der persönlichen Bedarfe ohne „klientenbezogene Legitimationsbegriffe“ (Lindmeier & Lindmeier, 2012, S. 14) ist nicht nur im fachlichen Diskurs Thema. Das „Abhaken“ einer beobachteten Fähigkeit oder die Vergabe eines Etiketts „behindert, verzögert, eingeschränkt, beschränkt“ ist nur schwer in Einklang zu bringen mit einer Pädagogik, die Behinderung auf der Basis des bio-psycho-sozialen Modells zu verstehen versucht. Dadurch kann der Eindruck einer verkürzenden Beschreibung des Entwicklungsstandes entstehen, im Sinne einer „Fehleranzeige“, die auf „Reparaturbedarf“ hindeutet.

Mögliche Auswege: Ein möglicher Ausweg aus dem oben beschriebenen Unbehagen ist ein eher organisatorisch-pragmatischer: Alle Beobachtungsbögen sind als Arbeitspapiere konzipiert, sie sollen die Beobachtung leiten und das Dokumentieren erleichtern. Um auch Uneindeutigkeiten gerecht zu werden und Platz für anderweitige Notizen zu bieten, sind alle Bögen mit feinen Linien hinterlegt. Diese Linien sollen anregen, den Raum um die grafischen Elemente herum auch zu nutzen und zu beschriften. Hier können also Anmerkungen zu tageszeitlichen Schwankungen oder Ähnliches notiert werden.

Der zweite Ausweg ist weitaus fundamentaler und führt zurück in Teil II des vorliegenden Bandes (Kap. 6). Es ist wichtig, sich immer wieder vor Augen zu führen, dass nicht „das Kind“ kodiert wird, sondern die Situation, in der sich das Kind momentan befindet. Diese Situation, in der Kita, beim Mittagessen, beim Spielen, beim Toilettengang und mehr beobachten Sie und beurteilen anschließend, inwieweit das Kind an der Situation teilhaben kann, ohne Unterstützung oder vielleicht mit Hilfsmitteln. Die Kodierung der Komponente der Aktivitäten und Teilhabe kann sehr komplex gestaltet werden. In dem hier vorliegenden Praxisleitfaden habe ich mich dazu entschieden, die grundlegendste Kodierungsform zu verwenden:

> „Eine Aktivität ist die Durchführung einer Aufgabe oder Handlung durch ein Individuum. Partizipation [Teilhabe] ist das Einbezogensein in eine Lebenssituation. Beeinträchtigungen der Aktivität sind Schwierigkeiten, die ein Individuum bei der Durchführung einer Aktivität haben kann. Beeinträchtigungen der Partizipation [Teilhabe] sind Probleme, die ein Individuum beim Einbezogensein in eine Lebenssituation erlebt“ (Hollenweger & Kraus de Camargo, 2022, S. 149).

Die Denkrichtung ist also vorwärtsgerichtet: Wo bestehen beeinträchtigende Faktoren, die ein Kind an etwas hindern oder eine Teilhabe erschweren?

11.4 Die Förderzielformulierung fällt schwer

Das Problem, aufgezeigt an einem Beispiel: Die Beobachtungen sind gemacht, dokumentiert und besprochen. Bei der gemeinsamen Formulierung der Förderziele zeigt sich jedoch, dass hier sehr hoher Gesprächsbedarf im Team besteht. In den verschiedenen Ausbildungsstätten der Erzieherinnen und Erzieher wurden verschiedene Formulierungen verlangt. „Das Kind lernt, mit dem GoTalk zu kommunizieren“, „Das Kind soll mit dem GoTalk kommunizieren“, „Das Kind kommuniziert mit dem GoTalk“ usw. In den Vorgaben der Einrichtung sind die Beispielsätze auf den Förderplänen wiederum etwas anders gestaltet. Es vergeht unverhältnismäßig viel Zeit bei der Diskussion über die richtige Wortwahl und es ist schwierig, eine für alle zufriedenstellende Lösung zu finden.

Was Gründe dafür sein könnten: Sprache transportiert Denken und Denken bildet sich in Sprache ab. Hinter den jeweiligen Formulierungen der Förderziele verbergen sich (meist) implizite Theorien. Eine „soll“-Formulierung („Ben soll lernen, ...“) ist beispielsweise weniger stark und gesteht der pädagogischen Kraft weniger Einflussmöglichkeiten zu als eine Formulierung, die im Präsens gehalten ist und den Zielzustand beschreibt („Ben lernt ...“). Eine endgültige Lösung, wie Förderziele ein für alle Mal formuliert werden, ist unwahrscheinlich und wohl auch nicht wünschenswert. Eine lebendige, sich wandelnde Sprache spiegelt Änderungen im Gespräch über und mit Menschen und bleibt nur dann aktuell, wenn sie sich anpassen kann.

Mögliche Auswege: Im Fall dieses Praxisleitfadens liegt die Empfehlung nahe, die Formulierung der Förderziele konsequent auf Teilhabe zu beziehen. Bei jedem Förderziel ist also zunächst wichtig, welcher Lebensbereich es ist, an dem die Teilhabe gefördert werden soll. Das wäre eine Art übergeordnetes Ziel. Dann wird eine konkrete Aktivität formuliert (siehe oben), im Präsens, als konkretes Ziel und mit Operationalisierung, also wie dieses Ziel erreicht werden soll.

Beispiel

„Sandra nimmt am Gespräch im Morgenkreis teil (→ Teilhabeziel), indem sie aus drei Fragen auf ihrem GoTalk eine auswählt und ihrem Sitznachbarn stellt (→ Aktivitäten)“.
Diese Formulierung fokussiert Teilhabe und Aktivitäten.

Der GoTalk spiegelt in diesem Beispiel die veränderte Umwelt, die es dem Kind ermöglicht, trotz Behinderung („Gesundheitsproblem ‚fehlende Lautsprache'") zu kommunizieren.

Das Kind ist das aktive Subjekt, der bzw. die Erwachsene bietet den Rahmen, um die kindliche Entwicklung zu ermöglichen. Die Festlegung, wann und mit wem das Kind diese Aktivitäten übt, kann in einer eigenen Spalte („Fördermaßnahmen") schriftlich fixiert werden. Sollten Sie noch weitere Unsicherheit verspüren, hoffe ich, dass das Fallbeispiel in Kap. 12 zur Klärung beiträgt.

11.5 Das Beobachtungssystem „passt" nicht auf einzelne Kinder

Das Problem, aufgezeigt an einem Beispiel: Das Team möchte ein Mädchen beobachten, das in diesem Kindergartenjahr von einer anderen Einrichtung in die jetzige gewechselt ist. Die Mutter hatte Bedenken, ob das Kind ausreichend gefördert wurde, und strebte den Wechsel in die jetzige Gruppe an. Sie verspricht sich von der kleinen Gruppengröße und dem sonderpädagogisch geschulten Personal eine gezielte Förderung und einen Entwicklungsschub. Es stellt sich für alle Beteiligten die Frage, wie stark ausgeprägt der sonderpädagogische Förderbedarf des Kindes ist, um danach unter Umständen auch andere Fachkräfte zur gezielten Förderung anfordern zu können. Während der Besprechung am Ende der ersten Beobachtungsphase äußern Teammitglieder Zweifel, ob mit dem vorliegenden Beobachtungssystem spezifische Förderschwerpunkte identifiziert werden können.

Was Gründe dafür sein könnten: Was ist der Zweck der Beobachtung, bzw. der Diagnostik? Welche Fragestellung möchten die Beteiligten klären? In diesem Fall suchen die Beteiligten nach der Antwort auf die Frage, welcher sonderpädagogische Unterstützungsbedarf bei dem Mädchen vorliegt, also ob sie beispielsweise eher einen Unterstützungsbedarf im sonderpädagogischen Schwerpunkt Geistige Entwicklung oder Lernen hat. Die Frage nach dem sonderpädagogischen Unterstützungsbedarf verlangt aber nach anderen diagnostischen Mitteln, z.B. standardisierten Verfahren zur Feststellung der Intelligenz, des adaptiven Verhaltens, eine exakte Prüfung der Fähigkeiten in vorschulischen Fähigkeiten, der Aufmerksamkeit und vieles mehr. Das kann das vorliegende Beobachtungsinstrument nicht bieten. Es ist vielmehr eine Hilfestellung, das Kind in seiner jetzigen Lebenssituation zu beobachten, diese Beobachtungen zu dokumentieren und daraus individuelle Förderziele zur Teilhabe zu formulieren. Eine Schlussfolgerung, wie die Entwicklung des Kindes im Vergleich zu anderen zu beurteilen ist, ist hiermit nicht möglich und auch nicht gewollt; eine Aussage zum sonderpädagogischen Unterstützungsbedarf dementsprechend ebenso wenig. Es geht vielmehr um individuelle Fortschritte, um Hilfen zur besseren Einschätzung der Stärken und Schwächen des einzelnen Kindes.

Mögliche Auswege: Vor Beginn der Beobachtungsphasen muss Klarheit darüber geschaffen werden, was genau die Fragestellung ist, die man förderdiagnostisch beantworten möchte. Nicht jede Fragestellung ist mit jedem Verfahren zu beantworten. Je spezifischer die Fragestellung, desto spezifischer muss das Verfahren auf die Fragestellung zugeschnitten sein. Um ein Kind mit Unterstützter Kommunikation (UK) zu fördern, muss im Vorfeld genau erhoben werden, welche kommunikativen Fähigkeiten bereits vorhanden sind, um auf diesen aufbauend die passende UK-Methode zu finden und zu etablieren. Diese Feinheiten zu erfassen, ist einem eher umfassenden und Screening-ähnlichen Verfahren wie dem hier vorliegenden nicht möglich. In solchen Fällen sollte gezielt ein dafür ausgelegtes Instrument verwendet werden, im Beispiel Kommunikation könnte dies der oben beschriebene BKF-R sein (Teil I, Kap. 3.6).

Bevor Sie am Ende dieses Teils III noch Checklisten finden, in denen Sie alles Organisatorische nochmals im Überblick haben, möchte ich Ihnen im nächsten Kapitel ein Fallbeispiel vorstellen, um die Anwendung des Beobachtungsbogens zu konkretisieren.

12 Fallbeispiel

Wie die Beobachtung mit der ICF-CY in der praktischen Umsetzung ablaufen könnte, zeigt das folgende Beispiel. Das Setting der Beobachtung und die Beteiligten werden beschrieben, der Beobachtungsprozess in beiden Wochen ebenso wie die dabei auftretenden Probleme. Zur besseren Lesbarkeit wurden die handschriftlichen Notizen auf den Beobachtungsbögen abgetippt. Alle Informationen, die Personen betreffen, wurden verfremdet, die Namen aller Beteiligten sind erfunden. Die Verortung der Einrichtung bringt regionales, bayerisches Kolorit mit sich, Besonderheiten, die sich hier vor allem auf der schulorganisatorischen Ebene zeigen. Die gesetzlichen Grundlagen und organisatorischen Strukturen unterscheiden sich an etlichen Stellen von denen in anderen (Bundes)Ländern.

12.1 Die Einrichtung

Das Förderzentrum mit dem Förderschwerpunkt Geistige Entwicklung (FzgE), in dem die Beobachtungen erfolgen, hat fünf Gruppen der Schulvorbereitenden Einrichtung (SVE). Die SVE ist dem FzgE zugehörig, die Schulleitung ist zugleich die SVE-Leitung. Ein eigenes Bildungskonzept, wie z. B. der Bildungs- und Erziehungsplan (BEP) für die allgemeinen Kindertagesstätten existiert nicht, „vielmehr ist die SVE durch ihre Angliederung an die Schule gleichzeitig an den Lehrplan für den jeweiligen Förderschwerpunkt gebunden und die Gruppenleitungen der SVE sind (zumeist) staatliche Lehrerinnen und Lehrer“ (Kölbl, 2021, S. 13). Eine repräsentative Studie (Dworschak & Selmayr, 2021, S. 62) zeigte, dass die meisten Schülerinnen und Schüler eines FzgE, nämlich 58,8 % die SVE besucht haben. Dieselbe Studie differenziert auch die vorschulischen Bildungswege in Abhängigkeit von der (vermuteten) Intelligenzminderung. Dworschak & Selmayr (2021, S. 63) schreiben dazu, je „höher der Grad der Intelligenzminderung, desto häufiger der Besuch einer SVE; je niedriger der Grad der Intelligenzminderung, desto häufiger der Besuch eines (Regel-)Kindergartens“.

Das FzgE im Fallbeispiel erhebt bei der Neuaufnahme jedes Kindes in die SVE den Entwicklungsstand und überprüft, ob der Unterstützungsbedarf im sonderpädagogischen Schwerpunkt Geistige Entwicklung liegt. Insofern kann davon ausgegangen werden, dass alle Kinder der SVE diesen Schwerpunkt aufweisen. Einschränkend muss hier noch erwähnt werden, dass eine Intelligenzdiagnostik bei Kindern im Kindergartenalter kompliziert sein kann und das Ergebnis vorsichtig interpretiert werden muss (Daseking, Janke & Petermann, 2006, S. 319).

12.2 Die Gruppe

Die hier im Zentrum stehende Gruppe setzt sich aus acht Kindern und drei Erwachsenen zusammen. Die Gruppe verbringt den Vormittag und den Nachmittag (Heilpädagogische Tagesstätte, HPT) zusammen. In der HPT sind nur sieben Kinder angemeldet. Der Tag wird stark strukturiert durch die organisatorische Anbindung an das FzgE. So werden die Kinder nicht von ihren Eltern in die SVE gebracht, wie dies bei vielen Regel-Kindertagesstätten der Fall ist. Sie werden von Kleinbussen eines externen Busunternehmens an ihrem Wohnort abgeholt und nach der HPT wieder nach Hause gebracht. Da das Einzugsgebiet des FzgE den ganzen Stadt- und Landkreis umfasst, betragen die einfachen Fahrzeiten teilweise bis zu 45 Minuten. Die Kommunikation mit den Eltern wird über Mitteilungshefte, Geräte der Unterstützten Kommunikation oder telefonisch geführt. Die Kinder, die die HPT besuchen, erhalten Therapien im Haus. Je nach ärztlicher Verordnung sind Ergotherapie, Physiotherapie und Logopädie möglich. Zu weiteren Besonderheiten des Hauses gehören das eigene Schwimmbad, die zentrale Versorgung mit Mittagessen für die HPT-Kinder und das Eingebundensein in den schulischen Alltag, mit Pausenzeiten und Schulgong, Schulferien und einzelnen Stunden von Sonderschullehrkräften, die auch in der Schuleingangsdiagnostik und -beratung eine Rolle spielen. Die Gruppe ist in einem großzügigen Zimmer untergebracht, das Platz für eine Bauecke, eine Puppenecke und eine Bastelecke hat. Eine kleine Küchenzeile ermöglicht die Zubereitung einfacher Speisen. In einem kleinen, direkt angrenzenden Zimmer befinden sich eine Couch und ein Bällebad.

12.3 Das Team

Die Gruppe wird von einer sonderpädagogischen Fachkraft geleitet, die täglich fünf Stunden vormittags in der Gruppe anwesend ist. Sie hat nach ihrer Ausbildung zur Erzieherin mehrere Jahre an einem FzgE gearbeitet und eine berufsbegleitende Ausbildung absolviert. In ihrer Funktion als Gruppenleitung ist sie zuständig für die formalen Abläufe, z. B. die Erstellung der Förderpläne und der jährlichen Entwicklungsberichte. Sie ist die erste Ansprechpartnerin für Eltern und Erziehungsberechtigte. Ab dem Mittagessen übernimmt eine Erzieherin die Gruppenleitung, sie ist für die Gestaltung des Nachmittags in der HPT verantwortlich. Am Vormittag ist sie als Zweitkraft eingesetzt und unterstützt die sonderpädagogische Fachkraft bei Angeboten. Die Erzieherin ist seit Langem in der Einrichtung tätig. Den ganzen Tag über arbeitet ein ausgebildeter Ergotherapeut als Individualbegleitung für ein Kind mit hohem Unterstützungsbedarf. Er unterstützt das Kind in Belangen der Selbstversorgung und Teilhabe am Gruppengeschehen. Der Ergotherapeut ist seit Abschluss der Ausbildung vor zwei Jahren in der Einrichtung tätig, in diesem Schuljahr erstmals in der SVE.

12.4 Das Kind

Christina ist 6;7 Jahre alt und besucht nun schon das dritte Jahr die SVE. Christina kann sich in vollständigen Sätzen mitteilen. Sie nimmt stundenweise am Vorschulunterricht teil. Sie wurde vom Schulbesuch zurückgestellt. Es liegt kein ärztliches Gutachten vor. Im Untersuchungsheft notierte die Kinderärztin bei der letzten Untersuchung, bei Christina läge eine „globale Entwicklungsverzögerung unklarer Genese“ vor. Christina hat eine ältere Schwester und einen jüngeren Bruder. Beide Geschwister besuchen die Einrichtung, einmal die angeschlossene allgemeine Kita, einmal die Schule.

12.5 Die erste Beobachtungsphase

An der Einrichtung gibt es zwei Phasen im Schuljahr, in denen die Förderpläne erstellt werden. In dieser Zeit werden der Entwicklungsstand erhoben, Förderziele und -maßnahmen besprochen und in einem Förderplan verschriftlicht. Die Förderplanung ist verpflichtend, ebenso wie die Besprechung der Förderpläne mit den Erziehungsberechtigten. In diesem Fallbeispiel arbeitet das Team der SVE-Gruppe an der Förderplanung für die zweite Hälfte des Schuljahres mit dem vorliegenden Beobachtungssystem.

12.5.1 Vorbereitungen

Die sonderpädagogische Fachkraft liest den Förderplan des ersten Halbjahres durch und trägt ein, inwiefern die Fördermaßnahmen durchgeführt wurden und erfolgreich waren (Evaluation). Die Erzieherin hängt die Bögen der ersten Phase für das Kind auf, Schränke auf einer Seite des Gruppenzimmers bieten hier genug Platz auf Augenhöhe. Alle drei Teammitglieder haben sich in das Beobachtungssystem eingelesen und wenden es das erste Mal an. Die Beobachtungen starten an einem Montagmorgen und enden am Freitag derselben Woche vor dem Mittagessen mit der Nachbesprechung. Im Folgenden können Sie die Notizen der Teammitglieder lesen, die der besseren Lesbarkeit halber abgetippt wurden. Die mit einem Pfeil markierten Domänen nehmen bereits voraus, für welche Bereiche sich das Team zur zweiten Beobachtungswoche entscheiden wird.

12.5.2 Beobachtungen der ersten Woche

Lernen und Wissensanwendung

- Versteht Arbeitsauftrag auf Arbeitsblatt (Vorschule), führt ihn allein aus, kümmert sich auch um E. [ihre Freundin], zeigt ihr, was sie machen soll.
- Freispiel: Magnetbandspiele mit Zahlen von 1–6, Interesse an großen Zahlen, wir legen bis 31/32/33, das Abzählen gelingt.
- Vorschule: legt Buchstaben und „malt“ sie gut lesbar ab; bastelt kleine Bücher, in die sie Geschichten schreibt.
- Sie ahmt die Erzieherin nach, als diese ein neues Aktionstablett einführt.
- Holt sich ein Aktionstablett mit Experiment „Gewichte“.

→ Allgemeine Aufgaben und Anforderungen

- Montag: Aufforderung, den Waschraum nach der Brotzeit aufzusuchen, dreht sich weg, kommt Aufforderung nicht nach.
- Dienstag: ist die Erste beim Sammelplatz nach der Pause, sucht sich Partnerin zum Reingehen, funk-

tioniert aufs erste Mal; kommt allgemein mit den Aufforderungen der Erwachsenen heute viel besser zurecht.
- Mittwoch: setzt sich bei Aufräummusik an den Maltisch, kommt nach Aufforderung nicht an den großen Tisch.
- Konsequenz für störendes Verhalten: Pause „drinnen“, Christina lacht und sagt, sie wolle eh nicht nach draußen.
- Kommt von Logopädie zurück, will nicht in den Stuhlkreis, macht alles sehr langsam, scheint auf Reaktion der Erwachsenen zu warten.
- Beim Decken des Tisches braucht sie Anleitung oder ein Kind, das es mit ihr gemeinsam macht. Ohne Anleitung oder Vorbild steht sie vor dem Tisch und wirkt ratlos.
- Sie stochert oft im Essen, die mitgebrachte Brotzeit wird angebissen, dann zurückgelegt.
- Montessori-Rahmen für Verschlüsse: den Reißverschluss kann Christina öffnen und schließen; bei Schnallen bringt sie die Kraft nicht auf, um die Schnallen zu öffnen (der Druck von Daumen und Zeigefinger scheint zu gering).
- Beim Duschen nach dem Schwimmbadbesuch reichen verbale Hinweise, dann nutzt sie Shampoo und Duschgel korrekt. Beim Handlungsablauf kommt sie aber noch durcheinander, vergisst zum Beispiel, die Haare einzuschäumen.
- Christina ist oft die letzte, die sich fertig angezogen hat, es scheint daran zu liegen, dass sie länger als andere dafür braucht, die Straßenschuhe anzuziehen.

Kommunikation

- Erzählt sehr fantasievoll zu ihren Zeichnungen, lässt die Geschichte von einem Erwachsenen aufschreiben.
- Ein Gespräch über das Wochenende gelingt ansatzweise, Christinas Antworten fallen sehr kurz aus.
- Einfache Fragen beantwortet Christina prompt, sind die Fragen länger, wirkt sie verwirrt.

Mobilität

- Wetzt eng an den Wänden entlang im Gruppenraum.
- Klopft beim Malen immer wieder mit der flachen Hand auf den Tisch.
- Christina hält Stifte i. d. R. im Faustgriff, sind ergonomische Stiftverdickungen angebracht, hält sie sie im Dreipunktgriff.
- Sie geht kurze Strecken, bei Ausflügen in die Stadt oder an Wandertagen benötigt sie immer wieder Pausen, weil sie „müde“ sei.

→ Selbstversorgung

- Selbstständig in allen Bereichen, benötigt keine Unterstützung beim Essen, der Hygiene, dem An- und Auskleiden oder Sonstiges.
- Ausnahme: das Essen mit Messer und Gabel bereitet ihr noch Schwierigkeiten, das Besteck fällt ihr immer wieder aus den Händen, sie isst dann mit den Fingern weiter.

→ Interpersonelle Interaktionen und Beziehungen

- Montag: lässt wiederholt nur eine Freundin in der Puppenecke mitspielen, schickt alle anderen weg.
- In der 1:1-Situation beim Wäscheholen sehr hilfsbereit und kooperativ, freut sich über die Verantwortung, die man ihr überträgt.
- Setzt sich nach dem therapeutischen Reiten auf den Schoß der Erzieherin und erzählt vom Reiten.
- Sie nimmt nicht oft Blickkontakt auf, z. B. bei der Begrüßung erst nach Aufforderung.
- Donnerstag: nach dem Mittagsschlaf weint sie „Ich möchte zu meiner Mama“; Körperkontakt, Trösten.

Bedeutende Lebensbereiche

- Maltisch: schnalzt, klopft, singt, malt – alles gleichzeitig; Schwierigkeiten mit Aufräumen, alles verstreut.
- Sie geht ohne Aufforderung in die Vorschulgruppe, als die Erzieherin sie abholen möchte. Sie spricht davon, dass sie bald Schulkind sein wird.
- Christina spielt eher für sich oder neben anderen. In der Puppenecke lässt sie ihre Freundin E. mitspielen und gibt ihr klare Anweisungen, was zu tun ist. Andere Kinder schickt sie weg („die Ecke ist voll“).

12.5.3 Nachbesprechung

Am Freitag besprechen sich die drei Mitglieder des Teams kurz. Das ist nur möglich, da die Einrichtungsleitung ihnen in dieser Zeit personelle Vertretung schickt. Die Woche wird zunächst organisatorisch resümiert: die Beobachtungen fanden jeden Tag statt, während dem laufenden Betrieb. Das Team tauschte sich täglich kurz aus, vor allem darüber, in welchem Kreissegment Beobachtungen einzusortieren seien und welche unerwarteten Verhaltensweisen auffielen. Probleme gab es bei der zeitlichen Organisation, viele feste Termine ließen die Zeit in der Gruppe schrumpfen. Da zwei Kinder der Gruppe sehr unruhig waren, arbeitete das Team viel im Eins-zu-Eins-Kontakt, ein beobachtendes Zurückziehen schien nicht möglich. Das Team ist sich einig, dass die Beobachtungen der ersten Woche bei Christina geprägt waren von ihrem (für sie ungewöhnlichen) Verhalten, das sich in verschiedenen Phasen des Tages und bei Aufforderungen an sie besonders zeigte. Aus diesem Grund fällt die Wahl der Bereiche der zweiten Beobachtungswoche auf „Interpersonelle Interaktionen und Beziehungen“, „Selbstversorgung“ und „Allgemeine Aufgaben und Anforderungen“.

12.6 Die zweite Beobachtungsphase

12.6.1 Vorbereitungen

Nach der Besprechung, in der die Schwerpunkte festgelegt wurden, druckt die sonderpädagogische Fachkraft die entsprechenden Bögen (Selbstversorgung 1/2 und 2/2, Interpersonelle Interaktionen und Beziehungen, Allgemeine Aufgaben und Anforderungen) aus. Da das Team diese Beobachtungen erstmalig durchführt, druckt sie die Vorder- und Rückseite einzeln aus, nicht doppelseitig. So kann sie die Bögen untereinander an die Schränke anheften und die jeweiligen Beobachtungshilfen auf der Rückseite unkompliziert nachlesen bei Bedarf. Alle drei Teammitglieder haben sich in das Beobachtungssystem eingelesen. Die Beobachtungen starten an einem Montagmorgen und enden am Freitag derselben Woche vor dem Mittagessen mit der Nachbesprechung. Im Folgenden sehen Sie die Vorderseite der ausgewählten Bögen, digital nachbearbeitet, zur besseren Lesbarkeit.

12.6.2 Beobachtungen der zweiten Woche

Die Beobachtungen der zweiten Woche sind in Abbildung 12-1, Abbildung 12-2, Abbildung 12-3 und Abbildung 12-4 dokumentiert.

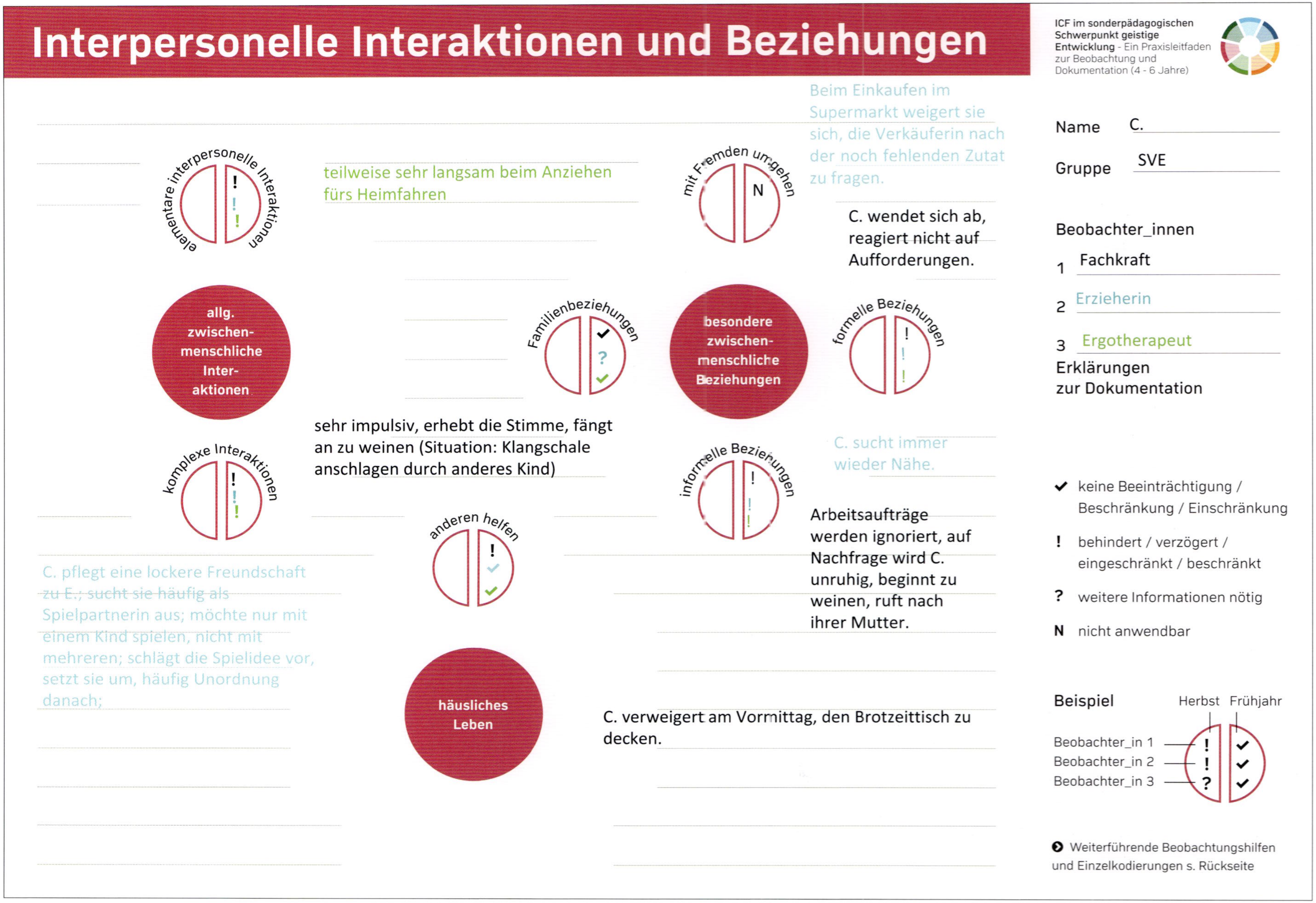

Interpersonelle Interaktionen und Beziehungen

ICF im sonderpädagogischen Schwerpunkt geistige Entwicklung - Ein Praxisleitfaden zur Beobachtung und Dokumentation (4 - 6 Jahre)

Name C.

Gruppe SVE

Beobachter_innen

1 Fachkraft

2 Erzieherin

3 Ergotherapeut

Erklärungen zur Dokumentation

✔ keine Beeinträchtigung / Beschränkung / Einschränkung

! behindert / verzögert / eingeschränkt / beschränkt

? weitere Informationen nötig

N nicht anwendbar

Beispiel

Herbst Frühjahr

Beobachter_in 1 ! ✔

Beobachter_in 2 ! ✔

Beobachter_in 3 ? ✔

Weiterführende Beobachtungshilfen und Einzelkodierungen s. Rückseite

allg. zwischenmenschliche Interaktionen

elementare interpersonelle Interaktionen: ! ! !

teilweise sehr langsam beim Anziehen fürs Heimfahren

komplexe Interaktionen: ! ! !

sehr impulsiv, erhebt die Stimme, fängt an zu weinen (Situation: Klangschale anschlagen durch anderes Kind)

C. pflegt eine lockere Freundschaft ~~zu E.; sucht sie häufig als~~ Spielpartnerin aus; möchte nur mit einem Kind spielen, nicht mit mehreren; schlägt die Spielidee vor, setzt sie um, häufig Unordnung danach;

besondere zwischenmenschliche Beziehungen

mit Fremden umgehen: N

Beim Einkaufen im Supermarkt weigert sie sich, die Verkäuferin nach der noch fehlenden Zutat zu fragen.

Familienbeziehungen: ✔ ? ✔

formelle Beziehungen: ! ! !

C. wendet sich ab, reagiert nicht auf Aufforderungen.

informelle Beziehungen: ! ! !

C. sucht immer wieder Nähe.

Arbeitsaufträge werden ignoriert, auf Nachfrage wird C. unruhig, beginnt zu weinen, ruft nach ihrer Mutter.

häusliches Leben

anderen helfen: ! ✔ ✔

C. verweigert am Vormittag, den Brotzeittisch zu decken.

Abbildung 12-1: Fallbeispiel „Christina“; Vorderseite des Beobachtungsbogens der zweiten Phase „Interpersonelle Interaktionen und Beziehungen“.

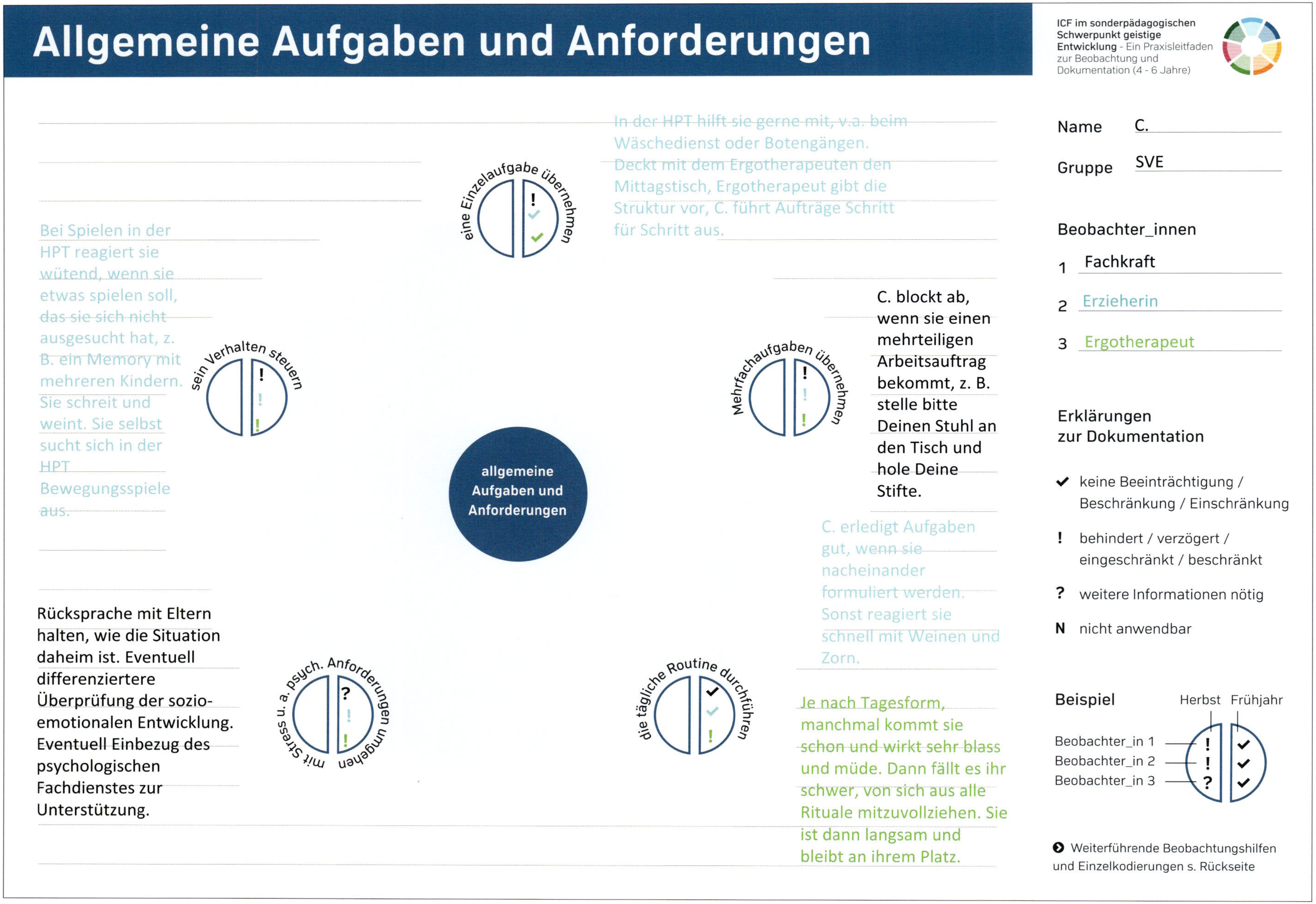

Allgemeine Aufgaben und Anforderungen

ICF im sonderpädagogischen Schwerpunkt geistige Entwicklung - Ein Praxisleitfaden zur Beobachtung und Dokumentation (4 - 6 Jahre)

Name C.

Gruppe SVE

Beobachter_innen

1 Fachkraft

2 Erzieherin

3 Ergotherapeut

Erklärungen zur Dokumentation

✔ keine Beeinträchtigung / Beschränkung / Einschränkung

! behindert / verzögert / eingeschränkt / beschränkt

? weitere Informationen nötig

N nicht anwendbar

Beispiel

Herbst Frühjahr

Beobachter_in 1 ! ✔

Beobachter_in 2 ! ✔

Beobachter_in 3 ? ✔

➜ Weiterführende Beobachtungshilfen und Einzelkodierungen s. Rückseite

allgemeine Aufgaben und Anforderungen

eine Einzelaufgabe übernehmen (! ✔ ✔)

~~In der HPT hilft sie gerne mit, v.a. beim~~ Wäschedienst oder Botengängen. ~~Deckt mit dem Ergotherapeuten den~~ Mittagstisch, Ergotherapeut gibt die Struktur vor, C. führt Aufträge Schritt für Schritt aus.

Mehrfachaufgaben übernehmen (! ! !)

C. blockt ab, wenn sie einen mehrteiligen Arbeitsauftrag bekommt, z. B. stelle bitte Deinen Stuhl an den Tisch und hole Deine Stifte.

C. erledigt Aufgaben gut, wenn sie nacheinander formuliert werden. Sonst reagiert sie schnell mit Weinen und Zorn.

die tägliche Routine durchführen (✔ ✔ !)

Je nach Tagesform, manchmal kommt sie ~~schon und wirkt sehr blass~~ und müde. Dann fällt es ihr schwer, von sich aus alle Rituale mitzuvollziehen. Sie ist dann langsam und bleibt an ihrem Platz.

mit Stress u. a. psych. Anforderungen umgehen (? ! !)

Rücksprache mit Eltern halten, wie die Situation daheim ist. Eventuell differenziertere Überprüfung der sozio-emotionalen Entwicklung. Eventuell Einbezug des psychologischen Fachdienstes zur Unterstützung.

sein Verhalten steuern (! ! !)

Bei Spielen in der HPT reagiert sie ~~wütend, wenn sie~~ etwas spielen soll, ~~das sie sich nicht~~ ausgesucht hat, z. ~~B. ein Memory mit~~ mehreren Kindern. Sie schreit und weint. Sie selbst sucht sich in der ~~HPT~~ Bewegungsspiele ~~aus.~~

Abbildung 12-2: Fallbeispiel „Christina"; Vorderseite des Beobachtungsbogens der zweiten Phase „Allgemeine Aufgaben und Anforderungen".

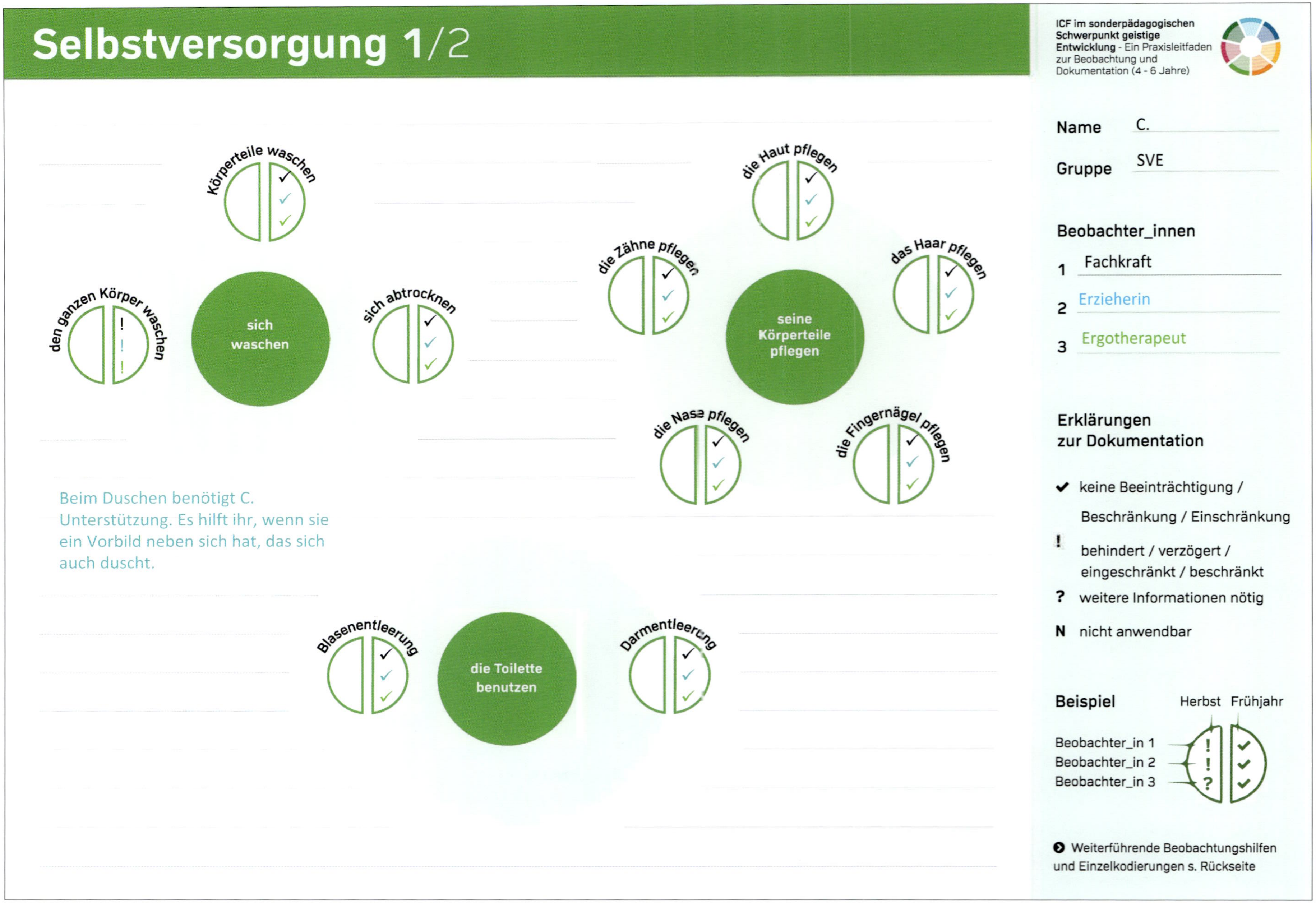

Selbstversorgung 1/2

ICF im sonderpädagogischen Schwerpunkt geistige Entwicklung - Ein Praxisleitfaden zur Beobachtung und Dokumentation (4 - 6 Jahre)

sich waschen
- den ganzen Körper waschen
- Körperteile waschen
- sich abtrocknen

seine Körperteile pflegen
- die Zähne pflegen
- die Haut pflegen
- das Haar pflegen
- die Nase pflegen
- die Fingernägel pflegen

Beim Duschen benötigt C. Unterstützung. Es hilft ihr, wenn sie ein Vorbild neben sich hat, das sich auch duscht.

die Toilette benutzen
- Blasenentleerung
- Darmentleerung

Name C.

Gruppe SVE

Beobachter_innen

1 Fachkraft

2 Erzieherin

3 Ergotherapeut

Erklärungen zur Dokumentation

✔ keine Beeinträchtigung / Beschränkung / Einschränkung

! behindert / verzögert / eingeschränkt / beschränkt

? weitere Informationen nötig

N nicht anwendbar

Beispiel

Herbst Frühjahr

Beobachter_in 1

Beobachter_in 2

Beobachter_in 3

➜ Weiterführende Beobachtungshilfen und Einzelkodierungen s. Rückseite

Abbildung 12-3: Fallbeispiel „Christina“; Vorderseite des Beobachtungsbogens der zweiten Phase „Selbstversorgung 1/2“.

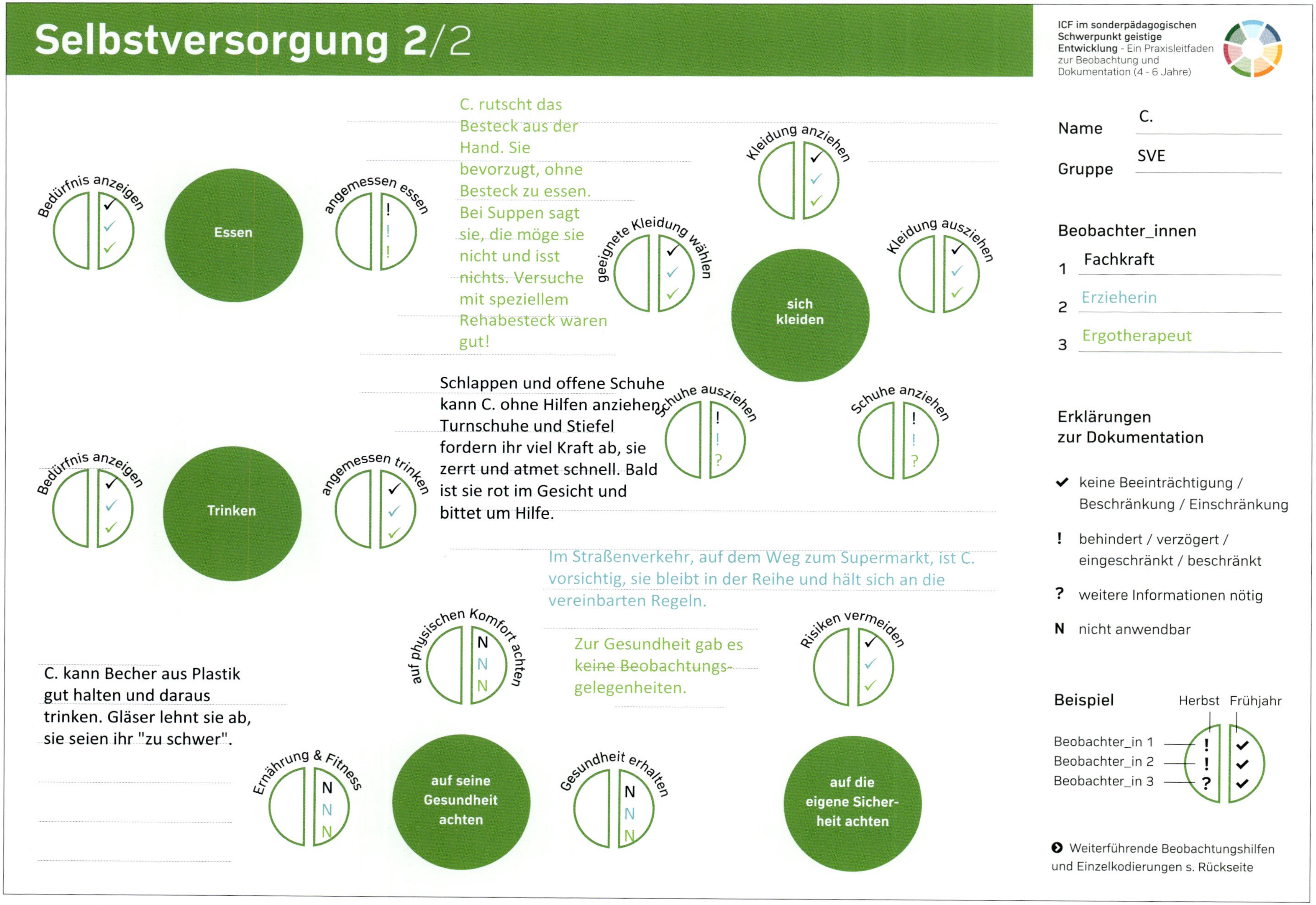

Abbildung 12-4: Fallbeispiel „Christina“; Vorderseite des Beobachtungsbogens der zweiten Phase „Selbstversorgung 2/2“.

12.6.3 Besprechung der Förderziele

Organisatorisch lief die Woche im Allgemeinen ab wie geplant. Der Ausdruck der Rückseite des jeweiligen Beobachtungsbogens erleichterte es den pädagogischen Kräften, sich auf die jeweils zentralen Inhalte zu fokussieren, da sie immer wieder rasch nachlesen konnten. Eine kurze Irritation der Kinder zu Beginn der Woche, warum so viel Papier an den Schränken hänge, konnte schnell geklärt werden. Da das gesamte Personal durchgängig in der Gruppe sein konnte, wurde sogar manchmal ein Beobachtungsstuhl genutzt, auf dem ein Teammitglied für einige Minuten das Geschehen sitzend beobachtete und dokumentierte. Die Besprechung und Förderplanung fand am Freitagmittag statt, wiederum dank der Einrichtungsleitung, die für diese Zeit Vertretung schickte.

Christinas ungewohntes Verhalten war für das Team das prägende Moment der zweiten Beobachtungswoche. Ihre ungewohnten Stimmungsschwankungen und -ausbrüche (**„Interpersonelle Interaktionen und Beziehungen“**) überlagerten in der Wahrnehmung auch die Beobachtung der anderen Bereiche. Aufgrund der Übereinstimmung im Team, dass dieses Verhalten für das Kind ungewöhnlich sei und im Vergleich zur ersten Beobachtungswoche noch zugenommen hatte und Christina auch zu leiden schien, wurde hier beschlossen, sofort mit den Eltern Kontakt aufzunehmen. Außerdem wurde eine Überprüfung der emotionalen Entwicklung ins Auge gefasst, um diesen Bereich der Gefühle zu vertiefen und auszudifferenzieren. Diese beiden Punkte werden priorisiert und kurzfristig umgesetzt. Um Christinas Teilhabe am Gruppenleben und ihre Beziehung mit der sonderpädagogischen Fachkraft zu verbessern, wird jeden Tag eine fünfzehnminütige gemeinsame Zeit in den Alltag integriert, bei dem der Beziehungsaufbau im Vordergrund steht (Abbildung 12-5). Mit einem Blick auf das bio-psycho-soziale Modell der ICF-CY werden noch folgende Fragen notiert, die mitgenommen werden in die nächsten Wochen:

- *Umwelt*: Welche Unterstützung und Fürsorge erfährt das Kind daheim, bzw. gibt es Änderungen in der Umwelt des Kindes, die vielleicht Einfluss auf das Verhalten haben könnten?
- *Körperfunktionen und -strukturen:* Wie schätzen die Eltern und andere Bezugspersonen das Temperament und die Persönlichkeit von Christina ein? Decken sich deren Einschätzungen mit denen der SVE? Wenn nein, warum nicht? Wo liegt der Unterschied?

Auch auf die Beobachtungen des Bereichs **„Allgemeine Aufgaben und Anforderungen“** hatte sich Christinas Verfasstheit ausgewirkt. Auffällig erschien es dem Team, dass Christina unterschiedlich reagierte, je nachdem, ob die Aufgaben und Anforderungen am Vormittag oder am Nachmittag an sie gestellt wurden. Zudem beobachteten die Teammitglieder, dass Christina, zumindest in dieser Woche, Einzelaufgaben weitaus besser meistern konnte als Mehrfachaufgaben. Sie wirkte teilweise müde, dann fielen ihr auch gut eingeführte und bekannte Rituale schwer, z. B. beim Morgenkreis. Die Förderziele ergeben sich dann in Überschneidung mit dem Bereich der „Interpersonellen Interaktionen und Beziehungen“. Christina wird von der Einzel- an die Mehrfachaufgabe langsam herangeführt, indem sie beim Decken des Tisches zur Brotzeit ein Tischset nutzen kann und bei Bedarf eine Visualisierung des Handlungsablaufs über eine Klettmappe bekommt (Abbildung 12-6). Diese Visualisierung kann, wenn sie sich als hilfreich erweist, auch auf andere Bereiche ausgedehnt werden, sodass Christina mittelfristig mehrere Mehrfachaufgaben ausführen kann, ohne überfordert zu sein.

Mit einem Blick auf das bio-psycho-soziale Modell der ICF-CY werden noch folgende Fragen notiert, die mitgenommen werden in die nächsten Wochen:

- *Personbezogene Faktoren:* Wie sieht Christina die Einschulung, die auf sie zukommt? Welche Gefühle, Befürchtungen und vielleicht auch vorfreudigen Gedanken hat sie?
- *Umwelt:* Wie sieht die Erzieherin in der Vorschulgruppe das Kind? Welches Aufgabenniveau haben die Aufgaben, die sie Christina stellt? Wie strukturiert sie den Ablauf der Vorschultreffen?
- *Körperfunktionen und -strukturen:* Wie sind Christinas kognitive Fähigkeiten einzuschätzen? Ist sie überfordert im Alltag und es fällt nicht auf, da ihre sprachlichen Kompetenzen so hoch sind?

In Bezug auf die **Selbstversorgung** waren dem Team vor allem die Probleme aufgefallen, die Christina beim An- und Ausziehen von festen Schuhen hatte und beim Essen mit Besteck. Beide Bereiche haben einen Bezug zu ihrer gelegentlichen Schwäche und der scheinbar niedrigen Muskelkraft in den Händen. Mit den Eltern soll dieser Punkt so schnell wie möglich besprochen werden, um ihre Einschätzung zu erfahren und auch medizinische Aspekte zu erfragen.

Die Teilhabe am gemeinsamen Duschen nach dem Besuch des Schwimmbads lässt sich unkompliziert erleichtern. Es wird vereinbart, dass die Erzieherin ihr vor dem Duschen hilft, die Verschlüsse der Pflegeutensilien zu öffnen. So kann sie sich während des Duschens auf den Ablauf konzentrieren. Da mehrere Mädchen nebeneinander duschen, kann sich Christina hier bei ihrer Freundin wichtige Handgriffe abschauen. Als Alternative wird ein bebilderter und laminierter Handlungsablauf in der Dusche angebracht. Um an Ausflügen teilhaben zu können, soll Christina das An- und Ausziehen der Schuhe erleichtert werden. Hilfsmittel wie Schuhlöffel und die gemeinsame Erarbeitung eines sinnvollen Handlungsablaufs unterstützen sie dabei. Es wird vereinbart, dass Christina zunächst nur den allerletzten Handlungsschritt vollzieht, während der Ergotherapeut ihr beim Rest hilft. Schritt für Schritt blendet der Ergotherapeut dann seine Hilfen aus, sodass Christina vom letzten bis zum allerersten Schritt alles selbstständig macht. Für die Teilhabe am gemeinsamen Mittagessen wird Besteck aus dem Rehabedarf beschafft und auch den Eltern demonstriert. Eine erleichterte Handhabung des Bestecks könnte Christinas Lust auf Essen vergrößern, das Besteck könnte auch bei Familienausflügen in ein Lokal unkompliziert mitgenommen werden.

Die Rückseiten der Beobachtungsbögen zur Selbstversorgung sind in Abbildung 12-7 und Abbildung 12-8 dokumentiert.

Mit einem Blick auf das bio-psycho-soziale Modell der ICF-CY werden noch folgende Fragen notiert, die mitgenommen werden in die nächsten Wochen:

- *Gesundheitssorge:* Gibt es aus medizinischer Sicht einen Grund für den schwachen Muskeltonus? Besteht eine Überempfindlichkeit oder Unverträglichkeit von Nahrungsmitteln, die sich schwächend auf Christinas Verfassung auswirken?
- *Personbezogene Faktoren:* Gibt es eine Sportart oder eine Bewegungsform, die Christina bevorzugt? Könnte man unter Umständen hier ansetzen und sie in einem Sport- oder Schwimmverein anmelden?
- *Umwelt:* Wie sehen Bewegungsangebote am Wochenende und in den Ferien aus? Welche Lebensmittel werden daheim zubereitet, wie gestaltet sich die Essenssituation?
- *Körperfunktionen und -strukturen:* Wie sind Christinas psychomotorische Funktionen? Welche Körperwahrnehmung hat sie, wie ist ihr Schlafverhalten? Wie ist ihr Gedächtnis, welche Informationen kann sie gut behalten, welche Erinnerungshilfen unterstützen sie beim Erinnern?

Literaturverzeichnis

Daseking, M., Janke, N. & Petermann, F. (2006). Intelligenzdiagnostik. *Monatsschrift Kinderheilkunde, 154*(4), 314–319. https://doi.org/10.1007/s00112-006-1333-4

Dworschak, W. & Selmayr, A. (2021). Bildungsbiographische Aspekte. In D. Baumann, W. Dworschak, M. Kroschewski, C. Ratz, A. Selmayr & M. Wagner (Hrsg.), *Schülerschaft mit dem FörderSchwerpunkt Geistige Entwicklung II (SFGE II)* (Lehren und Lernen mit behinderten Menschen, Band 42, S. 57–78). Bielefeld: Athena wbv.

Deci, E. L., & Ryan, R. M. (1985). *Intrinsische Motivation und Selbstbestimmung im menschlichen Verhalten.* Springer.

Hasselhorn, M., Gold, A., Kunde, W. & Schneider, S. (2022). *Pädagogische Psychologie. Erfolgreiches Lernen und Lehren* (5. Aufl.). Stuttgart: Kohlhammer Verlag. https://doi.org/10.17433/978-3-17-039783-5

Hollenweger, J. & Kraus de Camargo, O. (2022). *ICF-CY. Internationale Klassifikation der Funktionsfähigkeit, Behinderung und Gesundheit bei Kindern und Jugendlichen* (2., korrigierte Aufl.). Bern: Hogrefe.

Kölbl, S. (2021). *Beobachtung, Dokumentation und Förderplanung an Schulvorbereitenden Einrichtungen mit dem FörderSchwerpunkt Geistige Entwicklung.* Ludwig-Maximilians-Universität München.

Kürschner, J. (2017). *Schüler aktiv in die Förderplanarbeit einbinden. Praxisleitfaden zur gemeinsamen Erarbeitung und Umsetzung von Förderplänen* (Bergedorfer Grundsteine Schulalltag, 1. Aufl.). Hamburg: Persen.

Lindmeier, B. & Lindmeier, C. (2012). *Pädagogik bei Behinderung und Benachteiligung. Band I: Grundlagen* (1. Aufl.). Stuttgart: Kohlhammer Verlag. https://doi.org/10.17433/978-3-17-023518-2

Pretis, M., Jagusch-Espei, A., Kopp-Sixt, S., Hörnke, M. (2022). *ICF-basierte Gutachten erstellen.* München: Ernst-Reinhardt Verlag.

Pretis, M. (2022). *Teilhabeziele planen, formulieren und überprüfen. ICF leicht gemacht* (2. Aufl.). München: Ernst Reinhardt Verlag.

Pretis, M. & Kopp-Sixt, S. (2019). *ICF in familienfreundlicher Sprache. Auf Augenhöhe mit Fachkräften sprechen* (1. Aufl.). Graz: Eigenverlag. Verfügbar unter https://bkf-petoe.de/wp-content/uploads/2020/12/icf_brochure_de.pdf

Pretis, M., Kopp-Sixt, S. & Mechtl, R. (2019). *ICF-basiertes Arbeiten in der inklusiven Schule.* München: Ernst Reinhardt Verlag.

Scholz, M. & Stegkemper, J. M. (2022). *Unterstützte Kommunikation. Grundfragen und Strategien* (utb, Bd. 5827, 1. Aufl.). München: UTB; Ernst Reinhardt Verlag. https://doi.org/10.36198/9783838558271

Überblick

Das Ausführen von Handlungen und Aufgaben, die erforderlich sind für einfache und komplexe Interaktionen mit Menschen.

Kodierungen laut ICF

Allgemeine Interpersonelle Interaktionen

- ○ d710 Elementare interpersonelle Aktivitäten
  - ○ d7100 Respekt und Wärme in Beziehungen
  - ○ d7101 Anerkennung in Beziehungen
  - ○ d7102 Toleranz in Beziehungen
  - ○ d7103 Kritik in Beziehungen
  - ○ d7104 Soziale Zeichen in Beziehungen
  - ○ d7105 Körperlicher Kontakt in Beziehungen
  - ○ d7106 Unterscheidung bekannter Personen
- ○ d720 Komplexe interpersonelle Interaktionen

Besondere interpersonelle Beziehungen

- ○ d730 Mit Fremden umgehen
- ○ d740 Formelle Beziehungen
- ○ d750 Informelle soziale Beziehungen
- ○ d760 Familienbeziehungen

Häusliches Leben

- ○ d660 Anderen helfen

Weiterführende Beobachtungshilfen

Bereich	Beobachtungshilfen	Förderziel
allgemeine zwischen-menschliche Interaktionen	Elementare Aktivitäten • Respekt und Wärme • Anerkennung • Toleranz • Kritik • soziale Zeichen in Beziehungen .. Komplexe Interaktionen • Freundschaften schließen • Verhalten regulieren • soziale Regeln beachten ...	
besondere zwischen-menschliche Interaktionen	mit Fremden umgehen: z.B. Verkäufer formelle Beziehungen: Erzieher, Lehrer, ... Informelle Beziehungen: Freunde, Nachbarn,... Familienbeziehungen: Eltern, Geschwister, ...	Christina stärkt ihre Beziehung zur Fachkraft, indem sie regelmäßig (jeden Tag, 15 Minuten) Zeit mit der Fachkraft in einem Differenzierungsraum verbringt die Zeit selbst gestalten darf (Konzept "banking time"). **Ergänzung: sozio-emotionale Entwicklung überprüfen! Gespräch mit den Eltern!**
Häusliches Leben	Haushaltsgegenstände pflegen anderen helfen	

Abbildung 12-5: Fallbeispiel „Christina“; Rückseite des Beobachtungsbogens der zweiten Phase „Interpersonelle Interaktionen und Beziehungen“.

Überblick

- Ausführung von Einzel- und Mehrfachaufgaben
- Organisation von Routinen
- Umgang mit Stress

Kodierungen laut ICF

Allgemeine Aufgaben und Anforderungen

- ○ d210 Eine Einzelaufgabe übernehmen
- ○ d220 Mehrfachaufgaben übernehmen
- ○ d230 Die tägliche Routine durchführen
- ○ d240 Mit Stress und anderen psychischen Anforderungen umgehen
- ○ d250 Sein Verhalten steuern

Weiterführende Beobachtungshilfen

Bereich	Beobachtungshilfen	Förderziel
Einzelaufgabe übernehmen	eine einzelne Aufgabe angehen: einen Turm bauen, Schularbeiten machen, Tisch decken, gemeinsam spielen,...	Siehe Förderziel "Interaktionen" (Überschneidung, weil C. am Vormittag bei der Fachkraft verweigert und am Nachmittag bei der Erzieherin nicht).
Mehrfachaufgaben übernehmen	mehrere einzelne Aufgaben zusammen: sich an einem kalten Tag selbst ankleiden, einkaufen und für einen Freund auch einkaufen	C. übernimmt eine regelmäßige Aufgabe, indem sie den Brotzeittisch mithilfe des Tischsets vom Mittag deckt und bei Bedarf eine zusätzliche Visualisierung (Klettmappe) nutzt.
Tägliche Routine	• mit der Zeit umgehen • mit Änderungen in der Routine umgehen	
Mit Stress u.ä. umgehen	• eine Aufgabe innerhalb einer bestimmten Zeit erledigen • mit Krisensituationen umgehen • mit Verantwortung umgehen	Rücksprache mit Eltern und eventuell psychologischem Fachdienst halten: nähere Untersuchung ist wichtig!
Sein Verhalten steuern	• Neuartiges akzeptieren • verlässlich handeln ...	

Abbildung 12-6: Fallbeispiel „Christina“; Rückseite des Beobachtungsbogens der zweiten Phase „Allgemeine Aufgaben und Anforderungen“.

Überblick

- eigene Versorgung
- den eigenen Körper waschen, abtrocknen und pflegen

Kodierungen laut ICF

Selbstversorgung

- ○ d510 Sich waschen
- ○ d520 Seine Körperteile pflegen
- ○ d530 Die Toilette benutzen

Weiterführende Beobachtungshilfen

Bereich	Beobachtungshilfen	Förderziel
sich waschen	• baden, duschen • Hände, Gesicht, Füße, Haare oder Nägel mit Wasser und Seife waschen • Körperteile oder ganzen Körper abtrocknen	Christina nimmt an der Situation des gemeinsamen Duschens nach dem Schwimmen möglichst selbstständig teil, indem sie auf ein Kind neben sich achtet, das ihr als Vorbild dient und indem die Verschlüsse ihrer Duschutensilien bereits vorher von Erwachsenen geöffnet und bereitgestellt werden.
seine Körperteile pflegen	• Benutzung von Cremes, Nagelfeile, Nagelschere, Kamm usw. • Haut, Zähne, Nase, Fingernägel, Fußnägel	
die Toilette benutzen	• Blasen- und Darmentleerung • Bedürfnis anzeigen, angemessen durchführen, sich reinigen danach	

Abbildung 12-7: Fallbeispiel „Christina"; Rückseite des Beobachtungsbogens der zweiten Phase „Selbstversorgung 1/2".

Überblick

- Kleidung an- und ablegen
- Essen und Trinken
- Sorge um die eigene Gesundheit

Kodierungen laut ICF

Selbstversorgung

- ○ d540 Sich kleiden
- ○ d550 Essen
- ○ d560 Trinken
- ○ d570 Auf seine Gesundheit achten
- ○ d571 Auf eigene Sicherheit achten

Weiterführende Beobachtungshilfen

Bereich	Beobachtungshilfen	Förderziel
sich kleiden	• Hemden, Röcke, Unterwäsche, Jacken, Mäntel, Schuhe usw. • passende Abfolge wählen	C. zieht sich selbstständig die Schuhe an und aus, zunächst mit Hilfe des Ergotherapeuten, indem sie Hilfsmittel (z. B. Schuhlöffel) zu nutzen lernt. **Nachfrage bei den Eltern: Physiotherapie?**
Essen	• Nahrungsmittel zerkleinern, schneiden oder brechen • Messer, Gabel und Löffel benutzen • Flaschen und Dosen öffnen usw.	C. isst angemessen, indem sie adaptiertes Besteck und Geschirr nutzt, z. B. leichte Gabel mit Griffverdickungen, leichte Becher, nur halb gefüllt. In Absprache mit den Eltern, werden zunächst leicht zerkleinerbare Lebensmittel eingepackt.
Trinken	• aus einem Gefäß oder Trinkbrunnen • Flüssigkeiten mischen (z.B. Schorle) • mit einem Strohhalm o.ä. trinken usw.	
auf seine Gesundheit achten	• angemessene körperliche Aktivitäten • Gesundheitsschäden vermeiden usw.	
auf eigene Sicherheit achten	• Aufpassen im Straßenverkehr • Vorsicht beim Umgang mit Feuer	

Abbildung 12-8: Fallbeispiel „Christina“; Rückseite des Beobachtungsbogens der zweiten Phase „Selbstversorgung 2/2“.

Anhang

Checklisten und Bögen: Vorbereitung, Durchführung, Nachbereitung

Für alle, die gerne eine Checkliste zum Abhaken nutzen, um nichts zu vergessen, werden hier zwei knappe Übersichten (Tabelle A-1, Tabelle A-2) vorgestellt.

Tabelle A-1: Checkliste zur ersten Beobachtungsphase.

Vorbereitung	Durchführung	Nachbereitung
☐ Einarbeitung in den Beobachtungsbogen (Teil II dieses Praxisleitfadens)	☐ Termine wahrnehmen: Beobachten und zeitnah dokumentieren	☐ Bögen abhängen
☐ Zuständigkeiten: Wer beobachtet?	☐ Arbeitspapier: Das ganze Blatt nutzen und bei Bedarf auch neben den Kreissegmenten Notizen machen	☐ Besprechung: Notizen durchgehen, offene Fragen klären, zwei Bereiche für die zweite Phase wählen
☐ Auswahl: Welche Kinder stehen im Fokus?		☐ Vorbereitung der zweiten Beobachtungsphase beginnen
☐ Zeitlicher Rahmen: – Welche Wochen sind günstig für Beobachtungen? – Welche Tageszeitpunkte bieten sich an? → Termine vereinbaren		
☐ Bögen vorbereiten: drucken (A3) und mit Kürzeln (Datenschutz!) beschriften		
☐ Raum vorbereiten: – Bögen auf Augenhöhe befestigen, Stifte bereitlegen – Beobachtungsstuhl platzieren, falls gewünscht		

Tabelle A-2: Checkliste zur zweiten Beobachtungsphase.

Vorbereitung	Durchführung	Nachbereitung
☐ Einarbeitung in den Beobachtungsbogen (Teil II dieses Praxisleitfadens)	☐ Termine wahrnehmen: Beobachten und zeitnah dokumentieren	☐ Bögen abhängen
☐ Zuständigkeiten: Wer beobachtet?	☐ Arbeitspapier: Das ganze Blatt nutzen und bei Bedarf auch neben den Kreishälften Notizen machen	☐ Besprechung: Notizen durchgehen, offene Fragen klären
☐ Zeitlicher Rahmen: Welche Tageszeitpunkte bieten sich an? → Termine vereinbaren		☐ Förderplanung: Schwerpunkte der Förderplanung festlegen und Förderziele formulieren
☐ Bögen vorbereiten: drucken (A4) und mit Kürzeln beschriften; Druck: beidseitig oder einfach, je nachdem, ob die Rückseite mit den Erläuterungen ständig präsent sein soll oder nicht		☐ Partizipative Förderplanung: Teilhabe von Kindern und Eltern an der Förderplanung
☐ Raum vorbereiten: Bögen auf Augenhöhe befestigen, Stifte bereitlegen		☐ Beobachtungsbögen für das zweite Kita-Halbjahr aufbewahren zur Verlaufsdiagnostik

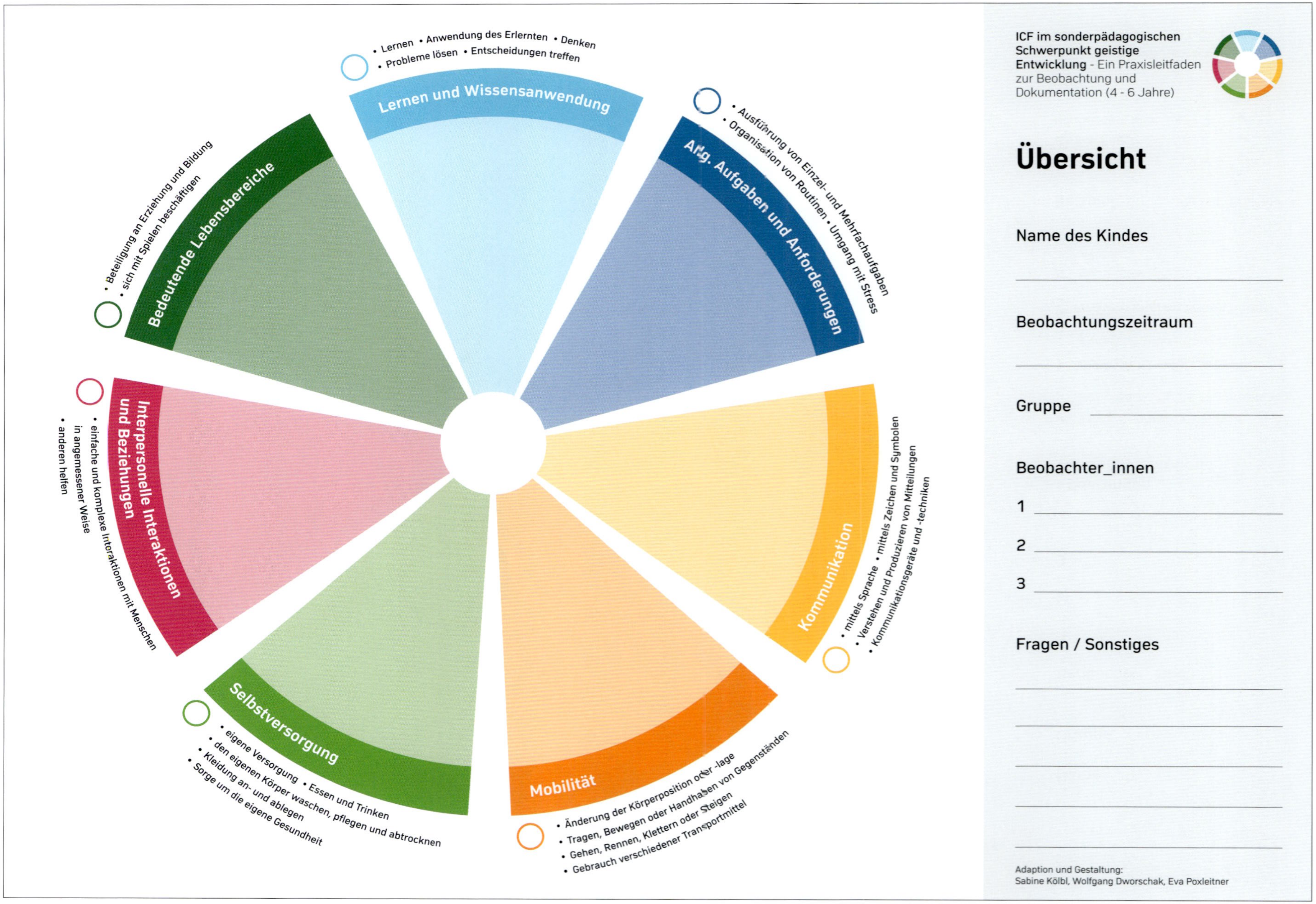

Abbildung A-1: Bogen der ersten Beobachtungsphase

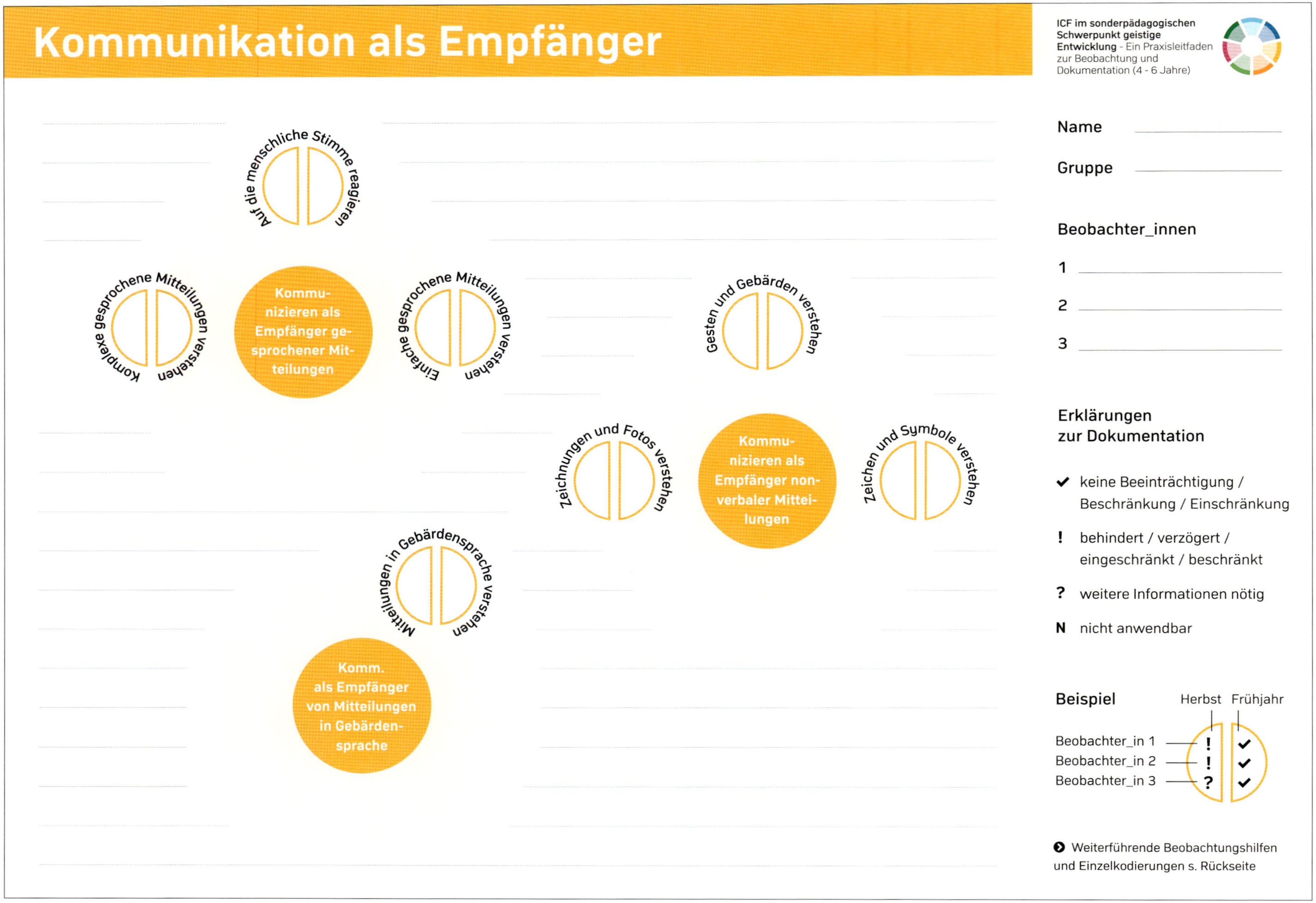

Abbildung A-2: Bögen der zweiten Beobachtungsphase

Überblick

- Kommunikation mittels
  - Sprache
  - Zeichen und Symbolen
  - Kommunikationsgeräten und -techniken
- Verstehen und Produzieren von Mitteilungen

Kodierungen laut ICF

Kommunizieren als Empfänger

- ○ d310 Kommunizieren als Empfänger gesprochener Mitteilungen
  - ○ d3100 Auf die menschliche Stimme reagieren
  - ○ d3101 Einfache gesprochene Mitteilungen verstehen
  - ○ d3102 Komplexe gesprochene Mitteilungen verstehen
- ○ d315 Kommunizieren als Empfänger non-verbaler Mitteilungen
  - ○ d3150 Kommunikation als Empfänger von Gesten und Gebärden
  - ○ d3151 Kommunikation als Empfänger von allgemeinen Zeichen und Symbolen
  - ○ d3152 Kommunikation als Empfänger von Zeichnungen und Fotos
- ○ d320 Kommunikation als Empfänger von Mitteilungen in Gebärdensprache

Weiterführende Beobachtungshilfen

Bereich	Beobachtungshilfen	Förderziel
Kommunizieren als Empfänger	• auf die menschliche Stimme reagieren • einfache gesprochene Mitteilungen verstehen (2-3 Worte) • komplexe Mitteilungen verstehen (ganze Sätze) • Gesten und Gebärden • Zeichen und Symbole • Zeichnungen und Fotos • Mitteilungen in Gebärdensprache empfangen und verstehen	

Abbildung A-2: Fortsetzung

Selbstversorgung 1/2

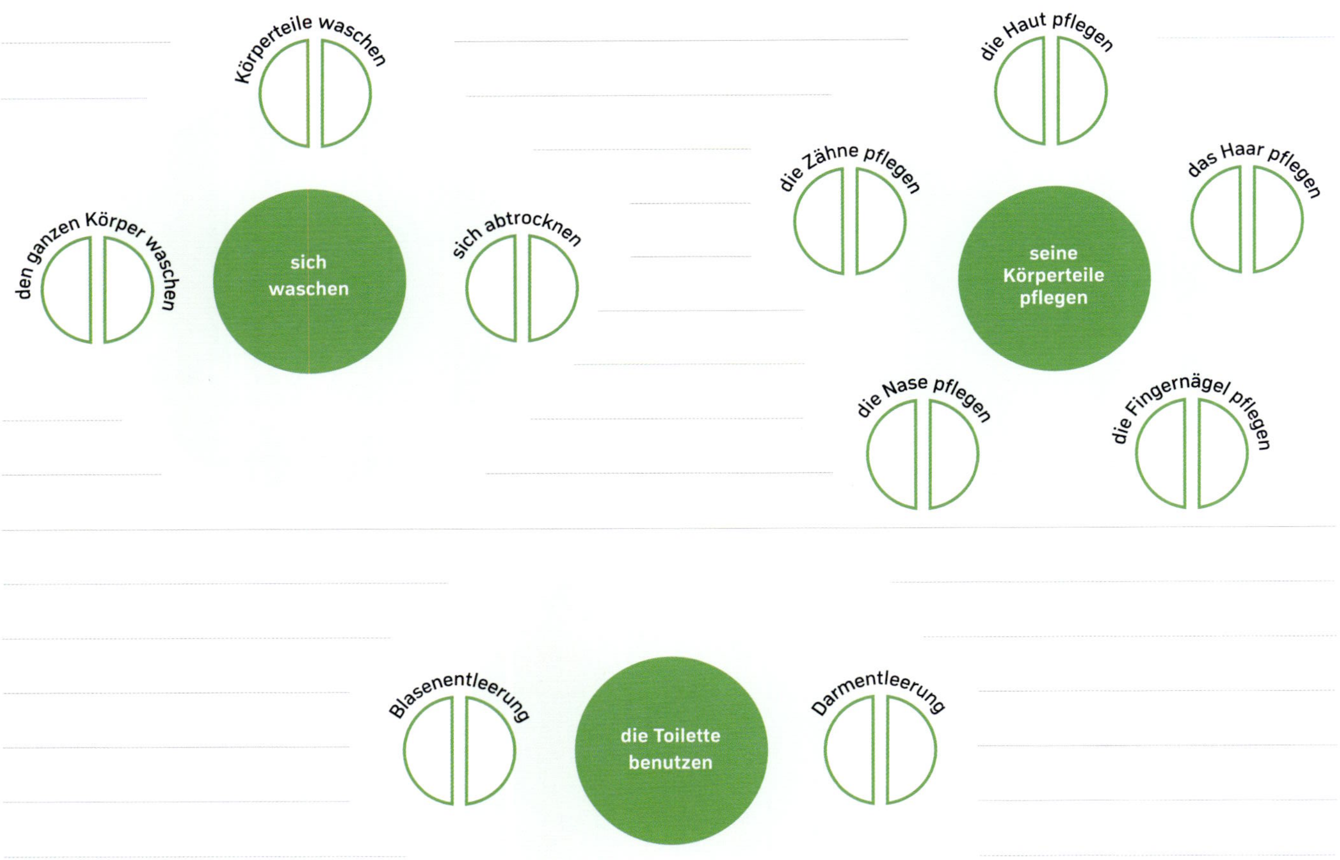

ICF im sonderpädagogischen Schwerpunkt geistige Entwicklung - Ein Praxisleitfaden zur Beobachtung und Dokumentation (4 - 6 Jahre)

Name ____________

Gruppe ____________

Beobachter_innen

1 ____________

2 ____________

3 ____________

Erklärungen zur Dokumentation

✔ keine Beeinträchtigung / Beschränkung / Einschränkung

! behindert / verzögert / eingeschränkt / beschränkt

? weitere Informationen nötig

N nicht anwendbar

Beispiel Herbst Frühjahr

Beobachter_in 1 ! ✔

Beobachter_in 2 ! ✔

Beobachter_in 3 ? ✔

➔ Weiterführende Beobachtungshilfen und Einzelkodierungen s. Rückseite

Abbildung A-2: Fortsetzung

Überblick

- eigene Versorgung
- den eigenen Körper waschen, abtrocknen und pflegen

Kodierungen laut ICF

Selbstversorgung

- ○ d510 Sich waschen
- ○ d520 Seine Körperteile pflegen
- ○ d530 Die Toilette benutzen

Weiterführende Beobachtungshilfen

Bereich	Beobachtungshilfen	Förderziel
sich waschen	• baden, duschen • Hände, Gesicht, Füße, Haare oder Nägel mit Wasser und Seife waschen • Körperteile oder ganzen Körper abtrocknen	
seine Körperteile pflegen	• Benutzung von Cremes, Nagelfeile, Nagelschere, Kamm usw. • Haut, Zähne, Nase, Fingernägel, Fußnägel	
die Toilette benutzen	• Blasen- und Darmentleerung • Bedürfnis anzeigen, angemessen durchführen, sich reinigen danach	

Abbildung A-2: Fortsetzung

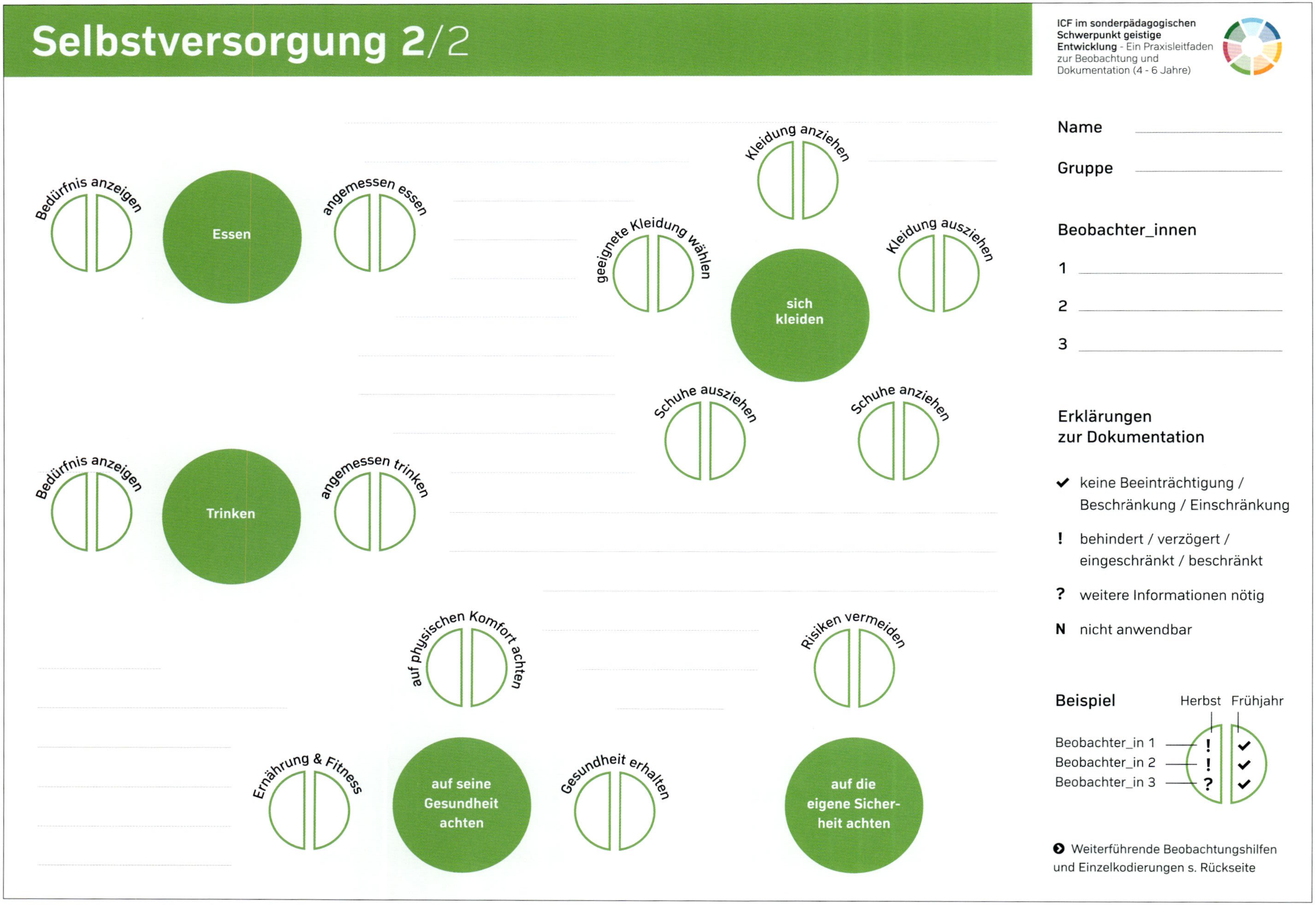

Abbildung A-2: Fortsetzung

Überblick

- Kleidung an- und ablegen
- Essen und Trinken
- Sorge um die eigene Gesundheit

Kodierungen laut ICF

Selbstversorgung

- ○ d540 Sich kleiden
- ○ d550 Essen
- ○ d560 Trinken
- ○ d570 Auf seine Gesundheit achten
- ○ d571 Auf eigene Sicherheit achten

Weiterführende Beobachtungshilfen

Bereich	Beobachtungshilfen	Förderziel
sich kleiden	• Hemden, Röcke, Unterwäsche, Jacken, Mäntel, Schuhe usw. • passende Abfolge wählen	
Essen	• Nahrungsmittel zerkleinern, schneiden oder brechen • Messer, Gabel und Löffel benutzen • Flaschen und Dosen öffnen usw.	
Trinken	• aus einem Gefäß oder Trinkbrunnen • Flüssigkeiten mischen (z.B. Schorle) • mit einem Strohhalm o.ä. trinken usw.	
auf seine Gesundheit achten	• angemessene körperliche Aktivitäten • Gesundheitsschäden vermeiden usw.	
auf eigene Sicherheit achten	• Aufpassen im Straßenverkehr • Vorsicht beim Umgang mit Feuer	

Abbildung A-2: Fortsetzung

Bedeutende Lebensbereiche

ICF im sonderpädagogischen Schwerpunkt geistige Entwicklung - Ein Praxisleitfaden zur Beobachtung und Dokumentation (4 - 6 Jahre)

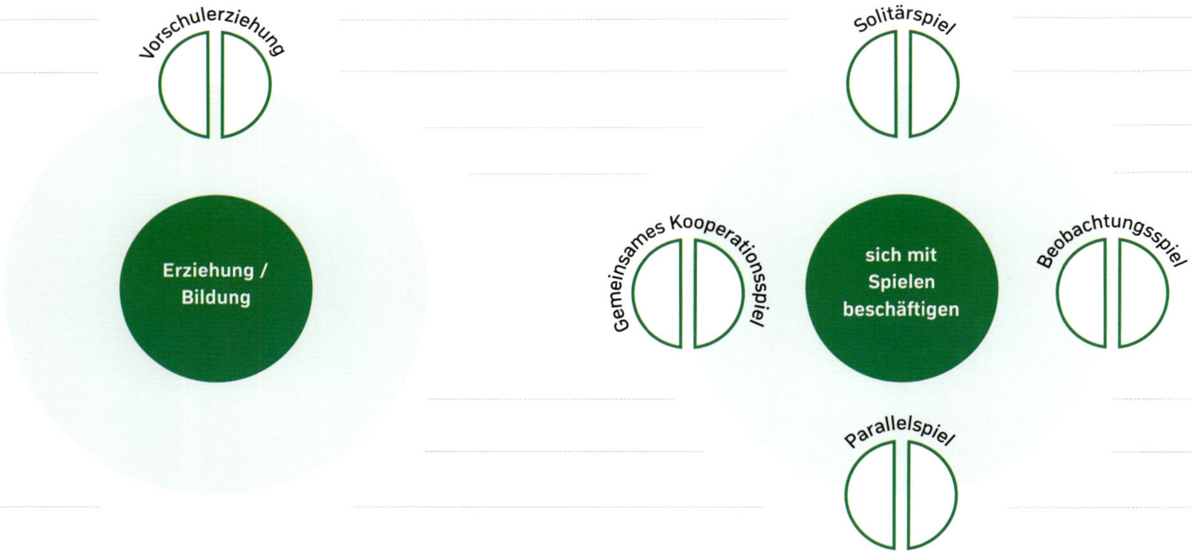

Name ______

Gruppe ______

Beobachter_innen

1 ______

2 ______

3 ______

Erklärungen zur Dokumentation

✔ keine Beeinträchtigung / Beschränkung / Einschränkung

! behindert / verzögert / eingeschränkt / beschränkt

? weitere Informationen nötig

N nicht anwendbar

Beispiel

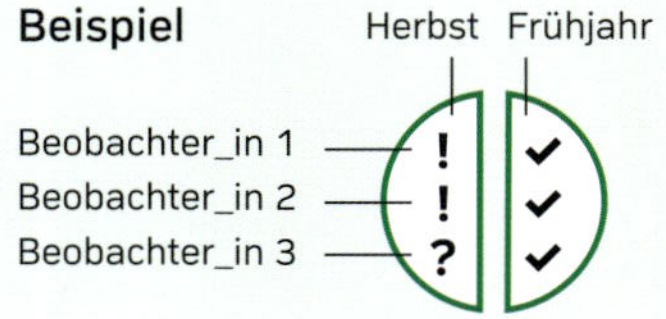

➔ Weiterführende Beobachtungshilfen und Einzelkodierungen s. Rückseite

Abbildung A-2: Fortsetzung

Überblick

- Beteiligung an Erziehung und Bildung
- Sich mit Spielen beschäftigen

Kodierungen laut ICF

Erziehung / Bildung

- ○ d810 Informelle Bildung / Ausbildung
- ○ d815 Vorschulerziehung

Wirtschaftliches Leben

- ○ d880 Sich mit Spielen beschäftigen
  - ○ d8800 Solitärspiel
  - ○ d8801 Beobachtungsspiel
  - ○ d8802 Parallelspiel
  - ○ d8803 Gemeinsames Kooperationsspiel

Weiterführende Beobachtungshilfen

Bereich	Beobachtungshilfen	Förderziel
Erziehung / Bildung	Vorschulerziehung: das Kind auf die Schule vorbereiten	
Sich mit Spielen beschäftigen	Solitärspiel: sich alleine gezielt und andauernd mit Gegenständen, Materialien, Spielen beschäftigen Beobachtungsspiel: gezielt andere beim Spielen beobachten, ohne selbst daran teilzunehmen Parallelspiel: in der Gegenwart anderer (die ebenfalls spielen) spielen, ohne sich an deren Aktivitäten zu beteiligen Gemeinsames Kooperationsspiel: sich zusammen mit anderen beschäftigen (spielen), mit einem gemeinsamen Zweck	

Abbildung A-2: Fortsetzung

Lernen und Wissensanwendung

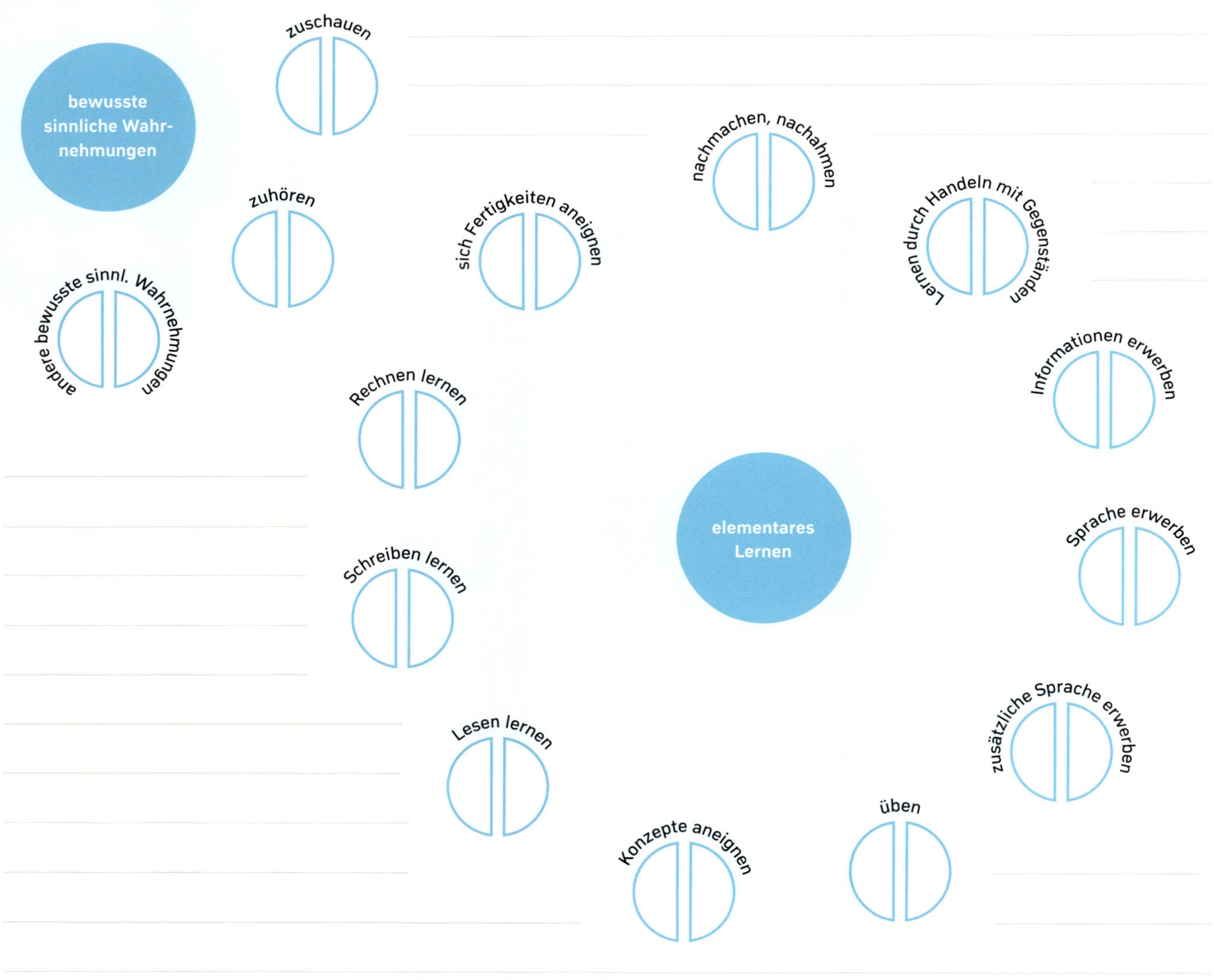

ICF im sonderpädagogischen Schwerpunkt geistige Entwicklung - Ein Praxisleitfaden zur Beobachtung und Dokumentation (4 - 6 Jahre)

Name ______

Gruppe ______

Beobachter_innen

1 ______

2 ______

3 ______

Erklärungen zur Dokumentation

✔ keine Beeinträchtigung / Beschränkung / Einschränkung

! behindert / verzögert / eingeschränkt / beschränkt

? weitere Informationen nötig

N nicht anwendbar

Beispiel

	Herbst	Frühjahr
Beobachter_in 1	!	✔
Beobachter_in 2	!	✔
Beobachter_in 3	?	✔

➜ Weiterführende Beobachtungshilfen und Einzelkodierungen s. Rückseite

Abbildung A-2: Fortsetzung

Überblick

Lernen auf verschiedenen Ebenen

Kodierungen laut ICF

Bewusste sinnliche Wahrnehmungen

- ◯ d110 Zuschauen
- ◯ d115 Zuhören
- ◯ d120 Andere bewusste sinnliche Wahrnehmungen

Elementares Lernen

- ◯ d130 Nachmachen, nachahmen
- ◯ d131 Lernen durch Handeln mit Gegenständen
- ◯ d132 Informationen erwerben
- ◯ d133 Sprache erwerben
- ◯ d134 Zusätzliche Sprache erwerben
- ◯ d135 Üben
- ◯ d137 Konzepte aneignen
- ◯ d140 Lesen lernen
- ◯ d145 Schreiben lernen
- ◯ d150 Rechnen lernen
- ◯ d155 Sich Fertigkeiten aneignen

Weiterführende Beobachtungshilfen

Bereich	Beobachtungshilfen	Förderziel
bewusste sinnliche Wahrnehmungen	• zuschauen (z.B. andere beobachten) • zuhören (z.B. bei einer Geschichte zuhören) • andere bewusste sinnliche Wahrnehmungen (z.B. orales Explorieren, berühren, riechen, schmecken)	
elementares Lernen	• nachmachen, nachahmen (z.B. eine Bewegung, Geste, ...) • Lernen durch Handeln mit Gegenständen (z.B. mit Puppen spielen, Bausteine stoßen, ...) • Informationen erwerben (Fragen nach dem „Wie?", „Was?", „Warum?", ...) • Sprache erwerben (Wörter, Symbole, Redewendungen, Sätze) • zusätzliche Sprache erwerben (neue Sprache, Gebärdensprache, UK, ...) • üben: Wiederholen einer Abfolge (z.B. Reim auswendig lernen) • Konzepte aneignen: z.B. „Größe", „Länge", „Form", Gruppen, Reihen • Lesen lernen: Symbole, Ziffern, Buchstaben erkennen; geschriebene Wörter aussprechen • Schreiben lernen: Fertigkeiten entwickeln, um Symbole zu produzieren und Schreibgeräte zu benutzen • Rechnen lernen: Fähigkeiten entwickeln, um mit Zahlen umzugehen, Ziffern etc. zu erkennen, um zu zählen, um grundlegende Rechenoperationen durchzuführen	

Abbildung A-2: Fortsetzung

Lernen und **Wissensanwendung**

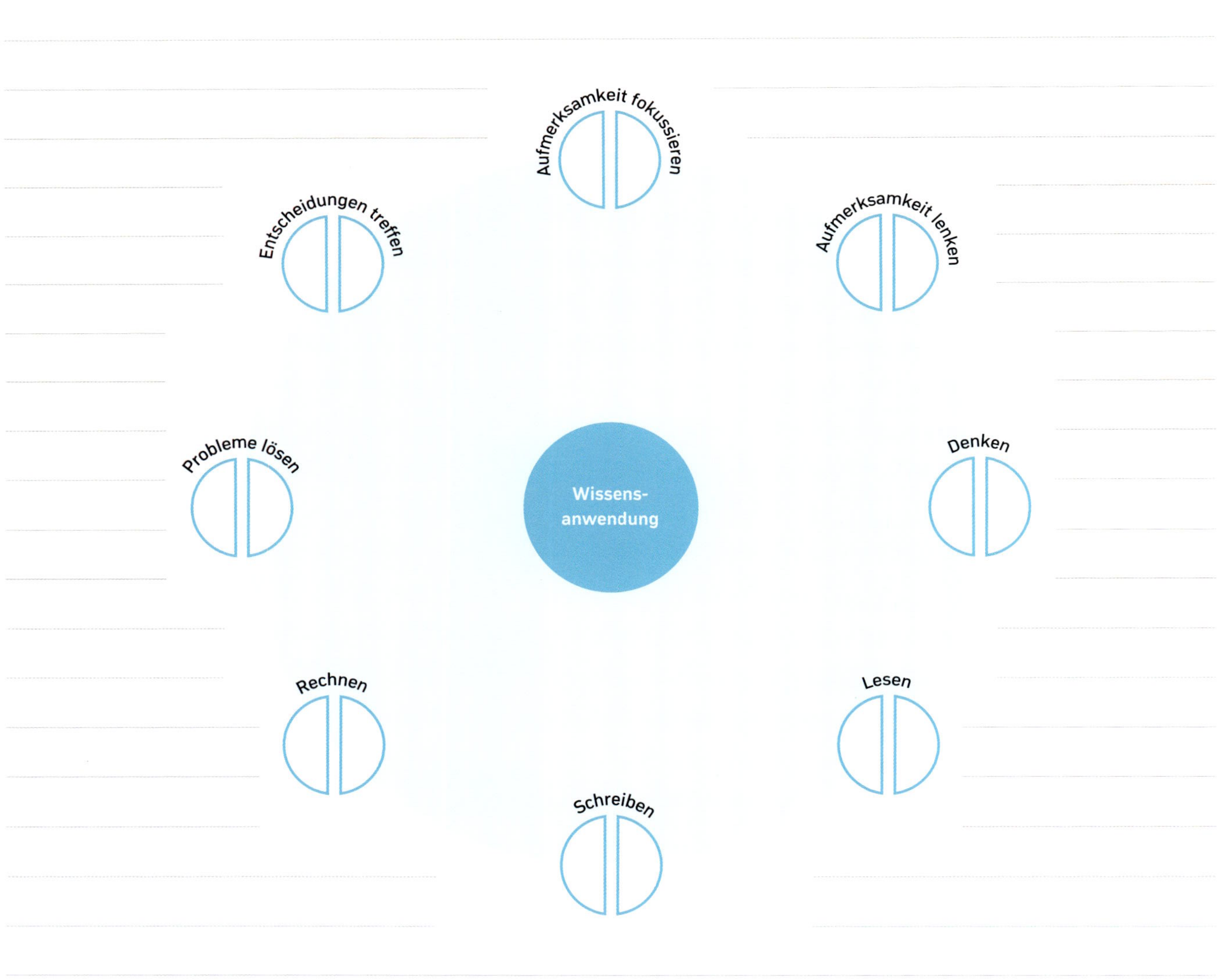

ICF im sonderpädagogischen Schwerpunkt geistige Entwicklung - Ein Praxisleitfaden zur Beobachtung und Dokumentation (4 - 6 Jahre)

Name ______

Gruppe ______

Beobachter_innen

1 ______

2 ______

3 ______

Erklärungen zur Dokumentation

✔ keine Beeinträchtigung / Beschränkung / Einschränkung

! behindert / verzögert / eingeschränkt / beschränkt

? weitere Informationen nötig

N nicht anwendbar

Beispiel

	Herbst	Frühjahr
Beobachter_in 1	!	✔
Beobachter_in 2	!	✔
Beobachter_in 3	?	✔

➔ Weiterführende Beobachtungshilfen und Einzelkodierungen s. Rückseite

Abbildung A-2: Fortsetzung

Überblick

- Anwendung des Erlernten
- Denken
- Probleme lösen
- Entscheidungen treffen

Kodierungen laut ICF

Wissensanwendung

- ○ d160 Aufmerksamkeit fokussieren
- ○ d161 Aufmerksamkeit lenken
- ○ d163 Denken
- ○ d166 Lesen
- ○ d170 Schreiben
- ○ d172 Rechnen
- ○ d175 Probleme lösen
- ○ d177 Entscheidungen treffen

Weiterführende Beobachtungshilfen

Bereich	Beobachtungshilfen	Förderziel
Aufmerksamkeit fokussieren	sich absichtsvoll auf einen bestimmten Reiz konzentrieren	
Aufmerksamkeit lenken	über einen angemessenen Zeitraum	
Probleme lösen	das Problem bestimmen, Lösungsmöglichkeiten entwickeln, mögliche Auswirkungen einschätzen	
Entscheidungen treffen	eine Möglichkeit unter vielen wählen z.B. einen besonderen Gegenstand auswählen und einkaufen	
Denken	Ideen, Konzepte und Vorstellungen formulieren und handhaben (z.B. So-tun-als-ob-Spiele, Vermutungen anstellen, Vor- und Nachteile abwägen, ...)	
Lesen	Erfassen und Interpretieren von Texten • Wörter lesen: Ganzwort und Synthese • Sinn verstehen durch leises oder lautes Lesen	
Schreiben	Symbole oder Sprache verwenden oder produzieren, um Informationen zu vermitteln • Satzstrukturen • Grammatik	
Rechnen	• Konzepte der Rechenoperationen und Mengen anwenden um Rechnungen durchzuführen • komplexe Fertigkeiten nutzen: Algebra, Geometrie, etc.	

Abbildung A-2: Fortsetzung

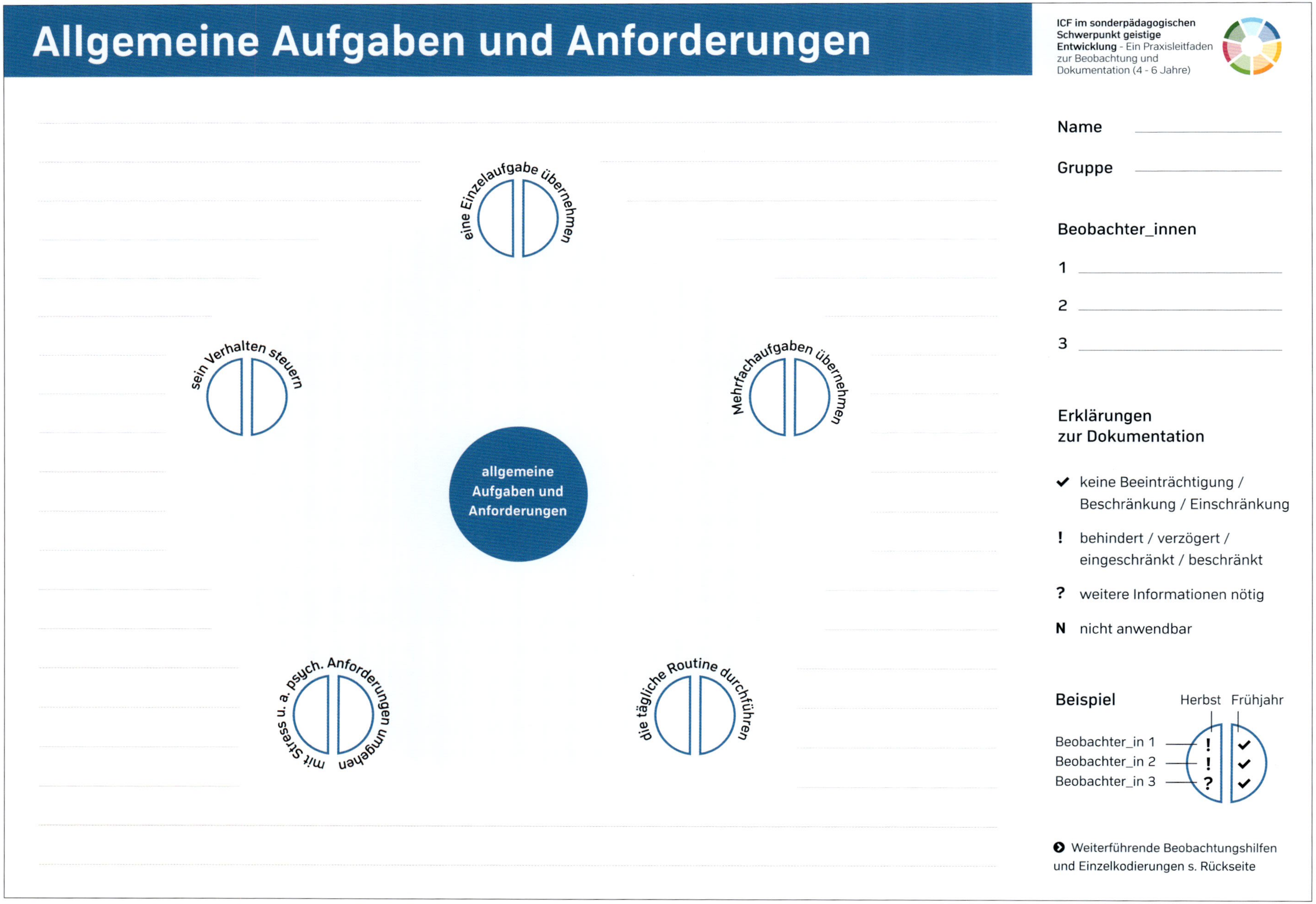

Abbildung A-2: Fortsetzung

Überblick

- Ausführung von Einzel- und Mehrfachaufgaben
- Organisation von Routinen
- Umgang mit Stress

Kodierungen laut ICF

Allgemeine Aufgaben und Anforderungen

- ○ d210 Eine Einzelaufgabe übernehmen
- ○ d220 Mehrfachaufgaben übernehmen
- ○ d230 Die tägliche Routine durchführen
- ○ d240 Mit Stress und anderen psychischen Anforderungen umgehen
- ○ d250 Sein Verhalten steuern

Weiterführende Beobachtungshilfen

Bereich	Beobachtungshilfen	Förderziel
Einzelaufgabe übernehmen	eine einzelne Aufgabe angehen: einen Turm bauen, Schularbeiten machen, Tisch decken, gemeinsam spielen,...	
Mehrfachaufgaben übernehmen	mehrere einzelne Aufgaben zusammen: sich an einem kalten Tag selbst ankleiden, einkaufen und für einen Freund auch einkaufen	
Tägliche Routine	• mit der Zeit umgehen • mit Änderungen in der Routine umgehen	
Mit Stress u.ä. umgehen	• eine Aufgabe innerhalb einer bestimmten Zeit erledigen • mit Krisensituationen umgehen • mit Verantwortung umgehen	
Sein Verhalten steuern	• Neuartiges akzeptieren • verlässlich handeln ...	

Abbildung A-2: Fortsetzung

Kommunikation als Sender

ICF im sonderpädagogischen Schwerpunkt geistige Entwicklung - Ein Praxisleitfaden zur Beobachtung und Dokumentation (4 - 6 Jahre)

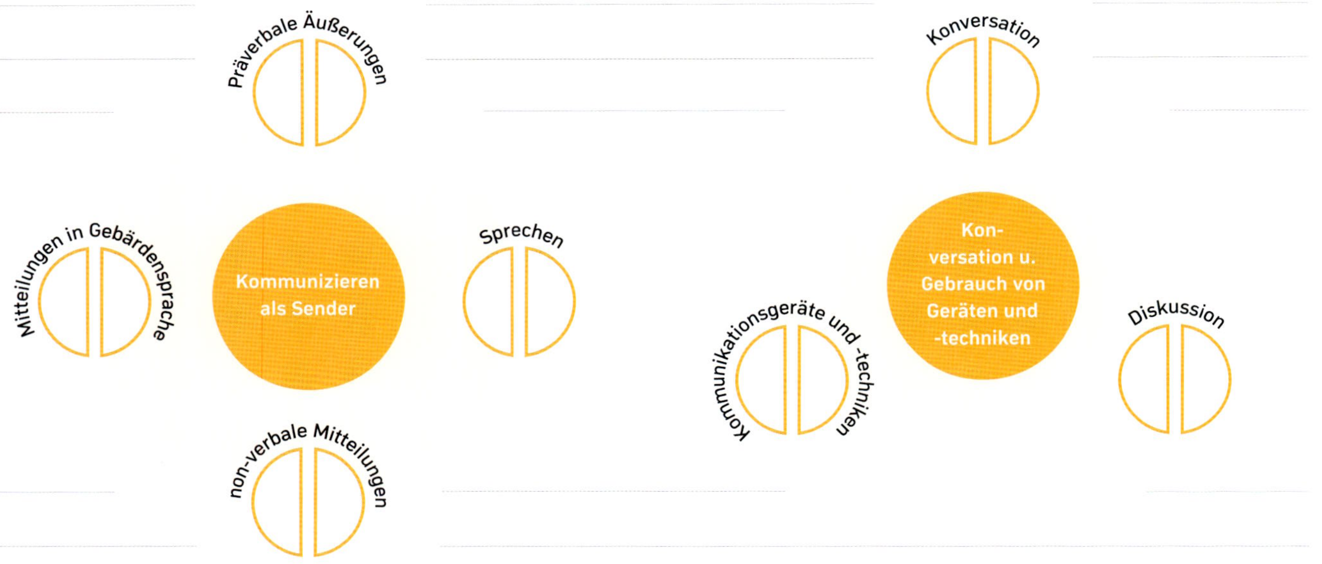

Name ______

Gruppe ______

Beobachter_innen

1 ______

2 ______

3 ______

Erklärungen zur Dokumentation

✔ keine Beeinträchtigung / Beschränkung / Einschränkung

! behindert / verzögert / eingeschränkt / beschränkt

? weitere Informationen nötig

N nicht anwendbar

Beispiel

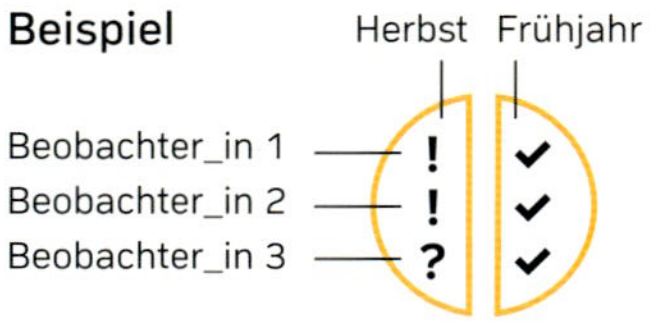

➔ Weiterführende Beobachtungshilfen und Einzelkodierungen s. Rückseite

Abbildung A-2: Fortsetzung

Überblick

- Kommunikation mittels
  - Sprache
  - Zeichen und Symbolen
  - Kommunikationsgeräten und -techniken
- Verstehen und Produzieren von Mitteilungen

Kodierungen laut ICF

Kommunizieren als Sender

- ○ d330 Sprechen
- ○ d331 Präverbale Äußerungen
- ○ d335 Non-verbale Mitteilungen produzieren
- ○ d340 Mitteilungen in Gebärdensprache ausdrücken

Konversation und Gebrauch von Kommunikationsgeräten und -techniken

- ○ d350 Konversation
- ○ d355 Diskussion
- ○ d360 Kommunikationsgeräte und -techniken benutzen

Weiterführende Beobachtungshilfen

Bereich	Beobachtungshilfen	Förderziel
Kommunizieren als Sender	- Sprechen - präverbal: lallen, lautieren - non-verbale Mitteilungen: Körpersprache, …	
Kommunikations-geräte und -techniken	z.B. UK	

Abbildung A-2: Fortsetzung

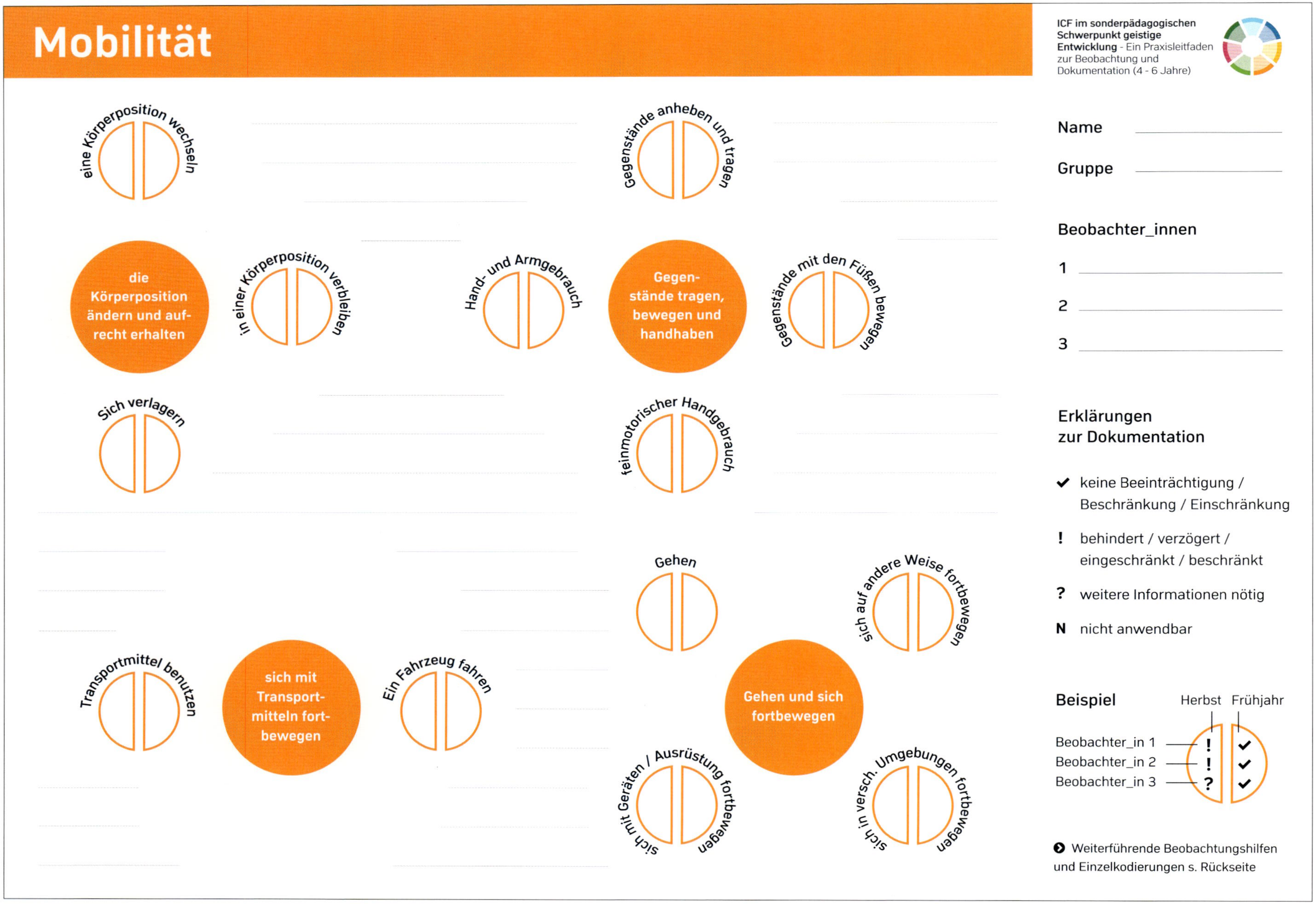

Abbildung A-2: Fortsetzung

Überblick

- eigene Bewegung durch Änderung der Körperposition oder -lage
- Verlagerung von einem Platz zu einem anderen
- Fortbewegung: Gehen, Rennen, Klettern, Steigen
- Gebrauch verschiedener Transportmittel

Kodierungen laut ICF

Die Körperposition ändern und aufrecht erhalten

- ○ d410 Eine elementare Körperposition wechseln
- ○ d415 In einer Körperposition verbleiben
  - ○ d4150 In liegender Position verbleiben
  - ○ d4151 In hockender Position verbleiben
  - ○ d4152 In kniender Position verbleiben
  - ○ d4153 In sitzender Position verbleiben
  - ○ d4154 In stehender Position verbleiben
  - ○ d4155 Kopfhaltung beibehalten
- ○ d420 Sich verlagern

Gegenstände tragen, bewegen und handhaben

- ○ d430 Gegenstände anheben und tragen
- ○ d435 Gegenstände mit den unteren Extremitäten bewegen
- ○ d440 Feinmotorischer Handgebrauch
  - ○ d4400 Einen Gegenstand aufnehmen
  - ○ d4401 Einen Gegenstand ergreifen
  - ○ d4402 Einen Gegenstand handhaben
  - ○ d4403 Einen Gegenstand loslassen
- ○ d445 Hand- und Armgebrauch

Gehen und sich fortbewegen

- ○ d450 Gehen
- ○ d455 Sich auf andere Weise fortbewegen
- ○ d460 Sich in verschiedenen Umgebungen fortbewegen
- ○ d465 Sich unter Verwendung von Geräten / Ausrüstungen fortbewegen

Sich mit Transportmitteln fortbewegen

- ○ d470 Transportmittel benutzen
- ○ d475 Ein Fahrzeug fahren

Weiterführende Beobachtungshilfen

Bereich	Beobachtungshilfen	Förderziel
Körperpositionen	• sich hinlegen • hocken • knien • sitzen • stehen • sich bewegen • umdrehen • Kopfhaltung beibehalten	
Gegenstände tragen, bewegen und handhaben	• anheben • mit den Händen tragen • mit den Armen, auf dem Kopf, ... • Feinmotorik: aufnehmen, ergreifen, handhaben, loslassen • Hände und Arme: ziehen, schieben, werfen, fangen, ...	
Gehen und sich auf andere Weise fortbewegen	krabbeln, robben, klettern, steigen, rennen, springen, schwimmen, rutschen, rollen, ...	
sich mit Transportmitteln fortbewegen	• Auto, Bus, Flugzeug, ... • Dreirad, Laufrad, Bobby-Car	

Abbildung A-2: Fortsetzung

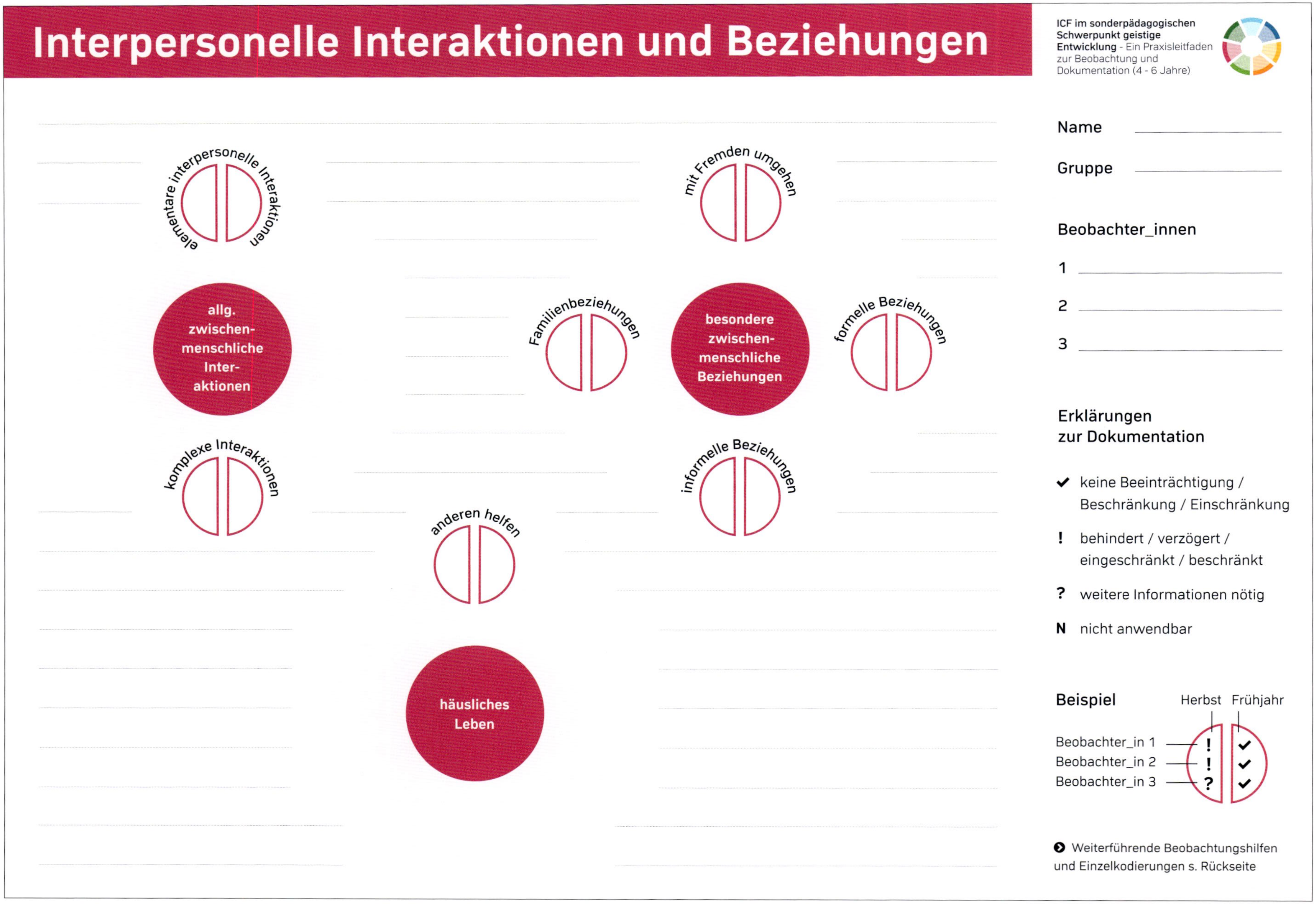

Abbildung A-2: Fortsetzung

Überblick

Das Ausführen von Handlungen und Aufgaben, die erforderlich sind für einfache und komplexe Interaktionen mit Menschen.

Kodierungen laut ICF

Allgemeine Interpersonelle Interaktionen

- ○ d710 Elementare interpersonelle Aktivitäten
  - ○ d7100 Respekt und Wärme in Beziehungen
  - ○ d7101 Anerkennung in Beziehungen
  - ○ d7102 Toleranz in Beziehungen
  - ○ d7103 Kritik in Beziehungen
  - ○ d7104 Soziale Zeichen in Beziehungen
  - ○ d7105 Körperlicher Kontakt in Beziehungen
  - ○ d7106 Unterscheidung bekannter Personen
- ○ d720 Komplexe interpersonelle Interaktionen

Besondere interpersonelle Beziehungen

- ○ d730 Mit Fremden umgehen
- ○ d740 Formelle Beziehungen
- ○ d750 Informelle soziale Beziehungen
- ○ d760 Familienbeziehungen

Häusliches Leben

- ○ d660 Anderen helfen

Weiterführende Beobachtungshilfen

Bereich	Beobachtungshilfen	Förderziel
allgemeine zwischen-menschliche Interaktionen	Elementare Aktivitäten • Respekt und Wärme • Anerkennung • Toleranz • Kritik • soziale Zeichen in Beziehungen .. Komplexe Interaktionen • Freundschaften schließen • Verhalten regulieren • soziale Regeln beachten ..	
besondere zwischen-menschliche Interaktionen	mit Fremden umgehen: z.B. Verkäufer formelle Beziehungen: Erzieher, Lehrer, ... Informelle Beziehungen: Freunde, Nachbarn,... Familienbeziehungen: Eltern, Geschwister, ...	
Häusliches Leben	Haushaltsgegenstände pflegen anderen helfen	

Abbildung A-2: Fortsetzung

Hinweise zu Zusatzmaterialien

Sie können für diesen Titel kostenfrei Online-Materialien (Vorlagen für die eigene Dokumentation) über unsere Internetseite nach erfolgter Registrierung abrufen.

Anlage 1: Bogen der ersten Beobachtungsphase
Anlage 2: Bögen der zweiten Beobachtungsphase

Nutzen Sie dazu bitte den angegebenen Link und melden Sie sich nach den dort beschriebenen Schritten an. Sie können auf die Materialien über *Mein Konto* zugreifen, indem Sie unter *Meine Zusatzmaterialien* den Code eingeben. Sie werden dann automatisch in den Downloadbereich weitergeleitet.

Link: hgf.io/download
Code: **B-4WA114**

Wir empfehlen Ihnen, sich die Materialien auf Ihrem Rechner zu speichern, um sie jederzeit und dauerhaft nutzen zu können.

Kurzvita der Autorin

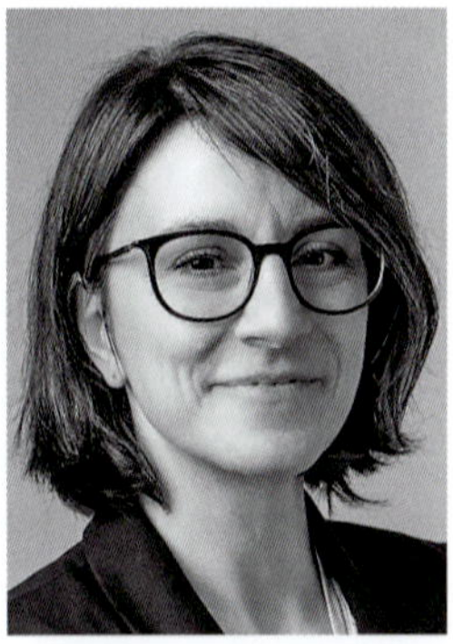

Dr. Sabine Kölbl arbeitete 14 Jahre als Studienrätin im Förderschuldienst an einem Förderzentrum mit dem Förderschwerpunkt Geistige Entwicklung in Bayern. Sie war dort vor allem in der Diagnostik, Beratung und Ausbildung tätig. Seit 2020 ist sie wissenschaftliche Mitarbeiterin am Lehrstuhl für Pädagogik bei geistiger Behinderung einschließlich inklusiver Pädagogik an der Universität Regensburg. Dort lehrt und forscht sie schwerpunktmäßig im Bereich Psychologie bei geistiger Behinderung.

Sachwortverzeichnis